Klinische Anästhesiologie und Intensivtherapie
Band 32

Herausgeber:
F. W. Ahnefeld H. Bergmann C. Burri W. Dick
M. Halmágyi G. Hossli E. Rügheimer
Schriftleiter: J. Kilian

Schmerztherapie –
eine interdisziplinäre Aufgabe

Herausgegeben von H. Bergmann

Unter Mitarbeit von
F. W. Ahnefeld, G. S. Barolin, Th. Bochdansky, R. Dennhardt,
U. Drechsel, R. Gamse, H. O. Handwerker, J. Kilian, D. Klingler,
B. Koßmann, Th. Kreczi, H. Kreuscher, J. Kutzner, J. Lassner,
F. Lembeck, H. C. Niesel, W. Oder, G. Pauser, W. Schreml, G. Sprotte,
H. Tilscher, H. Waisbrod, W. Winkelmüller, M. Zenz,
M. Zimmermann

Mit 52 Abbildungen

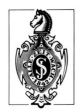

Springer-Verlag
Berlin Heidelberg New York Tokyo

ISBN 3-540-16698-X Springer-Verlag Berlin Heidelberg New York Tokyo
ISBN 0-387-16698-X Springer-Verlag New York Heidelberg Berlin Tokyo

Das Werk ist urheberrechtlich geschützt. Die dadurch begründeten Rechte, insbesondere die der Übersetzung, des Nachdruckes, der Entnahme von Abbildungen, der Funksendung, der Wiedergabe auf photomechanischem oder ähnlichem Wege und der Speicherung in Datenverarbeitungsanlagen bleiben, auch bei nur auszugsweiser Verwertung, vorbehalten. Die Vergütungsansprüche des § 54, Abs. 2 UrhG werden durch die „Verwertungsgesellschaft Wort", München, wahrgenommen.

© by Springer-Verlag Berlin · Heidelberg 1986
Printed in Germany

Die Wiedergabe von Gebrauchsnamen, Warenbezeichnungen usw. in diesem Werk berechtigt auch ohne besondere Kennzeichnung nicht zu der Annahme, daß solche Namen im Sinn der Warenzeichen- und Markenschutzgesetzgebung als frei zu betrachten wären und daher von jedermann benutzt werden dürften.

Produkthaftung: Für Angaben über Dosierungsanweisungen und Applikationsformen kann vom Verlag keine Gewähr übernommen werden. Derartige Angaben müssen vom jeweiligen Anwender im Einzelfall anhand anderer Literaturstellen auf ihre Richtigkeit überprüft werden.

Druck und Bindearbeiten: Offsetdruckerei Julius Beltz KG, Hemsbach
2119/3145-543210

Vorwort

Seitdem vor nunmehr acht Jahren in dieser Schriftenreihe der Band 18 „Lokalanästhesie" veröffentlicht worden ist und darin ein kleiner Abschnitt auch der Behandlung chronisch Schmerzkranker gewidmet war, hat sich die Algesiologie mehr und mehr als interdisziplinäres Interessengebiet fortentwickelt und ist aus der „simplen" Applikation von Analgetika oder Lokalanästhetika die komplexe Therapie der „Schmerzkrankheit" geworden.
Daß dabei gerade der Anästhesiologie eine nicht unbedeutende Teilfunktion zukommt, darf nicht wundernehmen. Ist es doch immer schon die edelste und eigentlich zentrale Aufgabe unseres Fachgebietes gewesen, Schmerzen operativ zu verhindern oder postoperativ zu lindern. Von diesem Konzept führt nur ein kleines Stück Weges zur Mitbehandlung auch des chronischen Schmerzes, wobei wir unser Wissen und Können sinnvoll anwenden sollen, uns aber ebenso sinnvoll in den interdisziplinären Reigen der Algesiologen einzugliedern haben.
In diesem Sinne wurde auch das Programm des Linzer Workshops gestaltet, dessen Besprechungsergebnisse in diesem Band vorgelegt werden. Die breite Streuung der Interessengebiete führt von der Pharmakologie und Physiologie über die Anästhesiologie, die Innere Medizin, die Neurologie und Psychiatrie, die Physikalische Medizin und die Orthopädie bis hin zur Neurochirurgie und Radiotherapie. Die Referenten, die sich in dankenswerter Weise für diese Aufgabe zur Verfügung gestellt haben, sind – jeder auf seinem Spezialgebiet – anerkannte Wissenschafter und sachkundige Top experts. Das gemeinsame Streben, welches in allen Beiträgen zum Ausdruck kommt, ist in einer Optimierung der Schmerztherapie zu sehen. Die engagierte Diskussion, die in zusammengefaßter Form mitveröffentlicht ist, rundet das Bild der weitgefächerten einschlägigen Problematik ab.
Wir übergeben diesen Band einer geneigten Öffentlichkeit und halten damit unsere von jeher geäußerten Zielvorstellungen dieser Schriftenreihe voll aufrecht, primär den Anästhesiologen mit aktuellen Themen eines Fachgebietes im Sinne einer gehobenen Weiterbildung zu versorgen. Darüber hinaus sollten aber bei diesem Band auch alle algesiologisch Interessierten, in welchen Fachgebieten immer sie sich befinden, angesprochen sein. Wir hoffen, mit dieser Veröffentlichung den Stand der Kenntnisse und des Wissens in einem oder dem anderen Teilgebiet der Schmerzbehandlung bereichern zu können.
Unser Dank gilt vor allem den Referenten, die ihre Aufgabe hervorragend erfüllt haben. Gedankt sei auch den Diskussionsrednern, die durch manche kritische Fragestellung oder Anmerkung zusätzliche Stimuli für das gute Gelingen der Veranstaltung eingebracht haben. Gedankt darf ferner werden der Firma Woelm Pharma GmbH & Co., Eschwege, für die großzügige Unterstützung und Ermöglichung des Workshops. Dank last not least auch unserem bewährten Schriftleiter Jürgen Kilian und den Damen Frau Schlenk und Frau Iwers seines Mitarbeiterstabes und Dank schließlich auch dem Springer-Verlag für die wieder einmal – so wie immer – gute und bewährte Zusammenarbeit bei der Herausgabe dieses Bandes.

Linz, im April 1986

H. Bergmann
für die Herausgeber

Inhaltsverzeichnis

Physiologische Mechanismen des Schmerzes und seiner Behandlung
(M. Zimmermann) *1*

Nomenklatur, Diagnostik, Schmerzmessung
(H. O. Handwerker) *20*

Funktion sensorischer Substanz-P-Neurone
(F. Lembeck und R. Gamse) *28*

Schmerz und Psyche
(J. Lassner) *38*

Kausaltherapie der gestörten Nozisuppression
(G. Sprotte) *45*

Schmerzklinik – Schmerzambulanz: Organisationskonzepte
(H. Kreuscher) *55*

Zusammenfassung der Diskussion zum Thema:
„Pathophysiologie des Schmerzes, Nomenklatur" *68*

Nervenblockaden bei der Schmerzbehandlung
(H. C. Niesel) *84*

Facettenblockaden
(U. Drechsel und H. Waisbrod) *94*

Rückenmarksnahe Leitungsblockaden bei der Schmerzbehandlung
(R. Dennhardt) *101*

Rückenmarksnahe Opioidtherapie
(M. Zenz) *111*

Medikamentöse Schmerzbehandlung
(B. Koßmann, J. Kilian und F. W. Ahnefeld) *122*

Akupunktur
(G. Pauser) *134*

Schmerzbehandlung im Rahmen der Physikalischen Medizin
(Th. Bochdansky) *142*

Nicht-medikamentöse Entspannungsverfahren in der Schmerztherapie
(W. Oder und G. S. Barolin) *149*

Manuelle Therapie
(H. Tilscher) *159*

Elektrische Stimulationsmethoden zur Schmerzbehandlung
(D. Klingler und Th. Kreczi) *169*

Neurochirurgische Schmerzbehandlung
(W. Winkelmüller) *181*

Radiotherapie des Schmerzes (Bestrahlung – Radioisotope)
(J. Kutzner) *190*

Die Komplexität der Schmerzbehandlung am Beispiel des Karzinoms
(W. Schreml) *195*

Zusammenfassung der Diskussion zum Thema:
„Techniken zur Schmerzbehandlung" *207*

Sachverzeichnis *227*

Verzeichnis der Referenten und Diskussionsteilnehmer

Prof. Dr. F. W. Ahnefeld
Zentrum für Anästhesiologie
Klinikum der Universität Ulm
Steinhövelstraße 9
D-7900 Ulm (Donau)

Prof. Dr. G. S. Barolin
Neurologische Abteilung des
Vorarlberger Landes-Nervenkrankenhauses
Valduna
A-6830 Rankweil

Prof. Dr. H. Bergmann
Abteilung für Anästhesiologie und
operative Intensivmedizin
Allgemeines öffentliches Krankenhaus
Krankenhausstraße 9
A-4020 Linz (Donau)

Dr. Th. Bochdansky
Institut für Physikalische Medizin
der Universität Wien
Allgemeines Krankenhaus
Alser Straße 4
A-1090 Wien

Prof. Dr. R. Dennhardt
Klinik für Anästhesiologie und
operative Intensivmedizin
Universitätsklinikum Steglitz der
Freien Universität Berlin
Hindenburgdamm 30
D-1000 Berlin 19

Prof. Dr. W. Dick
Leiter der Klinik für Anästhesiologie
Klinikum der
Johannes Gutenberg-Universität Mainz
Langenbeckstraße 1
D-6500 Mainz (Rhein)

Dr. U. Drechsel
Chefarzt der Anästhesieabteilung
Deutsche Klinik für Diagnostik
Aukammallee 33
D-6200 Wiesbaden

Prof. Dr. H. U. Gerbershagen
Schmerzzentrum Mainz
Auf der Steig 14–16
D-6500 Mainz 1

Prof. Dr. M. Halmágyi
Klinik für Anästhesiologie
Klinikum der
Johannes Gutenberg-Universität Mainz
Langenbeckstraße 1
D-6500 Mainz (Rhein)

Prof. Dr. H. O. Handwerker
II. Physiologisches Institut der
Universität Heidelberg
Im Neuenheimer Feld 326
D-6900 Heidelberg

Prof. Dr. J. Kilian
Zentrum für Anästhesiologie
Klinikum der Universität Ulm
Prittwitzstraße 43
D-7900 Ulm (Donau)

Doz. Dr. D. Klingler
Abteilung für Neurologie und Psychiatrie
Allgemeines öffentliches Krankenhaus
Krankenhausstraße 9
A-4020 Linz (Donau)

Dr. B. Koßmann
Chefarzt der Anästhesieabteilung
Kreiskrankenhaus Wangen
Am Engelberg 29
D-7988 Wangen im Allgäu

Prof. Dr. H. Kreuscher
Chefarzt des Instituts für Anästhesiologie
Städtische Kliniken Osnabrück
Natruper-Tor-Wall 1
D-4500 Osnabrück

Prof. Dr. J. Kutzner
Institut für Klinische Strahlenkunde
Klinikum der
Johannes Gutenberg-Universität Mainz
Langenbeckstraße 1
D-6500 Mainz (Rhein)

Prof. Dr. J. Lassner
Rue Méchain 7
F-75014 Paris

Prof. Dr. F. Lembeck
Institut für experimentelle und
klinische Pharmakologie
der Universität Graz
Universitätsplatz 4
A-8010 Graz

Dr. H. C. Niesel
Chefarzt der Anaesthesie-Abteilung
St. Marien-Krankenhaus Ludwigshafen
Salzburger Straße 15
D-6700 Ludwigshafen (Rhein)

Doz. Dr. G. Pauser
Klinik für Anaesthesie und
allgemeine Intensivmedizin
der Universität Wien
Allgemeines Krankenhaus der Stadt Wien
Spitalgasse 23
A-1090 Wien

Prof. Dr. E. Rügheimer
Direktor des Instituts für Anästhesiologie
der Universität Erlangen-Nürnberg
Maximiliansplatz 1
D-8520 Erlangen

Prof. Dr. W. Schreml
Chefarzt der Abteilung Innere Medizin
Kreiskrankenhaus Günzburg
Ludwig-Heilmeyer-Straße
D-8870 Günzburg

Priv.-Doz. Dr. G. Sprotte
Oberarzt des Instituts für Anaesthesiologie
der Universität Würzburg
Josef-Schneider-Straße 2
D-8700 Würzburg

Univ.-Doz. Prim. Dr. H. Tilscher
Abteilung für konservative Therapie und
Rehabilitation
Orthopädisches Spital
Speisinger Straße 109
A-1134 Wien 94

Prof. Dr. W. Winkelmüller
Neurochirurgische Klinik
Paracelsus-Klinik
Am Natruper Holz 69
D-4500 Osnabrück

Priv.-Doz. Dr. M. Zenz
Oberarzt am Zentrum Anaesthesiologie
Abteilung IV im Krankenhaus Oststadt
Podbielskistraße 380
D-3000 Hannover 51

Prof. Dr. M. Zimmermann
II. Physiologisches Institut der
Universität Heidelberg
Im Neuenheimer Feld 326
D-6900 Heidelberg 1

Verzeichnis der Herausgeber

Prof. Dr. Friedrich Wilhelm Ahnefeld
Zentrum für Anästhesiologie
Klinikum der Universität Ulm
Steinhövelstraße 9, D-7900 Ulm (Donau)

Prof. Dr. Hans Bergmann
Abteilung für Anästhesiologie und
operative Intensivmedizin
Allgemeines öffentliches Krankenhaus
Krankenhausstraße 9
A-4020 Linz (Donau)

Prof. Dr. Caius Burri
Abteilung Chirurgie III
Klinikum der Universität Ulm
Steinhövelstraße 9, D-7900 Ulm (Donau)

Prof. Dr. Wolfgang Dick
Leiter der Klinik für Anästhesiologie
Klinikum der
Johannes Gutenberg-Universität Mainz
Langenbeckstraße 1
D-6500 Mainz (Rhein)

Prof. Dr. Miklos Halmágyi
Klinik für Anästhesiologie
Klinikum der
Johannes Gutenberg-Universität Mainz
Langenbeckstraße 1
D-6500 Mainz (Rhein)

Prof. Dr. Georg Hossli
Direktor des Instituts
für Anästhesiologie
Universitätsspital Zürich
Rämistraße 100, CH-8091 Zürich

Prof. Dr. Erich Rügheimer
Direktor des Instituts für Anästhesiologie
der Universität Erlangen-Nürnberg
Maximiliansplatz 1, D-8520 Erlangen

Physiologische Mechanismen des Schmerzes und seiner Behandlung

Von M. Zimmermann

Der akute Schmerz hat eine lebenserhaltende Bedeutung: Schädliche Einflüsse von außen und innen werden erkannt und durch geeignete Reaktionen abgestellt. Dem chronischen Schmerz fehlt diese Warnfunktion. Er kann zum Dauerleiden werden, zur Schmerzkrankheit. Die Behandlung des chronischen Schmerzes ist deshalb eine vordringliche ärztliche Pflicht. Wenn eine kurative Therapie nicht möglich ist, müssen palliative Maßnahmen zur Schmerzbeseitigung eingesetzt werden. Der nachfolgende Beitrag erörtert einige periphere und zentralnervöse Mechanismen des Schmerzes und seiner Behandlung. Für den interessierten Leser gibt es eine Reihe ausführlicher Übersichten (3, 9, 18, 24, 25, 30, 33, 34).

Spezialisierte Nervenfasern für Schmerzinformation

Zu Schmerz und schmerzbezogenem Verhalten kommt es meistens dadurch, daß nervöse Schadensmelder erregt werden, nämlich die Nozizeptoren und ihre Nervenfasern, die nozizeptiven Afferenzen. Nozizeptoren sind in allen Organen sehr häufig. Diese Häufigkeit unterstreicht die Wichtigkeit des Schmerzes für das Überleben. So sind z. B. in einem Hautnerven etwa 50 % der sensorischen Fasern nozizeptiv. Die Nozizeptoren mit A-Delta-Fasern sollen für den hellen, gut lokalisierbaren Schmerz zuständig sein, also z. B. für den Schmerz, der durch einen Stich erzeugt wird. Der Erregung von Nozizeptoren mit C-Fasern wird der dumpfe, schlecht lokalisierbare und unangenehme Schmerz zugeschrieben, sie scheinen vor allem auch beim ärztlich wichtigen chronischen Schmerz beteiligt zu sein.

Einen Nozizeptor kann man sich vorstellen als die Endaufzweigung einer sensorischen Nervenfaser (Abb. 1); im histologischen Bild sehen wir freie Nervenendigungen. Allerdings gehören nicht alle freien Nervenendigungen zu Nozizeptoren, z. B. sind auch die empfindlichen Warmrezeptoren freie Nervenendigungen. Die Nozizeptoren werden erregt durch starke, potentiell schädigende physikalische Reize, vor allem mechanische Reize und Hitzereize. Nozizeptoren werden jedoch auch sehr wirkungsvoll durch chemische Substanzen erregt. Das können exogene Substanzen sein, z. B. pflanzliche und tierische Schmerzstoffe, wie die der Brennnessel und der Ameise. Von größter Bedeutung für viele Schmerzformen ist die Erregung oder Sensibilisierung von Nozizeptoren durch körpereigene Schmerzstoffe. Eingriffe in die Biochemie dieser algetischen Substanzen lassen sich zur Schmerztherapie ausnutzen.

Der Nociceptor und seine Umgebung

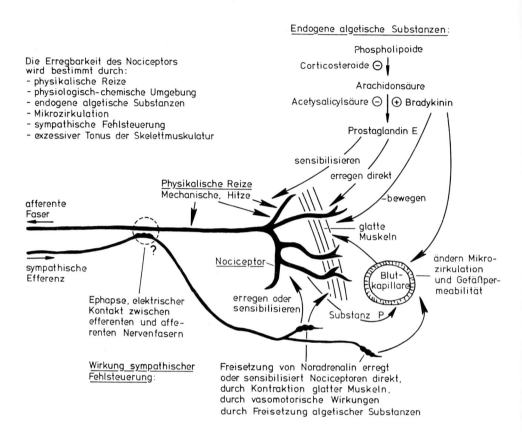

Abb. 1. Übersicht über den Nozizeptor und seine Umgebung. Der Nozizeptor ist schematisch dargestellt als Endaufzweigung einer afferenten Faser. Er wird erregt oder sensibilisiert durch einen oder mehrere der in der Abbildung zusammengestellten Mechanismen. (⊕) bedeutet Verstärkung, ⊖ Hemmung von Enzymen im Stoffwechsel der Arachidonsäure. Die Existenz von Ephapsen (elektrische Synapsen) zwischen den efferenten sympathischen und den afferenten Fasern ist noch nicht bewiesen

Körpereigene Schmerzstoffe

Bei manchen pathophysiologischen Situationen (Trauma, Entzündung) kommt es zu Schmerzen durch verstärkte Freisetzung dieser körpereigenen algetischen Substanzen, wie z. B. KCl, H^+-Ionen, Serotonin, Bradykinin, Prostaglandine (Abb. 1). Es sind die gleichen Substanzen, die auch das Entzündungsgeschehen bestimmen: Sie sind sowohl neuroaktiv (erregen und sensibilisieren Nervenendigungen) als auch vasoaktiv (sie führen zur Vasokonstriktion oder -dilatation, ändern die Gefäßpermeabilität). Für das Schmerzgeschehen sind nicht nur die neuroaktiven Wirkungen bedeutsam, sondern auch die vasoaktiven: Durch die Einflüsse auf Mikrozirkulation und Gefäßpermeabilität kommt es zu Veränderungen des physiologisch-chemischen Milieus in der Mikroumgebung der Nozizeptoren und so zu Veränderungen ihrer Erregbarkeit. Einer dieser vasoaktiven Stoffe, Substanz P, wird interessanterweise aus sensorischen Nervenfasern freigesetzt (20). Wir werden darüber noch mehr erfahren (siehe unten).

Der Ischämieschmerz im mit Sauerstoff unterversorgt arbeitenden Skelett- und Herzmuskel entsteht ebenfalls durch chemische Wirkungen auf Nozizeptoren. Es wird angenommen, daß dabei einmal der Sauerstoffmangel direkt zur erhöhten Erregbarkeit von Nozizeptoren führt, daß jedoch auch die Freisetzung von algetischen Substanzen als Folge der Ischämie die Erregung begünstigt. Auch bei der Arthritis sind körpereigene algetische Stoffe beteiligt, sie können in der Synovialflüssigkeit nachgewiesen werden. Durch die Erregerabwehr bei den rheumatischen Erkrankungen werden ebenfalls algetische Substanzen gebildet, z. B. Prostaglandine und Leukotriene.

Die algetischen Substanzen wirken in einer komplexen Weise zusammen. So ist im Tierexperiment die Antwort von Muskel- und Gelenknozizeptoren auf eine Injektion von Bradykinin enorm verstärkt, wenn kurz vorher Serotonin oder Prostaglandin E gegeben wurde (21). Andererseits wird die Synthese von Prostaglandin E2 durch Bradykinin verstärkt ((⊕) in Abb. 1). Dieses multiple Zusammenwirken der algetischen Substanzen beherrscht wahrscheinlich viele Schmerzformen.

Mechanismen der peripher angreifenden Analgetika

Analgetika kann man in zwei Gruppen einteilen: die mit zentraler Wirkung (z. B. Opiate) und die mit überwiegend peripherem Angriffsort (z. B. Azetylsalizylsäure). Einen Teil der analgetischen Wirkung von Azetylsalizylsäure kann man durch ihre Wirkung auf die algetischen Substanzen erklären (29, 35). Die Azetylsalizylsäure hemmt nämlich das Enzym Zyklooxygenase, das die Synthese von Prostaglandinen aus der Arachidonsäure steuert ((Θ) in Abb. 1). Auch andere Analgetika hemmen die Zyklooxygenase, z. B. Ibuprofen, Diclofenac, Indomethacin, Phenylbutazon, Metamizol. Sie werden deshalb zu den peripher angreifenden Analgetika gerechnet. Die Kortikosteroide scheinen ihre entzündungshemmende und damit sekundär analgetische Wirkung ebenfalls über den Stoffwechsel der Arachidonsäure zu entfalten. Sie hemmen die Phospholipase A ((Θ) in Abb. 1), die die Entstehung der Arachidonsäure aus Phospholipiden steuert.

Die analgetische Wirkung dieser Medikamente läßt sich allerdings nur zum Teil durch die Hemung der Synthese algetischer Substanzen erklären. Es besteht nämlich keine strenge Korrelation zwischen der Hemmung der Zyklooxygenase in vitro und der analgetischen Wirksamkeit (6). Deshalb ist es wahrscheinlich, daß die Analgetika auch direkt hemmend auf die neuronalen Erregungsvorgänge am Nozizeptor einwirken. Es wird auch eine zusätzliche zentralnervöse Wirkung vermutet. Daß diese

Analgetika im Zentralnervensystem angreifen, wird grundsätzlich aus ihrer antipyretischen Wirkung gefolgert (35).

Mechanismen von Neuralgien

Nervenfasern sind spezialisiert zur Weiterleitung von Erregungen. Unterwegs können sie normalerweise durch natürlich vorkommende Reize nicht oder nur schwer erregt werden. Dies wird anders unter pathophysiologischen Bedingungen, z. B. bei einer langdauernden mechanischen Kompression eines Nerven. In einem so geschädigten Nerven können geringe mechanische Reize, wie sie ständig aus dem umgebenden Gewebe einwirken, zu langdauernden Impulsentladungen führen (7). Die abnormale Aktivierung von nozizeptiven Fasern ist wahrscheinlich die Ursache der Neuralgie, wie sie bei einer Einklemmungsneuropathie auftreten kann (Karpaltunnelsyndrom, Bandscheibenvorfall). Die Schmerzen scheinen dabei aus dem peripheren Innervationsgebiet des betroffenen Nerven zu kommen, wir sprechen deshalb vom projizierten Schmerz. Der projizierte Schmerz darf nicht mit dem übertragenen Schmerz verwechselt werden, für dessen Topographie die Headschen Zonen charakteristisch sind (13). Durch genaue Bestimmung der Schmerztopographie kann man feststellen, welcher Nerv oder welche Spinalwurzel geschädigt wurde. Da diese Veränderungen auch die Afferenzen aus niederschwelligen Mechanorezeptoren betreffen, kommt es zu Berührungsparästhesien (Kribbelempfindungen), wie sie für stoffwechselbedingte Polyneuropathien typisch sind. Bei der Polyneuropathie sind jedoch die Erscheinungen nicht auf das Gebiet eines Nerven beschränkt, sie treten an den Nerven von zwei oder allen vier Extremitäten auf. Charakteristischerweise erscheinen die Schäden zuerst im distalen Abschnitt der Nerven, also an Händen und Füßen.

Der axonale Transport in Nervenfasern

Neben den elektrischen Nervenimpulsen gibt es in Nervenfasern einen ständigen Stofftransport, nämlich den axonalen Transport (Abb. 2). Wir finden einmal einen langsamen Transport (ca. 1 mm/Tag) von Bau- und Betriebsstoffen der Nervenzelle, die im Zellkörper synthetisiert werden. Es gibt aber auch einen schnellen axonalen Transport (400 mm/Tag), mit dem sowohl im Zellkörper synthetisierte als auch von außen in das Neuron aufgenommene Substanzen transportiert werden (27). "Schnell" bedeutet hier allerdings eine Geschwindigkeit, die um einen Faktor von 200.000 langsamer ist als die Informationsübermittlung mit Aktionspotentialen in den langsam leitenden C-Fasern (1 m/s). Über den schnellen Transport werden z. B. Aminosäuren, Peptide und Transmittersubstanzen verbreitet. Bei Spinalnerven geht dieser Stofftransport vom Soma der Zelle im Spinalganglion sowohl zu den Endigungen des Axons im Rückenmark als auch zu den sensiblen Endigungen in der Peripherie. Im Hinblick auf Schmerz scheint vor allem Substanz P wichtig zu sein, ein Polypeptid mit 11 Aminosäuren. Es ist in einem Teil der nozizeptiven Neurone enthalten und wird über den schnellen Transport verbreitet. Im Rückenmark wirkt es wahrscheinlich als erregender Transmit-

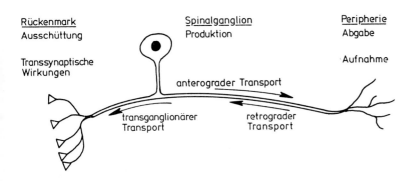

Abb. 2. Axonaler Transport in Nervenfasern. Substanzen, die im Soma einer Nervenzelle (z. B. im Spinalganglion) synthetisiert werden, werden im Axon transportiert. Der Substanztransport ist wichtig für die Erhaltung von Bau und Funktion der Nervenzelle und für trophische Wirkungen des Nerven in der Peripherie und im Zentralnervensystem. Auch von außen in die Nervenfaser aufgenommene Stoffe können transportiert werden

ter bei der synaptischen Umschaltung von Schmerzinformation auf Hinterhornneurone. Aber auch in der Peripherie wird Substanz P freigesetzt, hier führt sie zu einer starken Vasodilatation und Extravasation. Diese periphere Freisetzung scheint bei Erregung der nozizeptiven Fasern verstärkt zu sein, auf diese Weise kommt es, unabhängig von sympathischen Reflexen, zur "neurogenen Entzündung" (5, 20). Die alte Lehre vom "Axonreflex" hat damit wahrscheinlich ihre neurobiologische Erklärung gefunden.

Neben dem anterograden Transport, der vom Soma zur Peripherie gerichtet ist, gibt es auch einen retrograden Transport, also von der Peripherie nach zentral (Abb. 2). In beide Richtungen werden auch pathologisch wirksame Substanzen transportiert. So erfolgt der Transport der Viren bei Herpes zoster über die Axone der Spinalganglien. Tetanustoxin wird im Bereich einer Wunde von motorischen Nervenendigungen aufgenommen und zum Rückenmark transportiert, wo es spinale Hemmungsmechanismen blockiert. Es gibt Indizien dafür, daß der axonale Transport auch bei chronischen Schmerzen eine Rolle spielt, z. B. wenn er durch Vinca-Alkaloide blockiert wurde. Dies könnte ein Mechanismus der schmerzhaften Polyneuropathien bei der onkologischen Chemotherapie mit Vinca-Alkaloiden sein. Bei solchen Beeinträchtigungen des axonalen Transports, jedoch auch bei Verletzungen peripherer Nerven, soll es zu trophischen Veränderungen an den Synapsen im Rückenmark kommen, die zur Schmerzentstehung beitragen können. Neuerdings wurde postuliert, daß manche schmerztherapeutischen Maßnahmen über die Beeinflussung des axonalen Transports wirksam werden können (26).

Schmerzentstehung in regenerierenden Nerven

Nach Durchtrennung eines peripheren Nerven kommt es am proximalen Stumpf bald zur Regeneration. Am regenerierenden Nerven können Schmerzen entstehen, insbesondere dann, wenn sich ein Neurom gebildet hat. An tierexperimentell erzeugten Neuromen konnte nachgewiesen werden, daß in den aussprossenden A-Delta- und C-Fasern ständig Nervenimpulse entstehen (2, 7). Diese erhöhte Erregbarkeit wird als Ursache für die Neuromschmerzen angesehen. Bei Amputierten treten sie als Stumpfschmerzen auf. Neuromschmerzen können wahrscheinlich auch entstehen, wenn nur kleine Nervenäste betroffen sind (z. B. Narbenschmerzen).

Die Auslösung vom Impulsen an den Nervensprossen kann im Tierexperiment begünstigt werden durch Injektion von Adrenalin oder Noradrenalin sowie durch elektrische Stimulation des Sympathikusgrenzstranges. Daraus wird geschlossen, daß efferente sympathische Nervenfasern im Sproßgewirr des Neuroms erregend auf die nozizeptiven Afferenzen zurückwirken können. Diese abnormale Erregung von nozizeptiven Afferenzen durch Einwirkung des Sympathikus wird vor allem zur Erklärung der Kausalgie vorgeschlagen. Diese Brennschmerzen mit der Begleitsymptomatik sympathischer Störungen treten vor allem nach Schußverletzungen der großen Extremitätennerven auf (28).

Schmerzen durch sympathische Fehlsteuerung

Wir finden die schmerzverstärkende Wirkung des Sympathikus nicht nur im Bereich einer Nervenverletzung, sondern auch bei anderen klinischen Syndromen (10), wie z. B. bei der Sudeckschen Atrophie. Solche Störungen werden unter dem Begriff der sympathischen Algodystrophie zusammengefaßt. Einer der Mechanismen dieser Fehlsteuerung durch das sympathische Nervensystem scheint die unangepaßte lokale Durchblutung zu sein, entweder durch eine zu starke Vasokonstriktion mit Ischämie oder durch eine abnorme Vasodilatation mit erhöhter Kapillarfiltration und Störung des physiologisch-chemischen Milieus der Nozizeptoren (Abb. 1).

Diese pathophysiologischen Wirkungen des sympathischen Nervensystems (1) auf die Nozizeptoren können sogar die Selbstunterhaltung chronischer Schmerzen in Gang setzen. Eine solche Situation kann dadurch entstehen, daß Erregungen in Nozizeptoren zu sympathischen Reflexen führen (23) und daß diese sympathischen Reflexe wiederum erregungsfördernd auf die Nozizeptoren zurückwirken. Wir sprechen hier von einer sympathischen Reflexdystrophie (19).

Die Sympathikusblockade mit einem Lokalanästhetikum ist eine wirksame Methode, solche sympathisch bedingten Schmerzen dia-

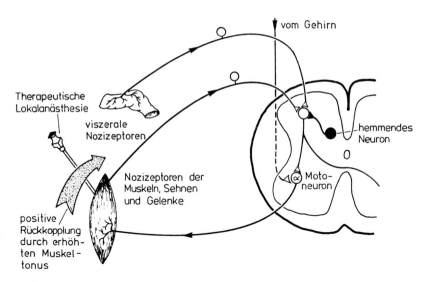

Abb. 3. Chronifizierung von Schmerzen durch motorische Fehlsteuerung. Unangemessen starke Muskelanspannung (Muskelverspannung) kann zur Erregung von Nozizeptoren der Muskeln, Sehnen und Gelenke führen. Die zu starke Erregung der Alphamotoneurone kann verschiedene Ursachen haben: Psychische Faktoren, die zur vermehrten Erregung absteigender motorischer Bahnen vom Gehirn führen, oder Irritation viszeraler Nozizeptoren bei inneren Erkrankungen. Schließlich kann die Erregung der Nozizeptoren von Muskeln, Sehnen und Gelenken zur weiteren Erhöhung der Muskelkontraktion führen, wodurch es zu einer Aufschaukelung der Schmerzen durch positive Rückkopplung kommt. Therapeutische Lokalanästhesie oder Aktivierung hemmender Neurone im Rückenmark kann diesen Rückkopplungskreis unterbrechen (34)

gnostisch abzugrenzen und therapeutisch anzugehen. Falls sich die Schmerzen nämlich durch einen Selbsterregungskreis über den Sympathikus erhalten, können sie durch eine zeitweilige Unterbrechung des Grenzstrangs mit einem Lokalanästhetikum für längere Zeit abgestellt werden. Wir sprechen dann von einer therapeutischen Lokalanästhesie.

Schmerzen durch gestörte Motorik

Auch die nervöse Steuerung der Skelettmuskulatur kann zur erhöhten Erregbarkeit von Nozizeptoren beitragen. Ähnlich wie bei der sympathischen Algodystrophie handelt es sich um pathophysiologische Entgleisungen ursprünglich sinnvoller zentralnervöser Steuerungsfunktionen. So können z. B. durch zu starken Tonus der Skelettmuskulatur die Nozizeptoren der Sehnen und Muskeln erregt werden. Schmerzen bei körperlichen Fehlhaltungen sowie der Spannungskopfschmerz sollen so entstehen.

Schmerzreizung bewirkt motorische Reflexe. Sie sind meistens gegenregulatorische Reaktionen des Zentralnervensystems, die

die Beseitigung oder Minderung des Schmerzreizes zum Ziel haben (z. B. Wegziehbewegung). Die Reaktionen können jedoch unangepaßt sein, wenn sie nämlich erregend auf die Nozizeptoren zurückwirken (Abb. 3). Dies kann besonders dann vorkommen, wenn die reflexauslösenden Nozizeptoren im Muskel und in den Sehnen liegen und durch die Kontraktion vermehrt erregt werden. So stellt man sich die Aufschaukelung von Schmerzen durch reflektorische Muskelverspannung vor (Hartspann, Myogelose, Insertionstendopathie).

Therapeutische Maßnahmen müssen darauf abzielen, einen solchen inadäquaten skelettomotorischen Erregungskreis zu unterbrechen. Die Erfahrung zeigt, daß eine (mehrfach wiederholte) Leitungsblockade des betreffenden peripheren Nervens oder eine Lokalanästhesie von schmerzhaften Stellen an Muskeln oder Sehnen (myofasziale Triggerpunkte) zu einer langdauernden Schmerzbefreiung führen kann. Wir sprechen deshalb auch hier von einer therapeutischen Lokalanästhesie (Abb. 3).

Auch afferente Hyperstimulation, wie z. B. bei der transkutanen Nervenstimulation, Akupunktur, Bindegewebsmassage, kann das motorische und das sympathische System beeinflussen (in Abb. 3 durch das hemmende Neuron angedeutet), z. B. durch zentralnervöse Hemmung. Dadurch kann es zur Restitution einer motorischen Fehlsteuerung kommen. Die Wichtigkeit dieser Rückkopplungsphänomene im motorischen und im sympathischen Nervensystem bei der Entstehung chronischer Schmerzen ist bisher nicht hinreichend beachtet worden.

Schmerzinformation in zentralnervösen Strukturen

Schmerzwahrnehmungen und Schmerzverhalten bei Mensch und Tier beruhen auf der zentralnervösen Verarbeitung von Informationen, die aus dem peripheren Nervensystem hereinkommen. Wenn man bei Versuchstieren neurophysiologisch im Zentralnervensystem registriert (etwa mit Mikroelektroden von einzelnen Neuronen), dann findet man bei schmerzhaften Reizen Aktivitätsänderungen in vielen Hirnstrukturen, denen unterschiedliche Funktionen zugeordnet werden können: also im Rückenmark, Hirnstamm, Zwischenhirn, Endhirn. Diese weite Verteilung von Informationen über noxische Reize paßt zu der Erfahrung, daß Schmerz vegetative, motorische, sensorische, affektive und kognitive Komponenten hat. Schmerzwahrnehmung und -verhalten beruhen wahrscheinlich auf dem komplexen Zusammenwirken verschiedener Hirnsysteme. Ein lokalisierbares Schmerzzentrum, vergleichbar mit den spezifischen Kortexregionen der Sinnessysteme (z. B. beim Tastsinn die Projektion der Haut auf dem Gyrus postcentralis), gibt es nicht. Die anatomisch orientierte Denkweise, die vor allem in den älteren Ansätzen der Neurochirurgie ihren Niederschlag gefunden hat, ist in neuerer Zeit ersetzt worden durch funktionelle Konzepte. Dabei war die allgemeine Erkenntnis wichtig, daß die Arbeit des Zentralnervensystems auf einer Vielfalt von Erregungs- und Hemmungsprozessen beruht. Das Zusammenspiel von erregenden und hemmenden Neurotransmittern an einem Neuron bestimmt dessen Aktivität - und das gilt auch für die Verarbeitung von schmerzbezogenen Informationen!

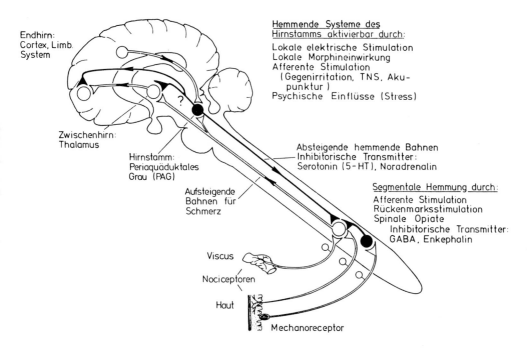

Abb. 4. Hemmungssysteme des Hirnstamms und Rückenmarks (schematisiert). Sensorische Informationen können durch Hemmungssysteme im Zentralnervensystem beeinflußt werden (schwarze Neurone und Synapsen). Eine Hemmung der Schmerzinformation läßt sich im Hirnstamm und im Rückenmark auslösen. Mechanismen der Schmerzhemmung sind im Bildtext angegeben

Informationsverarbeitung im Rückenmark

Die Funktionen von erregenden und hemmenden Vorgängen bei der Verarbeitung von Information über Schmerzreize sind am besten an den Nervenzellen des Rückenmarks untersucht worden (Abb. 4). Im Hinterhorn der grauen Substanz enden die zentralen Ausläufer der nozizeptiven Afferenzen, also der Nervenfasern, deren periphere Endigungen als Nozizeptoren ausgebildet sind. Diese Nachrichten treffen in Form von Aktionspotentialen (Nervenimpulsen) ein. An den Umschaltstellen zu den Rückenmarksneuronen, den Synapsen, wird dadurch ein chemischer Transmitter ausgeschüttet, der auf die Hinterhornneurone erregend wirkt. Wahrscheinlich ist Substanz P, ein Neuropeptid, eine dieser erregenden Transmittersubstanzen.

An jedem Neuron enden viele (mehrere Tausend) erregende Synapsen von afferenten Fasern aus der Peripherie. Ist die Erregungssumme der afferenten Fasern ausreichend, dann entstehen in den Rückenmarksneuronen ebenfalls Nervenimpulse, die über deren Axone weitergeleitet werden (Abb. 4): zu motorischen Vorderhornzellen (motorische Reflexe), sympathischen Seitenhornneuronen (sympathische Reflexe) und, über aufsteigende Bahnen in der weißen Rückenmarkssubstanz, zum Gehirn.

Die Erregung des Hinterhornneurons hängt jedoch nicht nur von seiner Aktivierung über den erregenden Neurotransmitter (z. B. Substanz P) ab, sondern auch von gleichzeitig einwirkenden hemmenden Transmittern. Diese werden an hemmenden Synapsen freigesetzt (schwarz in Abb. 4), als Transmitter konnten im Rückenmark z. B. 5-Hydroxytryptamin (5-HT oder Serotonin) und Enkephalin identifiziert werden. Die hemmenden Neurone liegen entweder lokal im Hinterhorn (Enkephalin) oder im Hirnstamm (5-HT). Entsprechend können im Hirnstamm absteigende Hemmungssysteme zum Rückenmark aktiviert werden (Abb. 4); darüber wird noch zu reden sein. Auch andere hemmende Transmitter sollen an der Verarbeitung von Schmerzinformationen im Rückenmark beteiligt sein, vor allem Noradrenalin und Gammaaminobuttersäure (GABA).

Zur Schmerztherapie kann man die aus den Nozizeptoren stammende Information im Zentralnervensystem grundsätzlich auf mehrere Arten beeinflussen (reduzieren):
- Blockade der Übertragung des erregenden Transmitters (also Substanz P) z. B. mit einem Antagonisten,
- zusätzliche Aktivierung der hemmenden Neurone im Rückenmark und im Gehirn,
- exogene Zufuhr der hemmenden Transmitter oder ihrer Agonisten (z. B. Morphin),
- Durchschneidung der vom Rückenmark zum Gehirn gehenden Axone (Chordotomie).

Hemmung durch Stimulation peripherer Nerven

Im Tierexperiment läßt sich die Hemmung auf Rückenmarksebene demonstrieren. Im Beispiel der Abb. 5 wird die Erregung eines Rückenmarkneurons als Antwort auf einen noxischen Hautreiz bei einer (narkotisierten) Katze gemessen. Wird der gleiche Hautreiz nochmals gegeben, nachdem vorausgehend die myelinisierten Fasern (A-Fasern) eines Hautnerven längere Zeit repetitiv elektrisch stimuliert worden waren (z. B. 10 min lang mit 50 Hz), dann ist die Entladungsfrequenz des Neurons viel kleiner (8): Das Neuron ist gehemmt (Abb. 5). Bei dieser Hemmung können spinale hemmende Neurone und/oder vom Gehirn zum Rückenmark projizierende Hemmungsneurone mitwirken (Abb. 4), die durch die Stimulation aktiviert werden. Es ist auffällig, daß die gemessene Hemmung häufig die Periode der elektrischen Nervenstimulation überdauert. Auch durch elektrische Stimulation der sensiblen Hinterstränge (Dorsal columns) kann Hemmung von Hinterhornneuronen ausgelöst werden. Die Hinterstränge bestehen aus Abzweigungen (Kollateralen) von dicken myelinisierten Hinterwurzelafferenzen.

Die Annahme liegt nahe, daß die in solchen Experimenten demonstrierte Hemmung eine wesentliche Rolle spielt bei der Schmerzbehandlung durch transkutane elektrische Nervenstimulation (TENS) und durch Rückenmarksstimulation (Dorsal column stimulation, DCS). Wahrscheinlich gibt es jedoch noch zusätzliche Wirkmechanismen bei TENS und DCS, z. B. ein Eingriff in pathophysiologisch übersteigerte motorische und sympathische Reflexe (siehe vorausgehende Abschnitte).

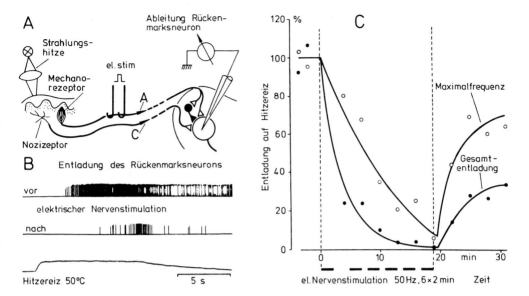

Abb. 5. Hemmung von Schmerzinformation im Rückenmark der Katze.
A. Die Entladungen eines Hinterhornneurons werden mit einer Mikroelektrode registriert. Strahlungshitze auf die Haut ist ein gut kontrollierbarer noxischer Reiz zur Erregung von Nozizeptoren der Haut. Hemmende Rückenmarksneurone (schwarz) können z. B. durch elektrische Stimulation der A-Fasern eines Hautnerven aktiviert werden.
B. Oszillographische Registrierung der Entladung eines Hinterhornneurons bei Erhitzung des rezeptiven Feldes der Haut auf 50 °C, der Zeitverlauf der Hauttemperatur ist im untersten Strahl aufgezeichnet. Die Entladung auf Hitzereizung wurde zweimal registriert, vor und nach elektrischer Stimulation der A-Fasern des N. tibialis (50 Hz, 10 min).
C. Zeitverlauf der Maximalfrequenz (offene Kreise) und der Summe aller Aktionspotentiale (geschlossene Kreise) des Neurons bei Hitzereizung der Haut (50 °C, 10 s) relativ zu den Werten vor Einschalten der elektrischen Nervenstimulation. Unter der Zeitachse sind die Intervalle der Nervenstimulation markiert (8)

Fehllokalisation von Schmerzen

Der englische Neurologe HEAD hat 1893 über Beobachtungen berichtet, wonach bei Erkrankungen innerer Organe vom Patienten Schmerzen aus charakteristischen Hautarealen empfunden werden. Diese Headschen Zonen zeigen zudem eine erhöhte Empfindlichkeit für äußere Reize: Berührungsreize können als schmerzhaft empfunden werden. Wir sprechen von einer Hyperpathie oder Hyperalgesie. Oft treten auch Zonen vermehrter Muskelspannung auf (13).

Wie kommen diese Phänomene zustande? Man kann sie durch die Verschaltung von sensiblen (afferenten) Fasern im Rückenmark erklären (Abb. 4). Im Hinterhorn konvergieren nämlich die Afferenzen aus den inneren Organen und aus der Haut (12, 16, 17, 32). Dabei wird die embryonal angelegte Nachbarschaft von Hautbezirk und innerem Organ beibehalten - so kommt die Topographie der Headschen Zone zustande.

Wegen der Konvergenz von viszeralen und kutanen Afferenzen auf dieselbe Population von Hinterhornneuronen wird bei der Weiterleitung der afferenten Information zum Gehirn die Herkunft der Erregung verwischt: Beim Wahrnehmungsprozeß werden so Erregungen aus inneren Organen auf die Haut fehllokalisiert. Dabei wirkt auch mit, daß unser erlerntes Körperbild sich überwiegend auf die Körperoberfläche konzentriert; unsere inneren Organe sind, wahrscheinlich wegen Fehlens einer empfindlichen mechanorezeptiven Innervation und mangels täglicher Erfahrung, im zentralnervösen Körperbild nicht repräsentiert.

Die Entstehung von Hyperalgesie und Muskelspannung ist durch Konvergenz allein noch nicht erklärt. Hierzu müssen wir noch die efferenten Nerven aus dem Rückenmark hinzuziehen, nämlich die skelettomotorischen und die sympathischen Efferenzen, die beide über die Vorderwurzeln das Rückenmarkssegment verlassen. Die Nachrichten aus den viszeralen Nozizeptoren, die über die Hinterwurzeln in das Rückenmark einlaufen, erzeugen auch motorische und sympathische Reflexe. So kann reflektorisch eine erhöhte Muskelspannung verursacht werden (z. B. verspannte Bauchmuskulatur). Die sympathischen Effektoren der Haut (besonders Vasomotorik und Sudomotorik) werden durch viszerokutane sympathische Reflexe beeinflußt. Die erhöhte Schmerzempfindlichkeit (Hyperalgesie) der Headschen Zone kommt vor allem durch Einflüsse auf Durchblutung und Kapillarfiltration in der Haut zustande, das veränderte physiologisch-chemische Milieu führt zur Sensibilisierung der Nozizeptoren. Aus der sorgfältigen Beobachtung dieser algetischen Krankheitszeichen - also Schmerzübertragung, Hyperalgesie, Muskelverspannung - kann der Arzt nützliche Hinweise auf das erkrankte innere Organ erhalten (13).

Auf das innere Organ können wir jedoch von der Haut auch therapeutisch einwirken - wir sprechen von der Reflextherapie. Hier nützt man die kutiviszeralen sympathischen Reflexe aus (15, 16) sowie die von der Haut ausgehenden Einflüsse auf die nervöse Steuerung der Skelettmuskulatur. Massage, Bindegewebsmassage, Akupunktur, Wärme- und Kältebehandlung, Neuraltherapie, transkutane elektrische Nervenstimulation sind zu diesen Maßnahmen zu rechnen. Leider gibt es zu diesen reflextherapeutischen Verfahren noch zu wenig gesichertes theoretisches Wissen, um eine Differentialindikation zu begründen.

Schmerzen, die im Zentralnervensystem entstehen

Es gibt Schmerzen, die nicht von peripheren Nozizeptoren und ihren afferenten Fasern abhängen. Solche Schmerzen können zum Beispiel entstehen, wenn bei einem Motorradunfall Hinterwurzeln ausgerissen wurden. Bei diesen Patienten kann es zu starken Phantomschmerzen kommen, die oft schwer zu behandeln sind (3).

Da bei dieser Verletzung die nervöse Verbindung zur Peripherie unterbrochen ist, können die Schmerzen keine Ursache im peripheren Nervensystem haben - die betroffene Körperregion ist meistens sogar völlig anästhetisch! Regenerierende Nervensprosse, von denen bei Neuromen peripherer Nerven Schmerzen ausgehen können, sind in diesem Falle sicher nicht beteiligt: In den Hinterwurzelstümpfen am Rückenmark degenerieren nämlich die unterbrochenen afferenten Fasern, weil sie von ihren Zellkörpern (im Spinalganglion) getrennt sind.

Wahrscheinlich ist jedoch gerade diese irreversible Degeneration der afferenten Fasern die Ursache der Schmerzen, wir nennen sie Deafferentierungsschmerzen. Nach unserem noch sehr unvollständigen Wissen kommt es durch die Degeneration nämlich zu einer Reihe von trophischen Veränderungen im neuronalen Gefüge des Rückenmarks. Das Absterben der präsynaptischen Endigungen der Afferenzen im Hinterhorn verursacht wahrscheinlich eine transsynaptische Veränderung der nachgeschalteten Hinterhornneurone. Auch Hemmungsmechanismen können durch den Wegfall der afferenten Fasern abgeschwächt werden. Wir vermuten, daß eine Reihe solcher Faktoren schließlich zur Übererregbarkeit von Rückenmarksneuronen führt, sie kommen spontan in Erregung, ohne Nervenimpulse aus der Peripherie! Diese falschen Entladungen werden über aufsteigende Bahnen zum Gehirn geleitet und, so die Hypothese, führen dort zur Wahrnehmung von Phantomschmerz.

Ähnliche Mechanismen scheinen auch bei anderen Schmerzformen mit zentralnervöser Pathogenese eine Rolle zu spielen, so bei dem Syndrom der Anaesthesia dolorosa nach ischämisch bedingten Schädigungen im somatosensorischen Thalamus (Thalamussyndrom). Für die Hypothese der neuronalen Übererregbarkeit spricht auch, daß bei solchen Schmerzfällen antiepileptische Medikamente helfen können.

Schmerzhemmung durch Hirnstimulation

REYNOLDS hat 1969 berichtet, daß elektrische Stimulation im Mittelhirn von Ratten die Tiere in Analgesie versetzt (22). Diese "Stimulation produced analgesia" wirkt auch bei menschlichen Patienten mit schwersten Schmerzzuständen (11). Hier werden die Reizströme über stereotaktisch ins Mittel- oder Zwischenhirn implantierte Elektroden zugeführt. Häufig ist eine kurze Periode der Stimulation (z. B. 20 min mit 50 Hz) ausreichend für eine Analgesie bzw. Hypalgesie über viele Stunden. Auch kleinste Mengen von Morphin, an diese Stellen im Mittelhirn (besonders im periaquäduktalen Grau) zugeführt, bewirken bei Mensch und Tier Analgesie (14).

Einer der Mechanismen bei der Analgesie durch Hirnstimulation ist Hemmung im Rückenmark. Sie wird über absteigende Bahnen vom Hirnstamm zum Rückenmark übertragen und deshalb auch als absteigende Hemmung bezeichnet (Abb. 4, Abb. 6 A). Im Tierexperiment manifestiert sich die absteigende Hemmung im Hinterhornneuron folgendermaßen: Die Entladung des Neurons auf einen

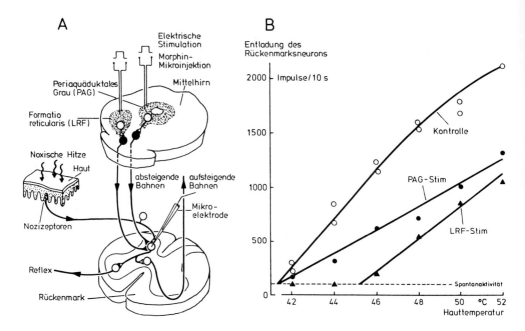

Abb. 6. Absteigende Hemmung von Rückenmarksneuronen.
A. Hinterhornneurone, die durch noxische Hitze erregt werden können, stehen unter dem Einfluß absteigender Hemmungssysteme. Durch elektrische Stimulation im Mittelhirn (PAG, LRF) und durch Mikroinjektion von Morphin (PAG) kann absteigende Hemmung bewirkt werden. Die mit einer Mikroelektrode gemessene Antwort eines Hinterhornneurons, z. B. auf noxische Hitzereizung der Haut, wird verringert.
B. Die Entladung des Hinterhornneurons einer narkotisierten Katze steigt mit der noxischen Hauttemperatur an (Kontrolle). Diese Intensitätskennlinie wird durch Stimulation in zwei Regionen des Mittelhirns (PAG, LRF) unterschiedlich hemmend beeinflußt. Sowohl die Abnahme der Steigerung der Kennlinie (PAG-Stimulation) als auch die Parallelverschiebung (LRF-Stimulation) zu niedrigeren Entladungsraten und höheren Temperaturschwellen sind Ausdruck der absteigenden Hemmung (B aus (4))

experimentellen Hitzeschmerzreiz wird durch gleichzeitige elektrische Stimulation im Mittelhirn gehemmt, die Impulsentladung im Rückenmarksneuron wird geringer (Abb. 6 B). In einem Teil der absteigenden Axone ist 5-Hydroxytryptamin (5-HT) als hemmender Transmitter enthalten. Bei elektrischer Stimulation im Mittelhirn wird dieser hemmende Transmitter im Hinterhorn ausgeschüttet, er hemmt dort die von peripher hereinkommende Erregung der Hinterhornneurone. Außer 5-HT scheinen noch andere hemmende Transmitter bei der absteigenden Hemmung mitzuwirken (z. B. Noradrenalin).

Es wird angenommen, daß vom Mittelhirn aus Hemmungsvorgänge nicht nur in absteigender Richtung ausgelöst werden können, sondern auch in rostraler Richtung - vor allem im limbischen System, dem Ort für die affektive Seite des Schmerzerlebnisses.

Mit der elektrischen Stimulation im Mittel- und Zwischenhirn werden neben der Analgesie viele andere, überwiegend unangenehme Wahrnehmungen und Verhaltensreaktionen ausgelöst, wie Angst, Flucht, Katatonie, Dysphorie. Kann die Schmerzhemmung auch ohne diese unerwünschten affektiven Erlebnisse erzeugt werden? Es gibt Hinweise dafür, daß ein Teil der durch transkutane elektrische Nervenstimulation (TENS) sowie Akupunktur bewirkten Schmerzhemmung über dieses Hirnstammsystem abläuft - dies wären also Methoden, das Hemmungssystem auf eine mehr physiologische Weise zu aktivieren. Auch Streß bei Tieren soll zur Aktivierung dieses Hemmungs- bzw. Analgesiesystems führen (14). Die Möglichkeit der Analgesie durch Streß wird als Beispiel dafür angeführt, daß psychologische Einflüsse das Schmerzhemmungssystem des Hirnstamms aktivieren können.

Zentralnervös wirkende Analgetika

Aus Tierversuchen ist bekannt, daß geringste Mengen von Morphin, in das Mittelhirn injiziert, zu einer Analgesie führen (14). Neuerdings konnte gezeigt werden, daß eine Mikroinjektion ins periaquäduktale Grau (PAG) des Mittelhirns die absteigende Hemmung im Rückenmark aktivieren kann, ähnlich wie die fokale elektrische Stimulation (Abb. 4, Abb. 6). Zunächst konnte man glauben, daß damit das "Zentrum" für die Opiatanalgesie im PAG identifiziert sei. Mittlerweile sind jedoch weitere Wirkorte für Opiate gefunden worden: im limbischen System (Mandelkern) und im Rückenmark. Wahrscheinlich resultiert die Analgesie bei systemischer Gabe von Opiaten aus dem Zusammenwirken der Opiateinflüsse auf diese und weitere Hirnbereiche.

Die Analgesie bei Tier und Mensch, die sich bei lokaler Anwendung von Morphin im Rückenmark erreichen läßt, kann dadurch erklärt werden, daß exogene Opiate auf die synaptischen Opiatrezeptoren einwirken, die für die Hemmung durch die enkephalinergen Rückenmarksneurone zuständig sind. So erreicht man mit Morphin, über einen Periduralkatheter dem Rückenmark zugeführt, eine sehr wirkungsvolle Analgesie, z. B. bei Karzinompatienten mit starken Schmerzen (31). Nebenwirkungen des Morphins wie Abhängigkeit, Atemdepression und Sedierung sind bei dieser Anwendungsart weitgehend umgangen. Leider ist die Verwendung der Methode eingeschränkt wegen der Risiken, die ein chronisch liegender Katheter mit sich bringt.

Die Wirkmechanismen der Opiatanalgesie wurden durch die Forschungen der letzten Jahre ziemlich gut entziffert. Morphin und die endogenen Opioide (Enkephalin, Endorphin, Dynorphin) kombinieren mit Opiatrezeptoren an Nervenzellen - das sind molekularbiologische Haftstellen mit großer Affinität und Stereospezifität für Opiate und Opioide. Die analgetische Wirkung kommt, nach dem heutigen Wissen, auf zwei unterschiedliche Arten zustande. Im Rückenmark wirkt Morphin auf die postsynaptisch gelegenen Opiatrezeptoren der hemmenden enkephalinergen Synapsen,

Morphin imitiert also die Wirkung des hemmenden Transmitters
Enkephalin. Im periaquäduktalen Grau des Hirnstamms wird dagegen durch Morphin das absteigende Hemmungssystem aktiviert
(Abb. 4). Auch dabei spielen Opiatrezeptoren eine Rolle, sie
führen hier offensichtlich zu einer Erregung von absteigenden
Hemmungsneuronen.

Wie wirken andere Analgetika, die im Zentralnervensystem angreifen? Einige, wie z. B. Buprenorphin und Pentazocin, sind
zu den Opiaten zu rechnen, sie wirken also durch Anheftung an
die zellulären Opiatrezeptoren, entsprechend wie Morphin. Dabei kann jedoch das Spektrum der Nebenwirkungen unterschiedlich sein, da dabei zum Teil andere Opiatrezeptoren beteiligt
sind als bei der Analgesie und Opiate sich meistens durch ihre
Affinität zu den verschiedenen Opiatrezeptoren unterscheiden.
Andere zentralnervöse Analgetika, wie z. B. Lachgas, Ketamin,
Nefopam, haben keine Opiatwirkung. Ihre Wirkungsmechanismen
sind noch unbekannt.

Die Erforschung des Zentralnervensystems im Hinblick auf Schmerzmechanismen hat zahlreiche Möglichkeiten aufgezeigt, Schmerzen
zu behandeln. Zusammengefaßt handelt es sich meistens um die
Auslösung neuronaler Hemmung durch:
- Stimulation peripherer Nerven,
- Hinterstrangstimulation,
- Hirnstimulation,
- systemische oder spinale Anwendung von Opiaten,
- Anwendung anderer zentralnervös angreifender Analgetika,
- neurochirurgische Operationen.

Schlußwort

Das Wissen um die physiologischen und pharmakologischen Mechanismen der Schmerzentstehung wurde neuerdings durch intensive
Grundlagenforschung, besonders in Tierexperimenten, beträchtlich erweitert. Auf der anderen Seite ergaben sich viele wissenschaftliche Fragestellungen aus der ärztlichen Erfahrung
mit Schmerzpatienten. Es ist wünschenswert, daß die Wechselwirkungen zwischen Forschung und Klinik unsere Konzepte über
Schmerz weiter bereichern und daß die neuen Konzepte in das
ärztliche Handeln bei Diagnose und Therapie von Schmerzen Eingang finden.

Literatur

1. APPENZELLER, O.: Somatoautonomic reflexology - normal and
   abnormal. In: The neurobiologic mechanisms in manipulative
   therapy (ed. I. M. KORR), p. 179. New York, London: Plenum
   Press 1978

2. BLUMBERG, H., JÄNIG, W.: Neurophysiological analysis of efferent sympathetic and afferent fibers in skin nerves with
   experimentally produced neuromata. In: Phantom and stump

pain (eds. J. SIEGFRIED, M. ZIMMERMANN), p. 15. Berlin, Heidelberg, New York: Springer 1981

3. BONICA, J. J., LINDBLOM, U., IGGO, A.: Advances in pain research and therapy, vol. 5. New York: Raven Press 1983

4. CARSTENS, E., KLUMPP, D., ZIMMERMANN, M.: Differential inhibitory effects of medial and lateral midbrain stimulation on spinal neuronal discharges to noxious skin heating in the cat. J. Neurophysiol. $\underline{43}$, 332 (1980)

5. CHAHL, L. A., SZOLCSANYI, J., LEMBECK, F.: Antidromic vasodilatation and neurogenic inflammation. Budapest: Adademiai Kiado 1984

6. CROOK, D., COLLINS, A. J., BACON, P. A., CHAN, R.: Effect of "aspirin-like" drug therapy. Prostaglandin synthetase activity from human rheumatoid synovial microsomes. Ann. rheum. Dis. $\underline{35}$, 327 (1976)

7. DEVOR, M.: The pathophysiology and anatomy of damaged nerve. In: Textbook of pain (eds. P. D. WALL, R. MELZACK), p. 49. Edinburgh, London, Melbourne, New York: Churchill Livingstone 1984

8. DICKHAUS, H., PAUSER, G., ZIMMERMANN, M.: Hemmung im Rückenmark, ein neurophysiologischer Wirkungsmechanismus bei der Hypalgesie durch Stimulationsakupunktur. Wien. klin. Wschr. $\underline{90}$, 59 (1978)

9. GOTTSCHALDT, K.-M.: Neurale Grundlagen des Schmerzes. In: Aktuelle Probleme der Neuropsychiatrie (eds. M. GOTTSCHALDT, H. GRASS, M. BROCK), p. 47. Berlin, Heidelberg, New York: Springer 1978

10. GROSS, D.: Sympathalgien des Nacken-Schulter-Arm-Bereiches. In: Nacken-Schulter-Arm-Syndrom (eds. R. KOCHER, D. GROSS, H. E. KAESER), p. 49. Stuttgart, New York: Fischer 1980

11. GYBELS, J.: Analgesic brain stimulation in chronic pain in man and rat. In: Current topics in pain research and therapy (eds. T. YOKOTA, R. DUBNER), p. 137. Oxford, Princeton: Excerpta Medica 1983

12. HANDWERKER, H. O., ZIMMERMANN, M.: Schmerz und vegetatives Nervensystem. In: Klinische Pathologie des vegetativen Nervensystems (eds. A. STURM, W. BIRKMAYER), p. 468. Stuttgart, New York: Fischer 1976

13. HANSEN, K., SCHLIACK, H.: Segmentale Innervation. Stuttgart: Thieme 1962

14. HERZ, A.: Endorphine und Schmerz. In: Schmerz (eds. W. KEESER, E. PÖPPEL, P. MITTERHUSEN), p. 69. München, Wien, Baltimore: Urban & Schwarzenberg 1982

15. IRRMANN, M.: Zervixfaktor und Reflextherapie. In: Der Geburtsschmerz und seine Beeinflussung - Alternativen zu pharmakologischen Methoden (ed. H. WEIDINGER), p. 73. Friedrichsdorf/Taunus: Milupa 1981

16. JÄNIG, W.: Das vegetative Nervensystem. In: Physiologie des Menschen, 20. Auflage (eds. R. F. SCHMIDT, G. THEWS), p. 119. Berlin, Heidelberg, New York: Springer 1980

17. JÄNIG, W.: Viszeraler Schmerz - Sympathisches Nervensystem und Schmerz. Diagnostik 15, 1123 (1982)

18. KOSTERLITZ, H. W., TERENIUS, L. Y.: Pain and society. Weinheim, Deerfield Beach/Florida, Basel: Verlag Chemie 1980

19. LANKFORD, L. L.: Reflex sympathetic dystrophy. In: Management of peripheral nerve problems (eds. G. E. OMER, M. SPINNER), p. 216. Philadelphia: Saunders 1980

20. LEMBECK, F., GAMSE, R.: Substance P in peripheral sensory processes. In: Substance P in the nervous system. Ciba Foundation symposium 91 (eds. R. PORTER, M. O'CONNOR), p. 35. London: Pitman 1982

21. MENSE, S.: Sensitization of group IV muscle receptors to bradykinin by 5-hydroxytryptamine and prostaglandin E2. Brain Res. 225, 95 (1981)

22. REYNOLDS, D. V.: Surgery in the rat during electrical analgesia induced by focal brain stimulation. Science 164, 444 (1969)

23. SATO, A.: Physiological studies of the somatoautonomic reflexes. In: Modern developments in the principles and practice of chiropractic (ed. S. HALDEMAN), p. 93. Appleton-Century-Crofts, Prentice Hall 1980

24. SCHMIDT, R. F.: Grundriß der Sinnesphysiologie, 4. Auflage. Heidelberger Taschenbücher, Band 136. Berlin, Heidelberg, New York: Springer 1982

25. SCHMIDT, R. F., STRUPPLER, A.: Der Schmerz. München: Piper 1982

26. SZÜCS, A., CSILLIK, B., KNYIHAR-CSILLIK, E.: Treatment of terminal pain in cancer patients by means of iontophoresis of vinca alkaloids. In: Pain in the cancer patient (eds. M. ZIMMERMANN, P. DRINGS, G. WAGNER), p. 185. Berlin, Heidelberg, New York, Tokyo: Springer 1984

27. THOENEN, H., KREUTZBERG, G. W.: The role of fast transport in the nervous system. Neurosci. Res. Program Bull. 20, No. 1 (1981)

28. TROSTDORF, E.: Die Kausalgie. Stuttgart: Thieme 1956

29. TURNER, R.: Clinical pharmacology and therapeutics. London: Macmillan Publishers 1980

30. WALL, P. D., MELZACK, R.: Textbook of pain. Edinburgh, London, Melbourne, New York: Churchill Livingstone 1984

31. ZENZ, M.: Peridurale Opiat-Analgesie. Stuttgart, New York: Fischer 1981

32. ZIMMERMANN, M.: Peripheral and central nervous mechanisms of nociception, pain, and pain therapy: facts and hypotheses. In: Advances in pain research and therapy (eds. J. J. BONICA, J. C. LIEBESKIND, D. G. ALBE-FESSARD), vol. 3, p. 3. New York Raven Press 1979

33. ZIMMERMANN, M.: Somato-viscerale Sensibilität: die Verarbeitung im Zentralnervensystem. In: Physiologie des Menschen, 20. Auflage (eds. R. F. SCHMIDT, G. THEWS), p. 209. Berlin, Heidelberg, New York: Springer 1980

34. ZIMMERMANN, M., HANDWERKER, H. O.: Schmerz, Konzepte und ärztliches Handeln. Berlin, Heidelberg, New York, Tokyo: Springer 1984

35. ZIMMERMANN, M., LONG, D. M.: Antipyretic analgesic therapy. Current worldwide status. Amer. J. Med. $\underline{75}$, 1 (1983)

Nomenklatur, Diagnostik, Schmerzmessung
Von H. O. Handwerker

Wenn ein Physiologe von den Veranstaltern eines Workshops über "Schmerztherapie: Eine interdisziplinäre Aufgabe" den ehrenvollen Auftrag erhält, über "Nomenklatur, Diagnostik und Schmerzmessung" zu sprechen, dann ist er überrascht. Ich habe mich in meiner wissenschaftlichen Arbeit seit Jahren mit dem Problem der experimentellen Schmerzmessung beim Menschen befaßt, weshalb ich zur Problematik von Schmerzmessung beitragen kann. Niemand wird aber von einem Physiologen erwarten, daß er Experte in der Diagnostik ist oder besonders Kompetentes zur Abgrenzung verschiedener klinisch bedeutsamer Schmerzsyndrome beiträgt. Nach einigem Überlegen fand ich das Thema aber doch sehr reizvoll, und ich möchte versuchen, Ihnen diesen Komplex aus der Sicht eines Theoretikers darzustellen, in der Hoffnung, damit den Dialog und die Kooperation zwischen Klinikern und Theoretikern zu fördern.

Die "International Association for the Study of Pain" (IASP) hat vor Jahren eine Taxonomie-Kommission eingesetzt, die 1984 unter der Leitung von H. MERSKEY "Descriptions of chronic pain syndromes" in vorläufiger Fassung veröffentlicht hat (14). Diese Beschreibung wird zur Vereinheitlichung der Schmerzsyndrombezeichnungen beitragen. Sie bietet außerdem ein Kodierungsschema für Schmerzdiagnosen, das an die International Classification of Diseases (ICD) angelehnt ist und die Computerdokumentation unterstützt.

Ich möchte diese "Description" aber verwenden, um eine Problematik zu diskutieren, mit der wir in der Schmerzdiagnostik häufig konfrontiert sind. Als Ausgangspunkt wähle ich die Kopfschmerzen.

Schmerzen im Kopf- und Gesichtsbereich sind in dieser Schrift der IASP-Taxonomiekommission in vier Gruppen gegliedert:
a) Neuralgien des Kopfes,
b) kraniofazialer Schmerz muskulären Ursprungs,
c) Läsionen von Ohr, Nase und Mundhöhle,
d) kraniofazialer Schmerz vermutlich viszeralen Ursprungs.

Die häufigsten Kopfschmerzen finden sich in den Gruppen b und d. "Tension headache", Spannungskopfschmerz, ist unter die Gruppe "kraniofazialer Schmerz muskulären Ursprungs" eingeordnet. "Classical migraine", "Common migraine" und "Cluster headache" finden wir hingegen unter der Gruppe "kraniofazialer Schmerz viszeralen Ursprungs". Das sind Einteilungen, die eine bestimmte Pathophysiologie voraussetzen, die natürlich auch den Theoretiker interessiert.

Es ist recht gut belegt, daß mit der "klassischen Migräne" und mit ihren neurologischen Prodromalerscheinungen Durchblutungsstörungen im Bereich der intrakraniellen Gefäße verbunden sind. Die Pathogenese dieser Störungen ist zwar noch nicht aufgeklärt, ihre Existenz ist jedoch durch 133Xenon-Clearance-Methoden recht gut belegt (13). Bei der "Common migraine" scheint die Verursachung durch Gefäßmotilitätsstörungen hingegen nicht immer so klar. Veränderungen der intrakraniellen Durchblutung konnten nicht sicher nachgewiesen werden (13), häufig sind jedoch im Zusammenhang mit dem Migräneanfall an der Temporalarterie, also einem extrakraniellen Gefäß, Sequenzen von Spasmen und von Vasodilatation nachweisbar, etwa mit der Doppler-Sonographie.

Wie steht es mit dem Spannungskopfschmerz? In der Schrift der Taxonomie-Kommission wird die chronische Form auch als "Scalp muscle contraction headache" bezeichnet und folgendermaßen definiert (meine Übersetzung): "Fast kontinuierlicher Kopfschmerz, gewöhnlich symmetrisch, verbunden mit Muskelspannung, Ängstlichkeit und "Depression". Exazerbationen mit verstärktem klopfendem Kopfschmerz, Übelkeit und Erbrechen typisch; gewöhnlich beeinflußbar durch Behandlung der Angst und Depression, einschließlich antidepressiver Medikation" (14).

Die der Syndrombeschreibung zugrundeliegende pathophysiologische Hypothese drückt sich bereits in der Bezeichnung "Scalp muscle contraction headache" aus. Diese Hypothese läßt sich folgendermaßen formulieren: Psychische Störung, Angst und Depression führen zu einer tonischen Verspannung der Kopfmuskulatur. Die tonische Muskelspannung wird auf die Dauer dadurch schmerzhaft, daß im dauernd kontrahierten Muskel durch die verbundene Minderdurchblutung und durch die Freisetzung algogener Substanzen die Nozizeptoren erregt werden (a). Die tonische Erregung von Nozizeptoren führt dann im Sinne eines Circulus vitiosus wiederum zu verstärkten Muskelkontraktionen (b). Der ganze Zyklus wurde beschrieben als "Schmerz-Spannungs-Zyklus".

Diese Hypothese wurde bereits vor 20 Jahren von WOLFF (19) formuliert. Wie steht es mit der physiologischen Begründung dieses angenommenen Zyklus? In der Beschreibung sind deutlich zwei pathophysiologische Hypothesen erkennbar:
a) Wird ein Muskel tonisch kontrahiert, werden Nozizeptoren gereizt, es entsteht Muskelschmerz.
b) Vermehrte Erregung von Nozizeptoren in einem Muskel führt zu einer Zunahme der Muskelkontraktion.

Beide Hypothesen sind prinzipiell experimentell prüfbar und man kann auch experimentelle Hinweise für die Richtigkeit finden. Durch Untersuchungen am Menschen konnte gezeigt werden, daß protrahierte Muskelkontraktion zu Schmerzen führt, die am besten dadurch erklärt werden, daß die bei Dauerkontraktion schlecht mit Blut versorgte Muskelfaser algogene Substanzen freisetzt, welche die Muskelnozizeptoren erregen (15, 17). Die Natur dieser Substanzen ist allerdings noch ganz unklar, ebenso der Erregungsmechanismus der Muskelnozizeptoren.

Auch der zweite Teil der Hypothese hat eine physiologische Basis: Tierexperimentell konnte gezeigt werden, daß die Erregung von Muskelnozizeptoren durch algogene Substanzen wie Bradykinin im Bereich der Extremitätenmuskulatur der Katze zu einer verstärkten Erregung der Alphamotoneurone der Flexoren führt, während die Gammamotoneurone der Flexoren und der Extensoren aktiviert werden (11, 12). Dieser Reflex ist allerdings bisher nur für akute, kurzdauernde Nozizeptorreizung belegt, Experimente mit längerdauernden Reizen stehen noch aus.

Die physiologische Basis für einen Schmerz-Spannungs-Zyklus wäre also vorhanden, wenn man sich auch von den Grundlagenforschern einen eindeutigeren und direkteren Beleg wünschen würde.

Die nächste Frage ist nun, ob dieser Schmerz-Spannungs-Zyklus sich tatsächlich an Patienten belegen läßt, bei denen ein "Spannungskopfschmerz" diagnostiziert wurde. Aus dieser pathophysiologischen Hypothese lassen sich einige Voraussagen ableiten, die experimentell überprüfbar sind. Die Voraussagen sind:

1. Das EMG der Kopfmuskulatur sollte unter Ruhebedingungen bei Patienten mit Spannungskopfschmerzen höhere Muskelspannungen aufweisen.

2. Patienten mit habituellen Spannungskopfschmerzen sollten auf psychischen Streß mit einer stärkeren, im EMG ausweisbaren Verspannung der Kopfmuskulatur reagieren als Menschen, die nicht zu Kopfschmerzen neigen.

3. Zumindest während Kopfschmerzperioden sollte die EMG-Aktivität der Kopfmuskulatur eine höhere Spannung aufweisen als in schmerzfreien Intervallen.

Wenn wir uns an die experimentelle Überprüfung dieser Voraussagen machen, dann betrachten wir das Schmerz-Spannungs-Zyklus-Modell als eine ernsthafte wissenschaftliche Hypothese. In der Literatur findet sich eine Reihe von experimentellen Untersuchungen, die das Ziel hatten, diese Voraussagen aus dem Schmerz-Spannungs-Zyklus-Modell zu prüfen.

Für die Voraussage 1 finden sich praktisch keine überzeugenden Belege. Möglicherweise kann das mit methodischen Problemen erklärt werden. Das EMG und die Muskelspannung sind im Kopfbereich wie in anderen Körpergegenden außerordentlich variabel. Unter Ruhebedingungen findet man meist eine recht geringe Aktivität, Langzeituntersuchungen sind schwer durchzuführen. Andererseits kann man fragen, ob nicht schon diese Tatsachen gegen das Modell sprechen. Über welche Intervalle und in welcher Frequenz muß ein Muskel kontrahieren, damit er schmerzhaft wird? Standardwerte liegen nicht vor.

Interessanterweise finden sich auch für die Voraussage 2 kaum Belege. In einer Studie, bei der Muskelspannungen von Kopf- und Nackenmuskeln an Patienten mit "Muscle contraction headache" unter verschiedenen Bedingungen gemessen wurden, fanden sich weder während einer Kopfschmerzattacke noch im schmerzfreien Zustand signifikante Verstärkungen der Muskelspannungen unter psychischem Streß (10).

Lediglich die Voraussage 3 findet einige Unterstützung in der
angegebenen Studie. Das Nacken-EMG, allerdings nicht das Frontalis-EMG, zeigte unter Kopfschmerzen eine stärkere Spannung
der Muskulatur an als im schmerzfreien Intervall (10). Dieser
Befund ist allerdings durchaus nicht typisch für Spannungskopfschmerzen. Ähnliche Befunde konnten bei Migränepatienten erhoben werden (3, 6). Die beobachtete erhöhte Muskelspannung läßt
sich eher als Folge denn als Ursache der Schmerzen interpretieren. Sie ist somit kein Beweis für das Schmerz-Spannungs-Modell.

Natürlich stehen die angeführten Literaturzitate nicht allein,
sie ließen sich durch eine ganze Reihe weiterer Studien stützen.

Ich möchte an diesem Beispiel nur eine grundlegende Problematik demonstrieren: Der im physiologischen Modellexperiment erbrachte Beleg, daß ein Mechanismus so funktionieren kann, sagt
noch nichts darüber aus, ob dieser Mechanismus in der Pathogenese einer Erkrankung tatsächlich eine wesentliche Rolle spielt.
Der entscheidende Beweis läßt sich nur durch kontrollierte physiologische und psychologische Untersuchungen am Patienten erbringen. Im Falle des Schmerz-Spannungs-Zyklus steht ein solcher Beweis aus, die vorhandene Literatur deutet eher darauf
hin, daß dieses Modell nicht den wesentlichen Prozeß bei der
Entstehung der "Spannungskopfschmerzen" beschreibt. Auch wenn
man das Modell im Moment nicht durch ein besseres ersetzen kann,
scheint es mir gefährlich, unbesehen unzureichend belegte theoretische Konzepte anzunehmen, da diese leicht zu unbrauchbaren
diagnostischen Kategorien führen und unbegründete therapeutische Konzepte zur Folge haben können.

Eine ähnliche Situation scheint bei einer anderen sehr häufigen Diagnose zu liegen, beim chronischen "Low back pain" ohne
neurologische Symptomatik. Auch hier wird als Schmerzursache
beim Fehlen nachweisbarer pathologischer Veränderungen oft der
Schmerz-Spannungs-Zyklus im Bereich der Rückenmuskulatur angenommen. Überzeugende empirische Belege für diese Annahme finden sich bislang nicht (7, 16, 18).

Diese Beispiele zeigen, daß eine wichtige Aufgabe der Schmerzforschung darin bestehen wird, die Lücke zwischen den tierexperimentellen Modellen der Grundlagenforscher und der klinischen Empirie durch gut kontrollierte Untersuchungen an freiwilligen menschlichen Probanden und an Patienten zu schließen.
Hier liegt der Aufgabenbereich der klinischen und der experimentellen Algesimetrie. Über beide Arbeitsgebiete liegen neuere
zusammenfassende Untersuchungen vor, die auf methodische Probleme eingehen, die im Rahmen dieses kurzen Beitrags nicht behandelt werden können (5, 8).

Dabei wirft vor allem die experimentelle Algesimetrie große
Probleme auf. Die im Labor einsetzbaren experimentellen Methoden zur Schmerzinduktion erzeugen meist sehr rasch einsetzende
und abklingende Schmerzen, die keine realistischen Modelle der
Schmerzen sind, deretwegen Patienten den Arzt aufsuchen (4).
Andererseits bieten die kontrollierten Bedingungen einer Laborstudie besonders gute Möglichkeiten, Mechanismen der Schmerz-

entstehung und Therapieeffekte kontrolliert zu beobachten. Wir haben in unserem Labor eine Methode entwickelt, bei der durch einen mechanischen Reiz (Kneifen einer Hautfalte) ein mehrere Minuten lang andauernder Schmerz erzeugt werden kann. Einige Untersuchungen mit dieser Methode seien als Beispiel einer experimentell algesimetrischen Untersuchung an gesunden Probanden kurz referiert. Wenn man eine Hautfalte an der Hand mit einer kontrollierten konstanten Kraft über 2 min reizt, dann entsteht ein langsam zunehmender Schmerz, der sich bei den meisten Probanden bis zum Ende des Reizes verstärkt. Welches sind die Nozizeptormechanismen dieses Schmerzes? Die Methode der Mikroneurographie gestattet es, beim Menschen direkt einzelne nozizeptive Nervenfasern aus Hautnerven abzuleiten. Wir haben bei diesem Reiz das Verhalten von nozizeptiven und nichtnozizeptiven Hautafferenzen untersucht (1, 9). Dabei fanden wir zu unserer Überraschung, daß unmyelinisierte nozizeptive Nervenfasern (C-Fasern) während dieses Kneifreizes durchaus nicht kontinuierlich zunehmende Entladungsraten aufwiesen. Während der Schmerz langsam zunahm, adaptierten die Nozizeptoren. Wie kann man das gegensätzliche Verhalten des nozizeptiven Input und der Schmerzwahrnehmung erklären? Es gibt verschiedene Hypothesen, die nachzuprüfen einen faszinierenden Einblick in die Arbeitsweise des peripheren und zentralen nozizeptiven Systems bietet (1); einige dieser Hypothesen werden derzeit in unserem Labor überprüft.

Das in unserem Labor verwendete standardisierte Reizparadigma gestattet aber auch die Untersuchung nozifensiver Reflexe. So kann man mit zunehmender Schmerzhaftigkeit des Reizes an der gereizten Hand eine zunehmende reflektorische Vasokonstriktion beobachten, die sich mit Hilfe der Photoplethysmographie quantitativ erfassen läßt. Computergestützte thermographische Untersuchungen während solcher Kneifreize zeigten, daß diese Vasokonstriktion und folglich die Abkühlung der Finger den Reiz - und den Schmerz - mehrere Minuten überdauerte. In den thermographischen Bildern zeigte sich aber außerdem, daß der noxische Reiz neben dieser zentralnervösen Reaktion des Sympathikus eine zweite, lokale Reaktion hervorrief. Gegen Ende des Reizes kommt es als Zeichen einer entzündlichen Veränderung zu einer Erwärmung der Reizstelle und ihrer unmittelbaren Umgebung.

Mit diesem Reizparadigma haben wir eine Doppelblind-Cross-over-Studie an gesunden Probanden vorgenommen, um den Effekt von Aspirin auf den induzierten Schmerz zu testen. Die Probanden nahmen an einer Trainingssitzung und an drei Medikationssitzungen teil. Eine genauere Beschreibung dieser Untersuchung findet sich an anderer Stelle (2).

An den Versuchstagen wurden drei scheinbar identische Tabletten eingenommen, die entweder keine Wirksubstanz, 500 mg oder 1.000 mg Aspirin enthielten. Während der Studie wurden Druckreize im Abstand von 10 min appliziert, im selben Zeitabstand wurden Blutproben entnommen, aus denen der Azetylsalizylsäure-(ASA) und der Gesamtsalizylatspiegel (SA) bestimmt wurden. Die Blutspiegeluntersuchungen wurden von der Abteilung für klinische Pharmakologie der Universität Heidelberg, unter Leitung von Prof. E. Weber, durchgeführt.

An dieser Stelle seien aus dieser Studie nur wenige Aspekte hervorgehoben:

Es erwies sich als außerordentlich wichtig, durch Auswahl der geeigneten Schmerzparameter geeignete Meßwerte zu gewinnen, damit die üblicherweise große Varianz algesimetrischer Versuchsergebnisse die hypalgetischen Effekte des getesteten Medikaments nicht verdeckt. Man kann statt der Rohdaten - in unserem Fall Ratings auf einer elektronisch erfaßten Visual analogue scale - abgeleitete Parameter verwenden, die einen Teil der interindividuellen Varianz ausschalten. In unserer Studie fand sich z. B. unter Plazebobedingungen eine vom Beginn einer Sitzung an bis zu deren Ende kontinuierlich zunehmende mittlere Schmerzhaftigkeit der Kneifreize. Wahrscheinlich ist dieses Phänomen darauf zurückzuführen, daß sich langsam entzündliche Veränderungen an der gereizten Interdigitalfalte bildeten. Diese kontinuierliche Schmerzzunahme fehlte unter Aspirin. Es schien daher sinnvoll, jeweils die Differenzen zwischen den Schmerzangaben unter Aspirin und unter Plazebo zu untersuchen. Ein Teil der interindividuellen Varianz verschwand bei Verwendung dieses abgeleiteten Parameters, therapeutische Effekte auch der kleinen Aspirindosis wurden nachweisbar.

Als noch entscheidender für die Sicherung eines Therapieeffektes von Aspirin erwies sich in unserer Studie der exakte Vergleich der Plasmaspiegel von ASA und SA mit der Schmerzhaftigkeit der Reize. Ein Teil der interindividuellen Varianz bei der Bestimmung von Analgetikawirkungen ist ja sicher unterschiedlicher Bioverfügbarkeit des Medikaments zuzuschreiben. In unserem Falle fanden sich hochsignifikante Korrelationen zwischen den SA-Spiegeln und dem Schmerzparameter nicht nur bei der hohen, sondern auch bei der niedrigen Aspirindosierung.

Ich habe diese Studie angeführt als Beispiel einer experimentell algesimetrischen Untersuchung, mit der die Wirkungsweise einer peripher wirkenden analgetischen Substanz demonstriert werden kann.

Erstaunlicherweise stehen wir nunmehr 150 Jahre nach Beginn der modernen medikamentösen Schmerztherapie immer noch am Anfang der Bemühungen, Therapieerfolge zu objektivieren und die Pathomechanismen häufiger Schmerzzustände aufzuklären.

<u>Danksagung:</u> Die zitierten eigenen experimentellen Untersuchungen wurden von der DFG und von der Firma Bayer unterstützt. Ich danke diesen Institutionen.
Für sorgfältige Edition dieses Manuskriptes danke ich Frau P. Roth.

Literatur

1. ADRIAENSEN, H., GYBELS, J., HANDWERKER, H. O., VAN HEES, J.: Nociceptor discharges and sensations due to prolonged noxious mechanical stimulation - a paradox. Hum. Neurobiol. 3, 53 (1984)

2. ANTON, F., HANDWERKER, H. O., KREH, A., REEH, P. W., WALTER, E., WEBER, E.: Influence of acetylsalicylic and salicylic plasma levels on psychophysical measures of long standing natural pain stimuli. In: Progress in pain research and therapy (In press, 1984)

3. BAKKE, M., TFELT-HANSEN, P., OLESON, J., MOLLER, E.: Action of some pericranial muscles during provoked attacks of common migraine. Pain 14, 121 (1982)

4. BEECHER, H. K.: The measurement of pain. Pharmacol. Rev. 9, 59 (1957)

5. BROMM, B.: Pain measurement in man. Neurophysiological correlates of pain. Amsterdam, New York, Oxford: Elsevier 1984

6. CLIFFORD, T., LAURITZEN, M., BAKKE, M., OLESON, J., MOLLER, E.: Electromyography of pericranial muscles during treatment of spontaneous common migraine attacks. Pain 14, 137 (1982)

7. FLOR, H., TURK, D. C.: Etiological theories and treatments for chronic back pain. I. Somatic models and interventions. Pain 19, 105 (1984)

8. HANDWERKER, H. O.: Experimentelle Schmerzanalyse beim Menschen. In: Schmerz, Konzepte und ärztliches Handeln (eds. M. ZIMMERMANN, H. O. HANDWERKER). Berlin, Heidelberg, New York, Tokyo: Springer 1984

9. HANDWERKER, H. O., ADRIAENSEN, H., GYBELS, J., VAN HEES, J.: Nociceptor discharges and pain sensations: results and open questions. In: New approaches to pain measurement in man (ed. B. BROMM). Elsevier - North Holland: 1984

10. HAYNES, S. N., GANNON, L. R., CUEVAS, J., HEISER, P., HAMILTON, J., KATRANIDES, M.: The psychophysiological assessment of muscle-contraction headache subjects during headache and nonheadache conditions. Psychophysiology 20, 393 (1983)

11. KNIFFKI, K. D., SCHOMBURG, E. D., STEFFENS, H.: Action of muscular group III and IV afferents on spinal locomotor activity in cat. Brain Res. 186, 445 (1980)

12. KNIFFKI, K. D., SCHOMBURG, E. D., STEFFENS, H.: Synaptic effects from chemically activated fine muscle afferents upon γ-motoneurones in decerebrate and spinal cats. Brain Res. 206, 361 (1981)

13. LAURITZEN, M., OLESON, J.: Regional cerebral blood flow during migraine attacks by Xenon-133 inhalation and emission tomography. Brain <u>107</u>, 447 (1984)

14. MERSKEY, H.: Descriptions of chronic pain syndromes. First draft collection for the International Association for the Study of Pain, 1984

15. MILLS, K. R., NEWHAM, D. J., EDWARDS, R. H. T.: Force, contraction frequency and energy metabolism as determinants of ischaemic muscle pain. Pain <u>14</u>, 149 (1982)

16. NOUWEN, A., BUSH, C.: The relationship between paraspinal EMG and chronic low back pain. Pain <u>20</u>, 109 (1984)

17. RODBARD, S.: Pain in contracting muscle. In: Pain - Research and treatment (ed. B. L. CRUE jr.), p. 183. New York, San Francisco, London: Academic Press 1975

18. TURK, D. C., FLOR, H.: Etiological theories and treatments for chronic back pain. II. Psychological models and interventions. Pain <u>19</u>, 209 (1984)

19. WOLFF, J. G.: Headache and other head pain. New York: Oxford University Press 1963

Funktion sensorischer Substanz-P-Neurone
Von F. Lembeck und R. Gamse

Die Übertragung von Nervenimpulsen erfolgt bei höheren Tieren durch chemische Transmittersubstanzen. Für efferente Systeme des peripheren Nervensystems sind Azetylcholin und Noradrenalin als Überträgerstoffe seit Jahrzehnten bekannt. Wenig Klarheit herrscht aber bezüglich der Überträgerstoffe afferenter Nerven. Aminosäuren werden als Transmitter diskutiert. In den letzten Jahren wurde klar, daß auch höhermolekulare Peptide als Neurotransmitter oder Neuromodulatoren fungieren können. In einigen Neuronen kommen sowohl ein klassischer Transmitter als auch ein Peptid vor, welches die physiologische Funktion des ersteren moduliert. So koexistieren in einigen parasympathischen Neuronen Azetylcholin und vasoaktives intestinales Polypeptid (VIP), in postganglionär sympathischen Neuronen Noradrenalin und Neuropeptid Y (NPY). In sensorischen Neuronen wurden die Peptide Substanz P, Somatostatin, VIP, ein Cholezystokinin-ähnliches Peptid und mit ziemlicher Sicherheit zwei weitere Peptide nachgewiesen (9). Das Wissen über Substanz P ist am größten und man hat eine gewisse Vorstellung über die Rolle von Substanz P bei physiologischen und pathophysiologischen Vorgängen. Die Funktion der anderen sensorischen Peptide ist noch unklar.

Substanz P wurde 1931 von EULER und GADDUM als eine Substanz beschrieben, die den Darm in vitro kontrahiert. Bald wurde festgestellt, daß Substanz P ein Peptid ist und eine weite, aber inhomogene Verteilung im Zentral- und peripheren Nervensystem aufweist (25). Da der Substanz-P-Gehalt dorsaler Wurzeln wesentlich höher ist als der ventraler Wurzeln, postulierte LEMBECK 1953, daß Substanz P ein Transmitter afferenter sensorischer Neurone sein könnte. Die Strukturaufklärung durch LEEMAN und Mitarbeiter ermöglichte die Synthese von Substanz P und die Entwicklung radioimmunologischer und immunhistochemischer Nachweismethoden. Mit deren Hilfe wurden die frühen Ergebnisse über eine weite Verbreitung von Substanz P bestätigt und ergänzt. So kommt Substanz P in über 30 Zellgruppen im ZNS und praktisch im gesamten peripheren Nervensystem vor, inklusive intrinsischer Neurone im Gastrointestinaltrakt. Im vorliegenden Beitrag werden nur Funktionen von Substanz P im Zusammenhang mit sensorischen Neuronen besprochen. Bezüglich weiterer Funktionen sei auf die ausgezeichnete Übersichtsarbeit von PERNOW verwiesen (26).

Ist Substanz P ein Neurotransmitter sensorischer Neurone?

Postuliert man eine Transmitterfunktion von Substanz P bei der Übertragung von Impulsen afferenter sensorischer Neurone, dann muß sie eine Reihe von Kriterien erfüllen. Dazu gehören Vorkommen in sensorischen Neuronen, Biosynthese, Speicherung in synaptischen Vesikeln, kalziumabhängige Freisetzung, Identität der Wirkung und Hemmung derselben durch Antagonisten.

Nervenzellen, die Substanz P enthalten, findet man in Spinalganglien und sensorischen Ganglien von Hirnnerven. Etwa 20 % aller Ganglienzellen sind Substanz-P-positiv und alle diese Zellen sind klein, gehören also dem Typ B an. Von diesen Substanz-P-Zellen gehen Fortsätze aus, deren Endigungen sich im Rückenmark und der Medulla oblongata, aber auch in der Peripherie, wie Haut, Auge, Respirationstrakt usw., befinden. Die Endigungen in der Haut lassen sich bis in das Epithel verfolgen, sie gleichen freien Nervenendigungen. Da sich auch die zentralen Endigungen der Substanz-P-Fasern im Rückenmark in den oberflächlichsten Laminae des Hinterhorns, den Umschaltstellen nozizeptiver Afferenzen, befinden, scheinen Substanz-P-Neurone A- oder C-Fasern zu sein und an der Transmission nozizeptiver Reize beteiligt zu sein.

Die Synthese von klassischen Transmittern erfolgt nahezu zur Gänze im Nervenende durch spezifische Syntheseenzyme. Für Amine ist die Wiederaufnahme in das Nervenende eine weitere Möglichkeit, freigesetzte Transmittermengen zu ersetzen. Für Peptide wurde jedoch weder eine Wiederaufnahme noch eine enzymatische Synthese im Nervenende nachgewiesen. Die Synthese erfolgt vielmehr im Zellkörper, und es werden hochmolekulare Peptidvorstufen gebildet. Auch die Biosynthese von Substanz P erfolgt in den Zellen sensorischer Ganglien (7). Der Einbau radioaktiver Aminosäuren in das Substanz-P-Molekül wird durch Zykloheximid gehemmt, was beweist, daß die Synthese über Ribosomen erfolgt. Aus Rinderhirn wurden zwei hochmolekulare Peptidvorstufen für Substanz P isoliert (24). Eine dieser Vorstufen enthält ein zweites Peptid, genannt Substanz K oder Neurokinin A, so daß es wahrscheinlich ist, daß Substanz P zusammen mit Substanz K in denselben Neuronen vorkommt. Sollte diese Koexistenz von den beiden Peptiden auch für sensorische Neurone gelten, könnten Funktionen, die man derzeit Substanz P zuschreibt, auf einer Wirkung von Substanz P und/oder Substanz K beruhen.

In den Ganglien synthetisierte Substanz P wird durch axonalen Transport zu den zentralen Endigungen, aber auch in die Peripherie transportiert. Dieser Transport läßt sich durch Kolchizin hemmen, was für einen Transport von Substanz P in Vesikeln spricht. Eine Speicherung von Substanz P in Vesikeln wurde auch elektronenmikroskopisch nachgewiesen. Aufnahmen des Hinterhorns zeigen Substanz-P-haltige Nervenendigungen mit zwei Arten von synaptischen Vesikeln, großen elektronendichten Vesikeln, die Substanz P enthalten, und kleinen klaren Vesikeln, deren Inhalt unbekannt ist (25).

Elektrische Reizung dorsaler Wurzeln in vitro setzt Substanz P aus dem Rückenmark frei. Diese Freisetzung und auch die Freisetzung von Substanz P durch Depolarisation mit erhöhter Kaliumkonzentration ist kalziumabhängig. Eine Substanz-P-Freisetzung aus zentralen Endigungen sensorischer Neurone im Rückenmark wurde auch in vivo nachgewiesen. Reizung des Nervus ischiadicus

mit hoher Reizintensität, die A- und C-Fasern erregte, setzte
Substanz P frei, nicht aber eine Reizung, die dicke A-Fasern
erregte (31). Das beweist, daß Substanz P aus A- und/oder C-
Fasern freigesetzt wird. Dafür spricht auch, daß Capsaicin Substanz P in vitro und in vivo freisetzen kann (6). Capsaicin ist
der scharfe Inhaltsstoff der Pfefferoni. Es erregt selektiv
polymodale Schmerzrezeptoren und Wärmerezeptoren, also Rezeptoren einer Population von C-Fasern. Substanz P kann auch vom
peripheren Ende sensorischer Neurone freigesetzt werden. Elektrische Reizung des Nervus alveolaris inferior führt zu einer
Freisetzung von Substanz P aus der Zahnpulpa, Reizung des Nervus trigeminus zu einer Freisetzung von Substanz P in das Kammerwasser des Auges. Obwohl man annehmen muß, daß Substanz P
enzymatisch inaktiviert wird, ist der genaue Mechanismus der
Inaktivierung von Substanz P, die aus sensorischen Neuronen
freigesetzt wird, noch unbekannt. Aus dem Gehirn wurden Enzyme
isoliert, die Substanz P in vitro zu biologisch wirksamen und
unwirksamen Bruchstücken abbauen. Eines dieser Enzyme ist mem-
brangebunden und besitzt eine hohe Spezifität und Affinität für
Substanz P, könnte also das physiologische Inaktivierungsenzym
für Substanz P sein (6). Im menschlichen Liquor wurden aber
auch Substanz-P-Bruchstücke nachgewiesen, die nicht durch dieses Enzym entstanden sein können. Es wäre daher denkbar, daß
verschiedene Enzyme Substanz P auch in vivo abbauen.

Substanz P und Umschaltung von Schmerzfasern im Rückenmark

Elektrophysiologische Experimente zeigten, daß Substanz P vorwiegend exzitatorisch auf Neurone des Rückenmarks wirkt, d. h.
Zellen depolarisiert, Aktionspotentiale auslöst oder die Entladungsfrequenz spontan aktiver Zellen steigert. Ursprünglich
wurde behauptet, daß Substanz P selektiv Neurone erregt, die
auf nozizeptive Reize reagieren (8). So erregt Substanz P che-
monozizeptive, thermonozizeptive und mechanonozizeptive Zellen.
Später wurde aber auch eine erregende Wirkung von Substanz P
auf nicht-nozizeptive Neurone beschrieben (32). Substanz P
wirkt nicht nur selbst depolarisierend, sondern erhöht auch
die Empfindlichkeit von Rückenmarkszellen für periphere Reize.
Charakteristisch für die depolarisierende Wirkung von Substanz
P sind ein langsamer Wirkungsbeginn und eine minutenlang anhaltende Depolarisation nach Beendigung der Substanz-P-Applikation. Während der erste Effekt zum Teil ein methodischer
Artefakt sein dürfte, ist die lange Wirkungsdauer mit großer
Wahrscheinlichkeit ein Charakteristikum Substanz-P-induzierter
Depolarisationen. Eine ähnliche langsame Depolarisation von
Rückenmarkszellen tritt auch nach elektrischer Reizung dorsaler Wurzeln auf. Sowohl diese Depolarisation als auch die Depolarisation durch Substanz P scheinen auf einer Hemmung des Ka-
liumausstroms zu beruhen. Da ein Substanz-P-Analog mit antago-
nistischer Wirkung die langsame Depolarisation nach Wurzelrei-
zung hemmt, ist es möglich, daß Substanz P der Transmitter dieser Depolarisation ist. Der langsame Zeitverlauf des Substanz-
P-Effektes könnte dafür sprechen, daß Substanz P eine über längere Zeit anhaltende modulierende Wirkung hat und dadurch die
Effektivität rasch wirkender Transmitter erhöht. Substanz P wäre

also in diesem Falle eher ein Neuromodulator als ein Neurotransmitter.

Injiziert man Substanz P in den lumbosakralen Subarachnoidalraum, dann zeigen Nagetiere ein charakteristisches Verhalten. Nach wenigen Sekunden kommt es zu Lecken, Kratzen und Beißen der hinteren Extremitäten und der kaudalen Körperregion (13). Ein ähnliches Verhalten tritt auch nach Applikation von chemischen Irritanzien auf die Haut auf (27) und dürfte daher eine Reaktion auf Schmerzempfindung sein. Substanz-P-Antagonisten unterdrücken die durch Substanz P ausgelösten Reaktionen und reduzieren die Reaktion auf chemische Schmerzreize. Diese Schmerz-imitierende Wirkung von Substanz P und die Reduktion chemischen Schmerzes durch Substanz-P-Antagonisten sind Hinweise dafür, daß Substanz P an der Transmission chemonozizeptiver Reize beteiligt ist.

Die Rolle von Substanz P bei der Transmission thermonozizeptiver Reize ist derzeit noch umstritten. In den Subarachnoidalraum injiziert, bewirkt Substanz P eine kurze Hyperalgesie gegen thermische Schmerzreize, die von einer naloxonreversiblen Analgesie gefolgt ist. Eine "analgetische" Wirkung auf thermische Schmerzreize wurde von einigen Autoren Substanz-P-Antagonisten zugeschrieben (1, 18). Diesen Befunden stehen jedoch Berichte gegenüber, daß die Thermonozizeption erst durch Antagonistendosen gehemmt wird, die auch motorische Lähmungen verursachen (28). Da im Tierversuch thermische Analgesie als Fehlen einer Fluchtbewegung auf Schmerzreize gewertet wird, bewirkt eine motorische Lähmung in jedem Fall eine scheinbare Analgesie. Auch Versuche nach neonataler Capsaicinbehandlung von Ratten ergaben keine eindeutigen Ergebnisse über die Rolle von Substanz P in der Thermonozizeption. Diese Behandlung mit Capsaicin verursacht eine Degeneration von C-Fasern und, in höherer Dosis, auch von A-Fasern (12, 23). Gleichzeitig werden Substanz P und die Peptide Somatostatin, vasoaktives intestinales Polypeptid und ein Cholezystokinin-ähnliches Peptid in sensorischen Neuronen zu etwa 90 % depletiert. Während die Chemonozizeption bei diesen Tieren fast vollständig ausgeschaltet ist (12), kommt es jedoch zu keiner oder nur zu einer geringen Reduktion der Thermonozizeption (5). Da bei der Ratte ein Großteil der C-Fasern polymodale Schmerzrezeptoren besitzen, die durch chemische, thermische und mechanische Noxen erregt werden, scheint die oben genannte Diskrepanz unverständlich. Nach der Capsaicinbehandlung verbleiben aber rund 5 - 10 % der C-Fasern. Da diese normal funktionieren, könnten sie Schmerzreize übertragen. Weiters muß die Population von C-Fasern mit polymodalen Schmerzrezeptoren heterogen sein, da Substanz P nur in ca. 20 % der Spinalganglienzellen enthalten ist, C-Fasern aber 60 - 70 % der Fasern sensorischer Nerven ausmachen. Dazu kommt, daß die Degeneration afferenter Fasern durch Capsaicinbehandlung eine Ausbreitung der rezeptiven Felder von Rückenmarkszellen verursacht (4) und daß nach Denervierung eine Supersensibilität dieser Zellen für ein Substanz-P-verwandtes Peptid beschrieben wurde. Alle diese komplexen Veränderungen könnten erklären, daß Änderungen der Chemonozizeption nicht unbedingt mit Änderungen der Thermonozizeption einhergehen müssen. Wenn auch als

sicher gelten kann, daß Substanz P an der Überleitung beider
Schmerzarten beteiligt ist, muß ihre genaue Funktion erst untersucht werden, insbesondere das Zusammenspiel von Substanz P
mit den übrigen Peptiden afferenter C-Fasern.

Substanz P und neurogene Entzündung

Bereits im vorigen Jahrhundert berichtete STRICKER, daß die
antidrome Reizung dorsaler Wurzeln zu einer Vasodilatation in
der Haut führt. Auch antidrome Reizung sensorischer Nerven hat
denselben Effekt. Es wurde gezeigt, daß sich die Vasodilatation
im Bereich der Verzweigungen von C-Fasern abspielt. Auf die Vasodilatation folgt eine Extravasation von Plasmaproteinen, die
sich mit dem Farbstoff Evans-Blau quantitativ oder mit kolloidalem Silber histologisch nachweisen läßt. Es muß daher angenommen werden, daß die Aktivierung von C-Fasern zur Freisetzung
eines vasoaktiven Mediators aus deren peripheren Ende führt
(Lit. s. Ref. 15). In seinem Dixon-Vortrag spekulierte DALE,
daß diese vasoaktive Substanz, die in der Peripherie abgegeben
wird, identisch sein müßte mit dem Transmitter, der am zentralen Ende die Übertragung von Schmerzreizen bewirkt. Dafür, daß
Substanz P der gesuchte periphere Mediator ist, gibt es zahlreiche Hinweise. Substanz P ist ein starker Vasodilatator und
kommt in der Haut in Fasern vor, die histologisch freien Nervenenden, den Endigungen von C-Fasern, gleichen (10). Intraarterielle Infusion von Substanz P in eine hintere Extremität
der Ratte führt sowohl zu Vasodilatation als auch zu Proteinextravasation (19), imitiert also die Effekte antidromer Nervenreizung. Die sensorischen Peptide Somatostatin und Cholezystokinin sind wirkungslos, das vasoaktive intestinale Polypeptid induziert Vasodilatation, aber keine Proteinextravasation. Da Substanz-P-Antagonisten Vasodilatation und Proteinextravasation nach Nervenstimulierung reduzieren (16), scheint
Substanz P die von C-Fasern freigesetzte vasoaktive Substanz
zu sein, die Vasodilatation und Proteinextravasation auslöst.
Auch das Substanz-P-ähnliche Peptid Substanz K ist vasoaktiv,
seine Wirkung wird durch Substanz-P-Antagonisten aufgehoben.
Es muß daher Substanz K auch als möglicher Mediator in Betracht
gezogen werden.

Antidrome Vasodilatation und Proteinextravasation sind Teilphänomene des sogenannten Axonreflexes. Eine Erregung polymodaler Schmerzrezeptoren wird über C-Fasern zum Rückenmark geleitet und löst Schmerzreflexe sowie - nach Weiterleitung zum
Kortex - die Empfindung Schmerz aus. Die Erregung wird aber
auch antidrom in die peripheren Verzweigungen der C-Fasern weitergeleitet und bewirkt an deren Endigungen Vasodilatation und
Proteinextravasation. Da diesen Vorgängen die klinischen Symptome Rötung und Schwellung entsprechen, wurde der Ausdruck neurogene Entzündung geprägt. Eine physiologische Erregung von C-Fasern in der Haut und damit ein Auslösen der neurogenen Entzündung scheint eher unwahrscheinlich. Potentiell gewebsschädigende thermische Reize wurden aber als Auslöser nachgewiesen
(29). Durch Eintauchen einer Hinterpfote von anästhesierten Ratten in Wasser von 50 - 60 °C läßt sich Proteinextravasation und

damit ein Ödem erzeugen. Capsaicinbehandlung der Ratten, also
Ausschaltung dünner sensorischer Fasern, bewirkt eine Verminderung des Ödems, das innerhalb der ersten Stunde entsteht.
Substanz-P-Antagonisten reduzieren die Proteinextravasation in
demselben Ausmaß wie die Ausschaltung sensorischer Fasern durch
Capsaicin. Substanz-P-Freisetzung scheint also in der ersten
Phase entzündlicher Reaktionen an den Symptomen Rötung und
Schwellung beteiligt zu sein. Andere Mediatoren, wie Histamin,
Kinine oder Prostaglandine, tragen zusätzlich zu den Symptomen
bei und scheinen vor allem in der späterer Phase der Entzündung
eine Rolle zu spielen. Dabei ist interessant, daß Substanz P
Histamin freisetzen kann, so daß ein Teil der durch Substanz P
ausgelösten Symptome auf einer Histaminwirkung beruhen könnte.
Substanz-P-Neurone scheinen auch an chronisch entzündlichen
Prozessen beteiligt zu sein. So ist bei polyarthritischen Ratten der Gehalt von Substanz P in sensorischen Nerven und im
Rückenmark erhöht (17). Nimmt man an, daß durch den chronischen
Schmerz mehr Substanz P freigesetzt wird, könnte dieser Befund
auf eine gesteigerte Substanz-P-Synthese und -Umsatzrate hinweisen.

Die Beteiligung sensorischer Substanz-P-Fasern an entzündlichen Vorgängen ist nicht auf die Haut beschränkt. Der neurogenen Entzündung analoge vaskuläre Erscheinungen treten auch im
Respirationstrakt, im Auge, in den ableitenden Harnwegen, in
der Vagina und im Gallengang auf. Nachfolgend soll die mögliche Rolle von Substanz P im Respirationstrakt und Auge beschrieben werden. Substanz-P-Fasern finden sich im gesamten Atemtrakt,
von der Nasenschleimhaut bis zu den Bronchioli (20). Endigungen
findet man im Epithel, in der glatten Muskulatur und in der Nähe von Blutgefäßen. Da eine Capsaicinvorbehandlung die Substanz-P-Fasern des Atemtrakts eliminiert, handelt es sich um sensorische Neurone. Antidrome elektrische Reizung des Nervus vagus
von Meerschweinchen bewirkt eine Bronchokonstriktion, die großteils atropinhemmbar, also cholinerg ist. Ein Teil der Bronchokonstriktion, wie auch der Kontraktion der Trachea auf Feldstimulierung in vitro, ist atropinresistent. Substanz P erhöht den
Tonus der glatten Trachealmuskulatur in vitro und in vivo. Da
Capsaicinvorbehandlung oder Substanz-P-Antagonisten die atropinresistente Tracheal- und Bronchialkonstriktion hemmen, scheinen
sensorische Substanz-P-Fasern diese Kontraktion auszulösen (22).
Antidrome Vagusreizung induziert auch Proteinextravasation und
ein Ödem in der Mukosa des Tracheobronchialsystems, Effekte,
die nicht durch Atropin hemmbar sind. Sowohl lokale Substanz-P-Applikation in die Trachea als auch die intravenöse Injektion
führen zu Proteinextravasation in Trachea und Bronchien, die
durch Substanz-P-Antagonisten hemmbar ist (21). Die Antagonisten hemmen auch die durch Vagusreizung ausgelöste Extravasation, so daß Substanz P oder ein Substanz-P-ähnliches Peptid
der Mediator der neurogenen Entzündung im Atemtrakt zu sein
scheint.

Eine Proteinextravasation läßt sich auch durch intratracheale
Instillation von Irritanzien, wie Histamin, Bradykinin und
Formalin, oder durch Ätherdampf auslösen. Auch Zigarettenrauch
induziert eine Proteinextravasation in der Trachea, die durch

Capsaicinbehandlung oder einen Substanz-P-Antagonisten gehemmt wird (21). Diese Ergebnisse zeigen also, daß verschiedenste Irritanzien in der Atemluft tracheobronchiale C-Fasern erregen und wahrscheinlich über eine Freisetzung von Substanz P aus den peripheren Endigungen ein Ödem der Schleimhaut hervorrufen. Es dürfte sich bei diesem Vorgang um einen peripheren Mechanismus analog dem Axonreflex in der Haut handeln. Die Verteilung von Substanz P in humanen Bronchien entspricht derjenigen von Meerschweinchen, und Substanz P kontrahiert auch humane Trachealmuskulatur. Man kann daher annehmen, daß auch beim Menschen Substanz-P-Fasern an Irritationen der Atemwege beteiligt sind. Diese Beteiligung scheint sich sogar auf allergisch-hypererge Vorgänge auszudehnen. Sensibilisierte Meerschweinchen reagieren auf Antigenexposition mit einer Proteinextravasation in verschiedensten Organen und mit Bronchokonstriktion. Diese Effekte lassen sich, wie bekannt, fast vollständig durch Antihistaminika hemmen. Ausschaltung sensorischer C-Fasern führt jedoch auch zu einer Reduktion der Erscheinungen, so daß ein Teil der anaphylaktoiden Reaktionen auf Freisetzung von Substanz P durch Histamin beruhen könnte (30).

Sensorische Substanz-P-Fasern des Nervus trigeminus innervieren das Auge. Die Endigungen liegen nahe an Blutgefäßen und im Bereich des Irissphinktermuskels. Antidrome Reizung des N. ophthalmicus setzt Substanz P in das Kammerwasser frei (3). Diese Reizung führt auch zu entzündlichen Reaktionen, wie Miosis, Hyperämie, Zusammenbruch der Blut-Kammerwasser-Barriere und Erhöhung des Augeninnendrucks. Substanz P bewirkt eine Miosis in vitro und in vivo, die durch Substanz-P-Antagonisten gehemmt wird (11). Diese Antagonisten hemmen auch die langsame, nicht cholinerge Kontraktion des Irissphinktermuskels auf elektrische Reizung in vitro. Da auch die Miosis auf ein exogenes Trauma wie Infrarotbestrahlung gehemmt wird, scheint Substanz P der Mediator dieses Teilsymptoms entzündlicher Reaktionen des vorderen Augenabschnittes zu sein. Über die Beteiligung von Substanz P an den anderen oben genannten Symptomen besteht noch keine Einigkeit.

Faßt man diese Ergebnisse zusammen, dann ergibt sich, daß sensorische Neurone eine beträchtliche Rolle bei entzündlichen Vorgängen spielen. Sie scheinen nicht nur bei akuten, sondern auch bei chronischen Entzündungen zu den Symptomen Rötung und Schwellung beizutragen. Dies erfolgt durch die Freisetzung einer vasoaktiven Substanz, nämlich Substanz P und/oder Substanz-P-verwandten Peptiden. Die derzeitigen therapeutischen Angriffspunkte liegen auf anderen Entzündungsmediatoren, auf Histamin, Serotonin, Leukotrienen, Prostaglandinen usw. Es scheint zumindest theoretisch möglich, gewisse Entzündungsvorgänge über einen Angriff an sensorischen Neuronen zu hemmen. Ob das durch lokale Anwendung von Substanz-P-Antagonisten erfolgen könnte, wird die Zukunft zeigen.

Literatur

1. AKERMAN, B., ROSELL, S., FOLKERS, K.: Intrathecal (D-Pro^2, D-Trp^{7,9}) SP elicits hypoalgesia and motor blockade in the rat and antagonizes noxious responses induced by substance P. Acta physiol. scand. 114, 631 (1982)

2. BARBER, R. P., VAUGHN, J. E., SLEMMON, J. R., SALVATERRA, P. M., ROBERTS, E., LEEMAN, S. E.: The origin, distribution and synaptic relationships of substance P axons in rat spinal cord. J. comp. Neurol. 184, 331 (1979)

3. BILL, A., STJERNSCHANTZ, J., MANDAHL, A., BRODIN, E., NILSSON, G.: Substance P: Release on trigeminal nerve stimulation, effects in the eye. Acta physiol. scand. 106, 371 (1979)

4. FITZGERALD, M.: Capsaicin and sensory neurones - a review. Pain 15, 109 (1983)

5. GAMSE, R.: Capsaicin and nociception in the rat and mouse. Naunyn-Schmiedeberg's Arch. Pharmacol. 320, 205 (1982)

6. GAMSE, R., MOLNAR, A., LEMBECK, F.: Substance P release from spinal cord slices by capsaicin. Life Sci. 25, 629 (1979)

7. HARMAR, A., SCHOFIELD, J. G., KEEN, P.: Substance P biosynthesis in dorsal root ganglia: An immunochemical study of (^{35}S) Methionine and (^{3}H) Proline incorporation in vitro. Neuroscience 6, 1917 (1981)

8. HENRY, J. L.: Effects of substance P on functionally identified units in cat spinal cord. Brain Res. 114, 439 (1976)

9. HÖKFELT, T., JOHANSSON, O., LJUNGDAHL, A., LUNDBERG, J. M., SCHULTZBERG, M.: Peptidergic neurons. Nature 284, 515 (1980)

10. HÖKFELT, T., KELLERTH, J. O., NILSSON, G., PERNOW, B.: Experimental immunohistochemical studies on the localization and distribution of substance P in cat primary sensory neurons. Brain Res. 100, 235 (1975)

11. HOLMDAHL, H., HANKANSON, R., LEANDER, S., ROSELL, S., FOLKERS, K., SUNDLER, F.: A substance P antagonist, (D-Pro^2, D-Trp^{7,9}) SP, inhibits inflammatory responses in the rabbit eye. Science 214, 1029 (1981)

12. JANCSO, G., KIRALY, E., JANCSO-GABOR, A.: Pharmacologically induced selective degeneration of chemosensitive primary sensory neurones. Nature 270, 741 (1977)

13. HYLDEN, J. L. K., WILCOX, G. L.: Intrathecal substance P elicits a caudally-directed biting and scratching behavior in mice. Brain Res. 217, 212 (1981)

14. LEE, C. M., SANDBERG, B. E. B., HANLEY, M. R., IVERSEN, L. L.: Purification and characterization of a membrane-bound substance P-degrading enzyme from human brain. Europ. J. Biochem. 114, 315 (1981)

15. LEMBECK, F.: Mediators of vasodilatation in the skin. Brit. J. Dermatol. 109, Suppl. 25, 1 (1983)

16. LEMBECK, F., DONNERER, J., BARTHO, L.: Inhibition of neurogenic vasodilatation and plasma extravasation by substance P antagonists, somatostatin and D-Pro^2, Met^5-enkephalinamide. Europ. J. Pharmacol. 85, 171 (1982)

17. LEMBECK, F., DONNERER, J., COLPAERT, F. C.: Increase of substance P in primary afferent nerves during chronic pain. Neuropeptides 1, 175 (1981)

18. LEMBECK, F., FOLKERS, K., DONNERER, J.: Analgesic effect of antagonists of substance P. Biochem. biophys. Res. Commun. 103, 1318 (1981)

19. LEMBECK, F., HOLZER, P.: Substance P as neurogenic mediator of antidromic vasodilatation and neurogenic plasma extravasation. Naunyn-Schmiedeberg's Arch. Pharmacol. 310, 175 (1979)

20. LUNDBERG, J. M., HÖKFELT, T., MARTLING, C.-R., SARIA, A.: Substance P-immunoreactive sensory nerves in the lower respiratory tract of various mammals including man. Cell Tiss. Res. 235, 251 (1984)

21. LUNDBERG, J. M., MARTLING, C.-R., SARIA, A., FOLKERS, K., ROSELL, S.: Cigarette smoke-induced airway oedema due to activation of capsaicin-sensitive vagal afferents and substance P release. Neuroscience 10, 1361 (1983)

22. LUNDBERG, J. M., SARIA, A., BRODIN, E., ROSELL, S., FOLKERS, K.: A substance P antagonist inhibits vagally induced increase in vascular permeability and bronchial smooth muscle contraction in the guinea-pig. Proc. nat. Acad. Sci. (Wash.) 80, 1120 (1983)

23. NAGY, J. I., IVERSEN, L. L., GOEDERT, M., CHAPMAN, D., HUNT, S. P.: Dose-dependent effects of capsaicin on primary sensory neurons in the neonatal rat. J. Neurosci. 3, 399 (1982)

24. NAWA, H., HIROSE, T., TAKASHIMA, H., INAYAMA, S., NAKANISHI, S.: Nucleotide sequences of cloned cDNAs for two types of bovine brain substance P precursors. Nature 306, 32 (1983)

25. PERNOW, B.: Studies on substance P. Purification, occurence and biological actions. Acta physiol. scand. 29, Suppl. 105, 1 (1953)

26. PERNOW, B.: Substance P. Pharmacol. Rev. 35, 85 (1983)

27. PIERCEY, M. F., SCHROEDER, L. A., FOLKERS, K., XU, J. C., HORIG, J.: Sensory and motor functions of spinal cord substance P. Science 214, 1361 (1981)

28. RODRIGUEZ, R. E., SALT, T. E., CAHUSAC, P. M., HILL, R. G.: The behavioural effects of intrathecally administered (D-PRO2, D-TRP7,9)-Substance P, an analogue with presumed antagonist actions, in the rat. Neuropharmacology 22, 173 (1983)

29. SARIA, A.: Substance P in sensory nerve fibres contributes to the development of oedema in the rat hind paw after thermal injury. Brit. J. Pharmacol. 82, 217 (1984)

30. SARIA, A., LUNDBERG, J. M., SKOFITSCH, G., LEMBECK, F.: Vascular protein leakage in various tissues by substance P, capsaicin, bradykinin, serotonin, histamine and by antigen challenge. Naunyn-Schmiedeberg's Arch. Pharmacol. 324, 212 (1983)

31. YAKSH, T. L., JESSELL, T. M., GAMSE, R., MUDGE, A. W., LEEMAN, S. E.: Intrathecal morphine inhibits substance P release from mammalian spinal cord in vivo. Nature 286, 155 (1980)

32. ZIEGELGÄNSBERGER, W., TULLOCH, I. F.: Effects of substance P on neurones in the dorsal horn of the spinal cord of the cat. Brain Res. 166, 273 (1979)

Schmerz und Psyche
Von J. Lassner

Einleitung

Der Titel dieser Veranstaltung sowie der Aufbau des Programms entsprechen einer ganz bestimmten Vorstellung über das Wesen des Schmerzes. Dieses wird in den Körperstrukturen und deren Funktionsweise gesehen. Aus deren Anfälligkeit leiten sich die Zustandsbilder ab, deren Verzeichnis die klinische Erfahrung aufstellt. Auf dieser Grundlage aufbauend gelangt man zur Darstellung der ärztlichen Maßnahmen, von denen eine günstige Beeinflussung der Störungen zu erwarten ist. Insofern diese von Ärzten verschiedener Fachzugehörigkeit getroffen werden, spricht man von interdisziplinärer Behandlung.

Die Psyche

Der herrschenden medizinischen Anschauungsweise zugeordnet findet sich die Auffassung, die Psyche sei das Produkt des Gehirns wie der Harn jenes der Niere. Weniger lapidar ausgedrückt, gilt als ausgemacht, daß die Psyche letztlich dem Körperlichen entspringt. Damit ist ein Konzept ausgesprochen, dessen Ursprung sich in der Philosophie Demokrits findet, also aus dem 5. vorchristlichen Jahrhundert auf uns überkommen ist. Obgleich Demokrit einen Unterschied zwischen Seele und Körper zugab, sah er doch beide als aus Atomen gebildet an, die als unteilbar, unsichtbar und unzerstörbar, unveränderlich verstanden, in ihren verschiedenen möglichen Verbindungen alles Bestehende zusammensetzen. Somit verstand er die Seele als körperlich, doch wohl in gewisser Weise als unsterblich. Der eigentliche Begriff der unsterblichen Seele ist aber in der Fassung, den ihm Plato im Phaidon gegeben hat, zu uns gekommen, dessen Umwandlung im Christentum wohlbekannt ist, als daß es notwendig wäre, darauf einzugehen. Die christliche Lehre haben die französischen Enzyklopädisten in der zweiten Hälfte des 18. Jahrhunderts zum ersten Mal in Europa mit Nachdruck angegriffen. Es ist aber zu bemerken, daß die Philosophie René DESCARTES' den Weg dahin vorbereitet hatte, insofern die Trennung der menschlichen Natur in eine Res extensa und eine Res cogitans, und der systematische Zweifel als Methode des Denkens eine Erschütterung der traditionellen Gewißheiten mit sich gebracht hatte. Noch direkter mit der erwähnten geläufigen Auffassungsweise der Psyche ist der sensualistische Ansatz verbunden, dessen Ausarbeitung durch John LOCKE in seinem "Essay concerning human understanding" Kenntnis überhaupt auf die in der sinnlichen Wahrnehmung allein begründet. Die dabei von ihm aufgestellte Unterscheidung von primären Qualitäten, wie Ausdehnung und Gewicht, und sekundären, wie Farbe, Geschmack oder Geruch, zeigt die Schwierigkeiten an, in die seine Theorie der aus den Sinnen abgeleiteten Vorstellungen führt.

Die Verbindung der sensualistischen These mit dem Einsatz für die Toleranz in der Person LOCKEs hat gewiß dazu beigetragen, seine Lehre populär zu machen. Eineinhalb Jahrhunderte nach LOCKEs Tod finden sich die Ideen des Sensualismus und Empirismus - verbunden mit der Fundierung des Seelischen - im Körperlichen im Bereich der Medizin durch das Buch GRIESINGERs "Pathologie und Therapie psychischer Krankheiten" in sehr wesentlicher Weise dargestellt. Darin wird die französische Tradition des Sensualismus, wie ihn CONDILLAC bekannt gemacht hatte, und der einer der Ansatzpunkte der von PINEL geschaffenen neuen Psychiatrie war, dem deutschen medizinischen Publikum nahe gebracht.

Betrachtet man nun diejenigen Lehren, die in den letzten hundert Jahren die medizinische Anschauung in Sachen Psyche bestimmt haben, so finden wir sie durchaus in Abhängigkeit von den dargestellten Ansätzen. Die oft wiederholte Ablehnung von Philosophie und insbesondere von Metaphysik ändert nichts daran, daß die naturwissenschaftliche Medizin doch einer Metaphysik anhängt, nur will sie sich davon nicht Rechenschaft geben. Was bei GRIESINGER zu einem guten Teil noch als Hoffnung für die Zukunft zu finden ist, nämlich die Möglichkeit, alle psychischen Störungen durch Veränderungen im Gehirn zu erklären, kommt in zugespitzter Weise in der Lehre PAVLOVs darin zur Durchführung, daß alle Vorgänge als Abläufe im Nervensystem beschrieben bzw. durch solche erklärt werden. Die systematische Ausschaltung von Ausdrücken, die aus der Introspektion stammen, gehört in diesen Zusammenhang. In ganz ähnlicher Weise hat John B. WATSON um die Jahrhundertwende im Behaviorismus mit der Rückführung allen Psychischen auf Reaktionen auf Umweltreize und die sogenannte objektive Beschreibung der Verhaltensformen von Tier und Mensch eine bestimmte Art Wissenschaft von der Seele ohne Seele geschaffen. Doch treffen sich in dieser Haltung nicht nur die amerikanische und die heutige russische Vorstellung vom Menschen. Die Psychoanalyse FREUDs will, ihrem Ansatz nach, das Seelische ebenfalls auf das Körperliche zurückführen, und zwar auf dem Umweg über die Triebe. Diese wiederum seien aus dem Animalischen stammend auf die chemische und physikalische Zusammensetzung der Gewebe und Säfte zu erklären.

Die Annahme des kausalen Zusammenhangs von Soma und Psyche im Sinne einer Abhängigkeit der letzteren ist in der Medizin entscheidend durch die Malariatherapie durch WAGNER von JAUREGG gefördert worden. Eine als Geisteskrankheit wohl bekannte psychische Störung wurde mittels einer physikalischen Gegebenheit, der Temperaturerhöhung, wirksam bekämpft. Wir brauchen hier nicht auf die Unterscheidung von Psychose und Neurose einzugehen, doch soll dies angemerkt sein, da sie bei der Schmerztherapie wieder angesprochen werden soll. Für beide psychischen Erkrankungen hat sich herausgestellt, daß chemische Mittel erfolgreich zum Einsatz kommen können. Die sogenannte Psychopharmakologie hat im eigentlichen Sinne mit der Einführung des Chlorpromazins vor 30 Jahren in Paris begonnen.

Zur Kritik des Ansatzes

LEIBNIZ hat auf den Satz LOCKEs: "Nihil est in intellectu quid non prius fuerit in sensibus" lakonisch geantwortet: "Nisi intellectus ipse". Aber es ist nicht unser Thema, über Körper und Seele im philosophischen Bereich zu diskutieren. Wir kommen zu der Voraussetzung zurück, von der wir sagten, sie mache den Aufbau des Programms dieser Sitzung verständlich: Die Begründung der Medizin in den Gegebenheiten der Physik und davon abgeleitet der Chemie. Daß dieser Ansatz mit einschließt, die uns umgebende Welt sei durch die Sinnesorgane direkt zugänglich, also einen erkenntnistheoretischen Realismus beinhaltet, mag noch kurz erörtert werden. Diese sensualistische These hat, wie erwähnt, bei LOCKE dazu geführt, zweierlei Qualitäten der gegenständlichen Welt zu unterscheiden. In der kritischen Philosophie KANTs ist aber gerade die Ausdehnung, d. h. die Räumlichkeit, von der auch DESCARTES als dem Wesentlichen der Körperlichkeit spricht, in das menschliche Auffassungsvermögen verlegt worden, indem er Raum und Zeit als die Kategorien der Erfahrung überhaupt erkennt. Die damalige Begeisterung über die Physik NEWTONs hat es vielleicht mit sich gebracht, daß die damit gesetzte Umgestaltung der Beziehung von Objekt und Subjekt und damit von Beobachter und Beobachtetem nicht weiter fraglich wurde. Das ist in neuerer Zeit durch die Entwicklung der Quantenphysik sehr deutlich geworden. Mit den Umwälzungen seit PLANCK und EINSTEIN, dann besonders HEISENBERG, wird zumindest in dem Bereich der Mikrophysik dem traditionellen Konzept der Objektivität der Boden entzogen. Freilich zieht man es in der Biologie und der Medizin bisher vor, so zu tun, als ginge dies deren Wissenschaftsform nichts an, wie übrigens die ganze Makrophysik. Für unseren Gegenstand möchte ich jedoch zwei der neuen Erkenntnisse als wesentlich anführen: Jene zunächst, die die Verschränkung des Beobachters mit dem Gegenstand der Beobachtung betrifft. In der Mikrophysik bringt die im Akt des Beobachtens sich vollziehende Beeinflussung des Beobachteten eine fundamentale Einschränkung der Erkenntnismöglichkeit überhaupt mit sich.

Die andere Denkrevolution betrifft die Kategorie der Zeit. Sie betrifft deren Ausgerichtetheit, die Abfolge, die die Gegenwart in die Vergangenheit zurücksinken läßt, wenn sie in den nächsten Augenblick übergeht, der davor Zukunft war. In der neuen Physik wird die Rückläufigkeit der Zeit in deren mathematischer Formulierung als dem Fortschreiten gleich möglich angesetzt. Ob wohl damit die griechische Zirkularität der Zeit oder NIETZSCHEs ewige Wiederkehr des Gleichen wieder aufscheinen? Für uns ist zu bedenken, ob dieses Konzept mit der Vererbungslehre und der DARWINschen Entwicklungstheorie in Einklang oder in Widerspruch steht, insofern diese ja ein stetiges Fortschreiten in der Zeit zur Voraussetzung haben. In dieser Theorie wird zudem das Nützlichkeitsprinzip als entscheidender Faktor für die Zuchtwahl angesetzt. Diese Überlegung betrifft auch die Frage nach dem Schmerz, insofern diesem vielfach ein biologischer Wert als Warnungszeichen zugeschrieben wird, er also auch in Hinsicht auf Nützlichkeit verstanden wird. Die Überzeugungskraft dieser Vorstellungsweise wird deutlich, wenn man sich vor Augen hält,

daß eine solche Nützlichkeit höchstens bei einigen wenigen
Schmerzempfindungen postulierbar ist. Schon bei diesen, wie
etwa bei der schmerzhaften Verbrennung, die DESCARTES als Modell gewählt hat, um die Überleitung von Erregung aus der Peripherie des Leibes zum Gehirn darzustellen, erfolgt bekanntlich das nützliche Zurückzucken schon bevor der Schmerz empfunden wird. Alfred Prinz AUERSPERG hat gewiß mit Recht vermerkt,
daß für den Patienten der Schmerz bei der Peritonitis gern als
nützlich bezeichnet wird, weil er den Patienten zum Arzt bringt,
z. B. aber für die Maus schädlich ist, weil er die Katze ruft.

Die psychische Wirklichkeit des Schmerzes

Die Rückführung des Psychischen auf leibliche Strukturen hat
diesen einen besonderen Stellenwert, nämlich den des notwendigen und zureichenden Grundes der Schmerzerscheinung, gegeben.
In Abhängigkeit von dieser Ausgangsposition ist dann von
Schmerzrezeptoren und von Schmerzleitung die Rede. Diese war
von DESCARTES als obligatorisch angesehen worden, nicht jedoch
das Schmerzempfinden. Dieses war einem Urteil der Seele zugeschrieben, die in der Zirbeldrüse, mit dem Leib in Verbindung,
das darin ablaufende Geschehen betrachtet. Mit der Ablehnung
des Seelenbegriffs in der Folge des Aufstandes gegen die alte
Ordnung, zu der die Kirche als Verwalter der Seele und des Seelenheils gehörte, blieb der Erregungsablauf ohne Beobachter.
Um von diesem Ablauf zum Erlebnis des Schmerzes zu gelangen,
mußte man, wie für das Bewußtsein überhaupt, einen Sprung vom
Leiblichen ins Seelische postulieren. Dafür verwendet man, etwas schamhaft, Ausdrücke wie den von SHERRINGTON vorgeschlagenen der Integration oder direkter den des Überganges ins Psychische, den man mit der Hirnrinde verbindet, ohne freilich
angeben zu können, was da geschieht. Es sei darauf hingewiesen, daß FREUD einer analogen Schwierigkeit begegnet ist, als
er versuchte verständlich zu machen, wie psychische Konflikte
im Körperlichen zum Ausdruck kommen und dabei vom Sprung ins
Körperliche sprach. Die Erscheinungsweisen der sogenannten Konversionsneurosen umfassen sowohl Schmerzempfindungen wie Schmerzlosigkeit, z. B. die nicht segmentär definierbaren Zonen der
Hautunempfindlichkeit bei Hysterischen. Abschließend muß man
unter diese terminologischen und konzeptuellen Schwierigkeiten
auch die einreihen, die mit dem Begriff des psychogenen Schmerzes auftreten. Solange keine Schmerzempfindung angegeben wird,
ist es zulässig, die festgestellten chemischen oder elektrischen Zustandsänderungen im Nervensystem als Erregung eines
Schmerzrezeptors oder Leitung eines Schmerzreizes zu bezeichnen. Die Feststellung muß sich mit der Tatsache der Veränderung als solcher begnügen. Von Schmerz kann nur die Rede sein,
wenn er empfunden wird. Die vegetativen Folgeerscheinungen, wie
Pulsbeschleunigung, Schwitzen, Blutdruckanstieg, werden auch
beim Bewußtlosen beobachtet. Zu behaupten, der Patient in Narkose, bei dem dies geschieht, leide Schmerzen, ist nicht sachgemäß, unabhängig davon, daß man meinen kann, die Narkose sei
ungenügend tief bzw. diese Reaktionen sollten verhindert werden, z. B. durch die Gabe von Substanzen, die als analgetisch
wirksam bekannt sind, wie das Morphin und seine Abkömmlinge.

Um noch bei den Schwierigkeiten zu bleiben, die aus den ineinander verschränkten terminologischen und konzeptuellen Unklarheiten hervorgehen, so ist darauf hinzuweisen, daß es im Zuge der Lehre von den spezifischen Sinnesenergien von Johannes MÜLLER üblich wurde, den Schmerz in Analogie mit den Sinnesempfindungen zu verstehen. Damit war ein Gegenstand "Schmerz" postuliert, der über geeignete Rezeptoren auf das empfindende Individuum einwirkt, wie im Sehen die Farbe. Doch gibt es einen solchen Gegenstand nicht und die Ausflucht, von Nozizeption zu sprechen, trägt nur dazu bei, die Sachlage weiter zu verwirren. Es ist meines Erachtens erforderlich, klar herauszustellen, daß der Schmerz nicht über eine Gegebenheit in der Umwelt orientiert, sondern der Begegnung mit dieser bzw. der leiblichen Befindlichkeit eine Bewertung, nämlich als Schmerz, gibt. Wir sagen sehr zu Recht: Die Nadel sticht, und der Finger tut weh.

Gewiß haben wir bisher mehr Kritisches als Konstruktives vorgebracht. Wir meinen aber schon dadurch etwas dazu beigetragen zu haben, das hier zu behandelnde Thema zu klären und damit einen Schritt dazu gemacht, das Feld freizulegen, in welches zu gelangen die Aufgabe ist. Um dieses Feld abzustecken, soll die Feststellung genügen, daß die Wirklichkeit des Schmerzes im Leiden zu erkennen ist und nirgends sonst. Damit ist keineswegs der naturwissenschaftlichen Forschung die Berechtigung geleugnet, jedoch ihr Anspruch abgelehnt, das Verstehen des Menschlichen überhaupt zu fundieren. Ich möchte mich dabei auf die letzte zu Lebzeiten meines Lehrers Edmund HUSSERL von ihm ausgearbeitete Schrift "über die Krisis der europäischen Wissenschaft", berufen. In seinem Sinne muß ein Rückgang auf die unmittelbaren Gegebenheiten, auf den phänomenalen Gehalt der Erlebniswirklichkeit vorgenommen werden, um zu einem erneuerten Verständnis von Schmerz wie von Psyche zu kommen. Unter den jetzt herrschenden Vorstellungen bleibt es bei widerstreitenden Theorien, sei es jener des Epiphänomenalismus, wo man vorgibt, die Psyche werde vom Gehirn produziert wie der Harn von der Niere, oder des psychophysischen Parallelismus, der zwei einander zugeordnete, aber voneinander unabhängige Gegebenheiten postuliert, letztlich bloß zwei terminologisch verschiedene Weisen, vom Gleichen zu sprechen. Beide lassen jedoch schließlich die Psyche in der Medizin als eine Art Störenfried erscheinen, eine Art Irrlicht, dessen Flattern auf Abwege führt, will man ihm folgen.

Anmerkungen zu einem Versuch

Alfred Prinz AUERSPERG hat dem deutschen Wort schmerzhaft und dem Substantiv Schmerzhaftigkeit den Sinn der Empfänglichkeit, der Empfindlichkeit gegeben. "Haft" bedeutet zusammenhalten und adjektivisch "eingenommen", "besetzt sein von etwas", so in krankhaft, standhaft, wohnhaft. Auch in herzhaft steckt noch "mit einem Herz versehen sein". Man könnte versuchen, dem Wort schmerzlich den Sinn der Befallenheit zuzuschreiben, insofern "lich" "leich" bedeutet, wie in Leichnam, soviel wie Körper, z. B. in jeglich. Dies deutet auf Einmaligkeit, während in "schmerzhaft" wiederholter Anlaß zu Schmerzen vorscheint. Viel-

leicht ist mit dieser Unterscheidung mehr getan als mit den
verschiedenen Ausdrucksverzeichnissen, die in der amerikanischen psychologischen Schmerzliteratur geläufig geworden sind.
Sie paraphrasieren die Etymologie des deutschen Wortes Schmerz
mit seiner Verwandtschaft zum griechischen "Smegdaleos", dem
englischen "To smart", "beißen". In der Phänomenologie des
Schmerzes, wie SCHMIDT sie versucht hat, kommt dieses Beißen
als ein Durchbeißen, ein Herauswollen zum Ausdruck. Dieses motorische Element des Schmerzes findet sich in der Ruhelosigkeit des Leidenden wieder. Nicht zu Unrecht hat insbesondere
LANGEN darauf hingewiesen, daß der analgetische Effekt der Hypnose mit der meist damit verbundenen Entspannung und Ruhe zusammenhängen mag.

Geographie und Geschichte des Schmerzes

Als mitteleuropäisches Land hat Österreich Gelegenheit, Menschen aus dem Norden und aus dem Süden in gleicher Entfernung
zu sehen. Deren Verhalten im Schmerz ist bekanntlich sehr verschieden. Das hängt mit dem jeweils geläufigen Vorbild menschlichen Verhaltens bzw. den gesellschaftlich annehmbaren und
wirksamen Formen des Verhaltens zusammen. Im Norden wird Einschränkung des Gefühlsausdrucks, im Schmerz dessen Verbeißen
gewertet. Freilich hat dies auch seine Nachteile, wie die Notwendigkeit zeigt, ein gemeinsames Essen mit konzentriertem Alkohol zu beginnen, um ein Gespräch in Gang zu bringen. Im Süden Europas ist das Gebärdenspiel lebhaft, Schreien, Weinen,
Haareraufen gehören zum Gefühlsausdruck. Man könnte Überlegungen darüber anstellen, warum in Mitteleuropa die beiden Formen
nicht gleich bewertet werden. Die Behauptung, es gäbe zunächst
eine Schmerzempfindung und dann eine Reaktion darauf, verkennt
die enge Verschränkung von Leiblichkeit und sozialen Bezügen.
Diese Unterscheidung ist ein Überbleibsel der kartesischen
Theorie vom mechanischen Ablauf der Körpervorgänge und vom Urteil der Seele darüber, wenn sie ihnen in der Zirbeldrüse begegnet.

Man muß sich darüber Rechenschaft ablegen, wie tief diese Vorstellungen in das tägliche ärztliche Handeln einwirken. Die
Gleichsetzung von äußerer Verursachung, gerne Schmerzreiz genannt, mit der Intensität der Empfindung bzw. mit deren "sachgemäßem" Ausdruck bringt es mit sich, daß man zwischen einer
Wirklichkeit, nämlich der vom Arzt festgestellten Läsion, und
einer dieser angemessenen oder unangemessenen Reaktion des Patienten unterscheidet. Wenn diese mit der Modellvorstellung
über menschliches Verhalten, das dem Arzt geläufig ist, nicht
übereinstimmt, spricht man von einer psychischen Überlagerung.
Dieser Ausdruck verdient eine zusätzliche Bemerkung. Das Darüber
schließt einen Höhenunterschied ein bzw. setzt ihn voraus, wobei die Psyche das Obere, der Leib das Untere verursacht. In
ähnlicher Weise spricht PAVLOV von einer "höheren Nerventätigkeit", wenn er Seelisches oder Geistiges bezeichnen will, obgleich die damit von ihm als Organ verstandene Hirnrinde nur
zu einem Teil und bei aufrechter Haltung höher liegt als die
anderen Teile des Nervensystems. Offenkundig spielt auch bei

ihm die Vorstellung mit, die Seele des Menschen sei Teil des Überirdischen, wie sie aus der indischen und ägyptischen Gedankenwelt über PLATON und das Christentum in den Westen gekommen ist.

Wie sehr der Schmerz nicht nur geographisch, sondern auch historisch dem Wandel unterworfen bzw. in allen seinen Formen in die sozialen Bezüge eingebettet ist, läßt sich an der Geschichte der Anästhesie ablesen. Der Schwefeläther und dessen schmerzstillende Wirkung waren seit dem 15. Jahrhundert bekannt. Die schmerzstillenden Mittel - anodyne -, wie der Sinnwandel dieses Wortes, das schließlich als mit wirkungslos gleichgesetzt wurde, zeigt, erweckten aber kein Interesse. Noch die Entdeckung der schmerzstillenden Wirkung des Einatmens von Lachgas durch DAVY hat diesen sonst so unternehmungslustigen Mann keineswegs dazu gebracht, dieser Anwendungsmöglichkeit nachzugehen. Der Versuch HICKMANNs, in England oder Frankreich für seine Methode der Empfindungslosigkeit, der "Suspended animation" Interesse zu erwecken, scheitert noch in den Dreißiger Jahren des 19. Jahrhunderts. Um dessen Mitte jedoch erfolgt ein völliger Umschlag und die Äthernarkose geht im Triumphzug über die Welt. Zur gleichen Zeit werden die ersten gesetzlichen Maßnahmen gegen Tierquälerei in Frankreich und England getroffen. Es kommt zur Abschaffung der Sklaverei, und die Lage der Arbeiterschaft wird als unerträglich empfunden, wie dies das Manifest von MARX und ENGELS von 1846 zeigt.

Der Zusammenhang von Schmerz und Tod sowie von Schmerz und Geschlechtlichkeit wartet noch auf eine eingehende Untersuchung. Es ist mehrfach darauf hingewiesen worden, daß in der westlichen Welt die Verdrängung der Sexualität aus dem öffentlichen Bewußtsein, die von FREUD so erfolgreich angeprangert worden ist und die mit dem viktorianischen Zeitalter zusammenfiel, von einer Verdrängung des Todes gefolgt war. Wir haben in den letzten Jahren miterlebt, wie die Leugnung der Geschlechtlichkeit von deren Umdeutung in die Lizenz des Geschlechtsaktes und von einer Umgestaltung der Geschlechterbeziehung durch die Trennung von Geschlechtsakt und Fortpflanzung gefolgt war. Wir haben auch erlebt, wie fast gleichzeitig eine ständige Forderung nach Schmerzstillung und mehr noch nach Schmerzverhütung, ja eine Art Kreuzzug gegen den Schmerz mit weitverbreiteter Anwendung von Foltern einherging. Vielleicht gehören Schmerzangst und Flucht vor Schmerzen mit dem Vorherrschen der Schinder und Henkersknechte zusammen. Man kann gewiß nicht über den Schmerz nachdenken, ohne die Freude am Zufügen von Schmerzen auch als Teil des menschlichen Verhaltens anzuerkennen. Vielleicht sollte man dabei nicht von Aggression sprechen, ob man sie nun als böse bezeichnet oder nicht, sondern neben dem Hunger und der Liebe der Streitbarkeit einen Platz einräumen, zu der sowohl Mut zum Kampf wie nur zum Ertragen gehört.

Kausaltherapie der gestörten Nozisuppression
Von G. Sprotte

Der Titel dieses Beitrags postuliert einen Kausalzusammenhang zwischen chronischem Schmerz und einer Störung der physiologischen Schmerzhemmung, die hier als Nozisuppression bezeichnet wird. Im folgenden soll zunächst von pathogenen Faktoren die Rede sein, welche Schmerzen erzeugen, indem sie schmerzhemmende Funktionen des Nervensystems außer Kraft setzen. Nozisuppression wird hier als Sammelbegriff für endogene, schmerzhemmende Mechanismen gebraucht im Sinne des physiologischen Antagonisten der Nozizeption. Die Schmerzschwelle wäre in diesem Dualismus das jeweilige variable Gleichgewicht dieser Antagonisten. Der Begriff "Antinozizeption", wie er synonym im angelsächsischen Schrifttum verwendet wird, ist eine schlechte Wortschöpfung, nicht nur weil er ein Zungenbrecher ist, sondern weil der Antagonist der Rezeption in diesem Zusammenhang nur die Suppression sein kann und nicht die Antizeption. Die Vorsilbe "anti" hat sich außerdem in der medizinischen Nomenklatur überwiegend für Begriffe aus der Therapie, also für exogen hemmende Mechanismen eingebürgert.

Warum muß die Schmerzschwelle eine variable Größe sein?

Die Nozizeption dient dem Schutz der körperlichen Integrität, indem sie eine Reduktion körperlicher Aktivität erzwingt. Dies geschieht zunächst reflektorisch und dann durch schmerzbedingte Lähmung des freien Willens bzw. der seelisch-geistigen Aktivität. Der Sinn dieser Funktion liegt in einer zuverlässigen Reduktion der Aktivität, welche
1. zu einem Schmerzereignis geführt hat,
2. zu einer Überlastung einer Körperfunktion zu führen droht oder
3. einem physiologischen Heilungsprozeß entgegenwirkt.

Die Warnfunktion des Schmerzes beherrscht jedoch keinesfalls a priori die körperliche und geistige Aktivität. Ein sinnvolles Überleben ist nur durch eine enge Koppelung beider Funktionen aneinander möglich, so daß auch die Aktivität Priorität erlangen kann. Die Dominanz einer Funktion wäre ein evolutionärer Letalfaktor. Aus diesem Grunde muß die Schmerzschwelle als variable Größe an die Aktivität des Organismus adaptiert sein. Diese Adaptation kann vernünftigerweise nicht über die Reizschwelle des Nozizeptors erfolgen, sondern als integrierende Leistung nur in zentralen oder ganglionären Abschnitten des Nervensystems. Da die Summe der viszeralen und peripheren Afferenzen aus jedem Körperabschnitt ein reelles Bild der Aktivität ergibt, inklusive der aus der Aktivität resultierenden Änderungen innerhalb des Organismus und in seiner Beziehung zur Umgebung, dürfte dies die entscheidende

Regelgröße der Schmerzschwelle sein. Chronischer Schmerz läßt vielfach eine sinnvolle Warnfunktion nicht mehr erkennen. Er wird dann zu einem eigenen pathologischen Problem. So läßt sich die Hypothese formulieren, daß pathologischer Schmerz auf einer Störung der Adaptation der Schmerzschwelle auf ein normales Aktivitätsniveau beruhen kann; kurz formuliert: auf einer Störung der Nozisuppression.

Drei prinzipiell verschiedene Faktoren könnten die nozisuppressive Leistung des Nervensystems nachhaltig stören:

1. Eine Verminderung der afferenten Nervenleitung im ersten Neuron durch eine Nervenläsion oder durch Verlust eines größeren Innervationsbereiches (Amputation) führte zu einem Verlust der wichtigsten Regelgröße. Die Summe der Afferenzen entspricht nicht mehr der tatsächlichen Aktivität. Die Schmerzschwelle kann nicht mehr an die Aktivität adaptiert werden.

2. Analog zu einer Läsion im 1. Neuron kann die Afferenz auch in zentralen Neuronen durch Erkrankungen gestört sein (Multiple Sklerose, Syringomyelie, Insulte, Tumor). In diesem Falle würden überwiegend supraspinale, schmerzhemmende Neurone ihre Adaptationsfähigkeit verlieren.

3. Ein unter- oder überschwelliger Dauerreiz am peripheren Nozizeptor führt im Sinne eines Verbrauches zum Verlust nozisuppressiver Potentiale. Über die intakte Afferenz kann bei diesem Pathomechanismus die Aktivität noch in Nozisuppression umgesetzt werden. Bei physiologischer Aktivitätsminderung in Ruhe oder im Schlaf versagt dann mangels Stimulation die bereits eingeschränkte Nozisuppression. Es entsteht der klassische Ruheschmerz. Der zunächst unter der Bedingung körperlicher Aktivität unterschwellige Dauerreiz am Nozizeptor wird dann in Ruhe überschwellig. Der schon primär überschwellige, aber noch erträgliche Schmerzreiz wird unerträglich.

Alle drei pathogene Faktoren können für sich eine chronische Schmerzsymptomatik auslösen, z. B. die Faktoren eins und zwei verschiedene Erscheinungsformen des sogenannten Deafferenzierungsschmerzes, des Phantomschmerzes, der Zosterneuralgie und der Polyneuropathie, oder Faktor eins die sogenannte genuine Trigeminusneuralgie und Faktor zwei die Trigeminusneuralgie bei Multipler Sklerose. Der Faktor drei z. B. den übertragenen Schmerz bei viszeralen Erkrankungen oder Schmerzen bei degenerativen, chronisch-entzündlichen Erkrankungen des Bewegungsapparates, die nicht auf peripher wirkende Analgetika ansprechen.

Die drei pathogenen Faktoren können jedoch auch einzeln ohne klinische Symptomatik vorhanden sein und werden erst dann klinisch relevant, wenn ein weiterer Faktor, in der Regel der dritte, die bereits eingeschränkte Nozisuppression beansprucht. Dies kann ein Bagatelltrauma, eine Operation oder ein an sich nicht schmerzhaftes viszerales Leiden sein. Typische Beispiele

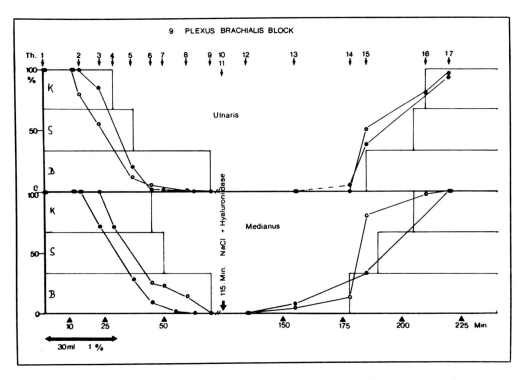

Abb. 1. Die Funktion von Willkürmotorik (geschlossene Kreise) und Vasomotorik (offene Kreise) während der Latenz und Regression einer axillären Plexusanästhesie.
K = Kälteempfindung
S = Schmerzempfindung
B = Berührungsempfindung
Der Doppelpfeil unter der Zeitachse gibt die Dauer der perineuralen Perfusion mit 1%igem Mepivacain an

für die Kombination zweier Faktoren sind das Auslösen einer Algodystrophie oder einer sogenannten symptomatischen Trigeminusneuralgie durch ein geringes akzidentelles oder operatives Trauma.

Welches sind die Grundlagen zur Formulierung einer solchen Hypothese?

Die zentrale Schmerzschwelle läßt sich indirekt experimentell nachweisen und sogar grob quantifizieren. Wir führten klinisch-experimentelle Untersuchungen zur Differentialempfindlichkeit der Fasern im peripheren Nerven auf Lokalanästhetika durch (5). Dabei zeigte sich, daß unter maximaler Stimulation des Kältereflexes die Blockade der Willkürmotorik und der sympathisch innervierten Vasomotorik simultan verläuft (Abb. 1). Es zeigte sich außerdem, daß der Kältereflex auch ohne subjektive Wahrnehmung der Kältereize funktioniert, d. h. in dem Zeitraum

zwischen dem Verlust der Kältewahrnehmung und dem Ende der
Latenzzeit einer Leitungsanästhesie erreichen die Kältereize
über die A-Delta-Fasern noch das Rückenmark, werden im spinalen Reflex auf efferente, sympathische Fasern umgeschaltet und
erreichen das Endorgan als sichtbare Vasokonstriktion. Da
Schmerzfasern sich morphologisch nicht von den Fasern des
Kältereflexes unterscheiden, ist auch der frühzeitige Verlust
der Schmerzwahrnehmung nicht auf eine Blockade der Fasern,
sondern auf hemmende, zentrale Mechanismen zurückzuführen.
Schmerz-, Kälte- und Wärmewahrnehmung sind die einzigen Funktionen, die gegenüber der Berührungsempfindung, der Motorik und
der efferenten, sympathischen Funktionen "differenziert"
blockiert werden. Alle drei Sinne stehen im Dienste der Nozizeption und besitzen daher eine zentrale und, wie wir aus Erfahrung wissen, variable Schmerzschwelle. Bei Störungen der
afferenten Nervenleitung kennen wir Schmerzen auf sicher nicht
traumatisierende, mechanische Reize, schmerzhafte Kälteempfindungen ohne Kältereize, schmerzhafte Hitzeempfindungen (Brennschmerz) ohne Hitzereiz. Dies sind die typischen deafferenzierungsbedingten Störungen der Schmerzschwelle der jeweiligen
Sinne. Alle diese Mißempfindungen verschwinden sofort, wenn
endorphinerge Substanzen lokal in den zuständigen Rezeptorarealen substituiert werden.

Kehren wir zurück zur intakten Schmerzschwelle der Lokalanästhesie. Sie führte bei unseren freiwilligen, gesunden Probanden
bei 50- bis 80%igen Blockaden (gemessen an der Blockade der
Willkürmotorik) zur Analgesie von Schmerzreizen. Beim Vorliegen von pathogenen Faktoren, welche im obigen Sinne in der
Lage sind, die Nozisuppression zu beeinträchtigen oder aufzuheben, werden zur vollständigen Analgesie gehäuft 100%ige
Blockaden benötigt. Z. B. ist dies der Fall bei Panaritien
oder inkorrekt reponierten Radiusfrakturen, bei denen eine
schmerzbedingte Inaktivierung der Extremität zum Verbrauch
nozisuppressiver Potentiale geführt hat und der klassische
Schmerzgipfel während der Nachtruhe eingetreten ist. Auch bei
der Sanierung von Zähnen mit längerbestehenden unter- oder
überschwelligen nozizeptiven Reizen wirkt die Leitungsanästhesie oft erst bei völliger Deafferenzierung. Das gleiche gilt
für die operative Denervierung des Epicondylus lateralis humeri. Die Schmerzsymptomatik beruht hier auf einer Störung der
Afferenz im C-7-Segment mit Verlust der Adaptation der Schmerzschwelle an die Aktivität im Bereich der großen Muskelansätze
im Segment. Bei ausgeprägter klinischer Symptomatik verschwindet der Schmerz am Epikondylus erst unter völlig deafferenzierender Wirkung der Plexusanästhesie. Schmerzen nach traumatischen Störungen der Afferenz wurden in jüngster Zeit unter anderem durch ephaptische Übertragungen sympathischer Efferenzen auf nozizeptive Neurone erklärt ([1], [2]). Die Bedeutung dieser Hypothese wird dadurch etwas relativiert, daß auch nach
pharmakologischer Deafferenzierung durch Lokalanästhetika
Schmerzen entstehen können oder bestehende Schmerzen verstärkt
werden. Dazu zwei Beispiele aus der klinischen Erfahrung.

1. Bei der Replantation amputierter Finger oder Hände führen
   wir Langzeitplexusanästhesien über Kunststoffkanülen durch,

um eine gesteigerte Perfusion der Gefäßanastomosen zu erreichen. Entsprechend unserer Erfahrungen zum Differentialblock streben wir maximale Blockadeeffekte an. Nach wenigen Tagen kommt es in den Dosierungsintervallen während der Regression der Anästhesien zum Teil zu dramatischen Schmerzverstärkungen. Nach der Injektion von 0,03 mg Buprenorphin an den gleichseitigen zervikothorakalen Grenzstrang wird eine sofortige Normalisierung des Schmerzniveaus erreicht.

2. Unter rückenmarksnahen Leitungsanästhesien treten bei oberschenkelamputierten Patienten nicht selten Phantomschmerzen auf (4).

   Über die Ursache dieses Phänomens wurde in der Literatur immer wieder gerätselt. Entsprechend unserer Hypothese ist durch den Verlust der Afferenz aus einem Großteil der Extremität die nozisuppressive Reserve der entsprechenden Rückenmarkssegmente deutlich eingeschränkt. Bei Patienten ohne Phantomschmerz hat sich jedoch auf einem niedrigen Niveau ein neues Gleichgewicht aus Nozizeption und Nozisuppression eingestellt. Durch komplette Deafferenzierung unter Spinalanästhesie, d. h. durch zusätzlichen Verlust der Reststimulation aus dem kurzen Stumpf, entstehen dann Phantomschmerzen.

Unsere Hypothese zur Entstehung chronischer Schmerzen durch insuffiziente nozisuppressive Regelmechanismen gab uns die Möglichkeit, neue Therapiekonzepte zu entwickeln und den Wirkungsmechanismus altbewährter Therapiekonzepte besser zu begreifen. Zur Kausaltherapie der gestörten Nozisuppression bieten sich drei Prinzipien an:

1. Senkung des Verbrauches nozisuppressiver Leistung durch Blockade nozizeptiver Reize.

2. Aktivierung der gestörten Nozisuppression durch physiologische oder artifizielle Stimulation über intakte, aszendierende oder deszendierende Neurone.

3. Lokale Substitution endorphinerger Substanzen am pathologisch inaktivierten Endorphinrezeptor.

Nach den ersten beiden Prinzipien wird mit einer Vielzahl bewährter Methoden klassische Schmerztherapie betrieben. Das Prinzip der lokalen, endorphinergen Substitution ist die Basis neuer Therapiekonzepte, von denen im folgenden die Rede sein wird.

Charakteristisch für ein Schmerzsyndrom, welches allein durch eine gestörte Nozisuppression bedingt ist, d. h. ohne Beteiligung einer überschwelligen Reizung des peripheren Nozizeptors, ist die vollständige und sofortige Analgesie nach lokaler Substitution kleinster Opioiddosen am Rezeptor. Endorphinerge Rezeptoren im Dienste der Nozisuppression befinden sich bekannterweise im Rückenmark, in der Eintrittszone des Hinterhorns und in rostralen Abschnitten der Schmerzbahn. Die Substitutionstherapie erfolgt hier über peridurale Injektionen von 0,04 - 0,08 mg Buprenorphin in 10 ml 0,9 % NaCl-Lösung entweder in Höhe der Wurzeleintrittszone der betroffenen Segmente oder in seltenen Fällen in weiter rostralen Wirbelsäulenabschnitten. Die rückenmarksnahe Substitutionsdiagnostik und -therapie bringt negative Ergebnisse bei pathogenen Faktoren, die distal vom Spinalganglion lokalisiert sind. Für diesen Abschnitt liegen die endorphinergen, nozisuppressiven Rezeptoren vermutlich in den Ganglien des sympathischen Grenzstranges. Die Substitution zur Diagnostik und Therapie erfolgt hier durch Injektionen von 0,02 - 0,04 mg Buprenorphin in NaCl oder Lokalanästhesielösung. In diesem Zusammenhang ist noch völlig rätselhaft, auf welchem Wege die Afferenz im Grenzstrang zu einer Aktivierung der Nozisuppression umgesetzt werden kann, da die nicht zum sympathischen Nervensystem gehörenden viszeralen Afferenzen nicht im Grenzstrang umgeschaltet werden.

<u>Welche neuen Therapiekonzepte entwickelten sich aus der oben genannten Hypothese?</u>

1. Therapie des Phantomschmerzes nach Oberschenkelamputation
Von der klinischen Symptomatik lassen sich zwei klar trennbare Formen der Phantomschmerzen differenzieren. In der Frühphase nach der Amputation, noch vor der endgültigen Stumpfheilung, werden in erster Linie Dauerschmerzen im Phantomglied geschildert mit periodisch an- und abschwellenden Kompressionsgefühlen im distalen Abschnitt der Extremität und mit einem in wechselnden Arealen hin- und herwandernden Kribbeln, welches die volle Aufmerksamkeit des Patienten beansprucht. Durch angespannte Hinwendung versucht der Patient dieses höchst unangenehme Gefühl unter Kontrolle zu halten. Entspanntes Ruhen oder Ablenkung durch Lesen oder ähnliches gelingt nicht, sondern wirkt verstärkend auf diese Empfindungen. Peridurale Buprenorphininjektionen im mittleren bis oberen thorakalen Wirbelsäulenabschnitt bringen sofortige und anhaltende Erleichterung. Ebenso geeignet und weniger aufwendig ist die transkutane, elektrische Nervenstimulation paravertebral im mittleren bis oberen Thoraxbereich. Die degenerativen Prozesse nach der Nervendurchtrennung gehen offenbar weit über das erste afferente Neuron hinaus, so daß in dieser Phase in erster Linie die Aktivierung deszendierender, schmerzhemmender Neurone behindert ist. Andererseits bestehen genügend unter- und überschwellige nozizeptive Reize fort, bis der Stumpf abgeheilt ist.

Die zweite Form des Phantomschmerzes besteht in periodisch auftretenden, konvulsiven Attacken mit einem messerscharf lanzierenden Schmerztyp. Dabei treten häufig auch klonische Beugekrämpfe im Gelenk, proximal des Amputationsstumpfes auf. Der Stumpf ist beim Auftreten dieses Schmerztyps meist schon verschlossen. Je nach Dauer dieses Schmerzgeschehens genügen drei bis sechs peridurale Buprenorphininjektionen im Abstand von etwa 48 h, um von der ersten Injektion an den Schmerz bleibend zu beseitigen. Bei Oberschenkelamputationen genügt die lumbale Injektion, allerdings sind bei diesem Zugang Einzeldosierungen von 0,08 - 0,15 mg erforderlich. Dieser Schmerztyp kann als

Erschöpfung der primären Ebene der spinalen Schmerzhemmung interpretiert werden, d. h. als Verbrauch nozisuppressiver Potentiale durch langanhaltende nozizeptive Reizung vor und nach der Amputation und unzureichender Reaktivierung über einen kurzen Stumpf. In der frühen Phase nach der Amputation können nach erfolgreicher Therapie beide Schmerztypen durch Wiederauftreten nozizeptiver Reize aus dem Stumpf reaktiviert werden. Später beobachteten wir überwiegend Reaktivierungen des zweiten Typs durch Osteitis im Stumpf, schmerzhafte Stumpfneurome und durch Lumboischialgien bei Folgeproblemen der Amptierten im Bereich der Wirbelsäulenstatik.

2. Die Algodystrophie

Einige bekannte pathogenetische Faktoren der Algodystrophie lassen sich zu einer plausiblen Kausalkette zusammenfügen (Abb. 2). Diese läßt jedoch nach JÄNIG (3) einige wichtige Fragen offen, so z. B. warum nicht jede Nervenläsion diese Erkrankung entstehen läßt und warum ihr Entstehen relativ unabhängig von der Schwere des Traumas ist. Nach unserer Hypothese entsteht sie einmal als Folge einer ausgedehnten Störung der Afferenz, z. B. nach traumatischer Plexuslähmung. Während der Regenerationsphase trifft die wiedereinsetzende, afferente Funktion auf eine durch lange Inaktivierung funktionslose Schmerzschwelle. Dadurch werden primär nicht nozizeptive Reize schmerzhaft wahrgenommen. Die schmerzbedingte Aktivierung sympathischer Efferenzen erniedrigt eventuell zusätzlich die Reizschwelle am Nozizeptor (1). Dies verhindert durch einen zusätzlichen Verbrauch endorphinerger Leistung eine effektive Regeneration der zentralen Schmerzschwelle. Die Algodystrophie kann auch nach kleineren Traumen in peripheren Abschnitten einer Extremität auftreten, wenn dieses Trauma als sogenannte Sekundärläsion auf eine primäre Störung der Nozisuppression im proximalen Anteil des Nervensegmentes trifft. Diese Primärläsion ist häufig vertebragen und, wie oben schon erwähnt, oft ohne einen Krankheitswert für den Patienten. Die auf niedrigem Niveau kompensierte Störung der Nozisuppression dekompensiert in diesem Falle durch die distale, sekundäre Erregung nozizeptiver Reize und weiterer Einschränkung der Afferenz bei Nervenbeteiligung. Opioidinjektionen am zugehörigen Grenzstrangganglion beseitigen sofort das charakteristische Schmerzbild und lassen eine aktive Krankengymnastik zu. Interessant an dieser Methode ist nicht nur die Erkenntnis, daß die im Grenzstrang nachgewiesenen endorphinergen Rezeptoren eine wesentliche nozisuppressive Funktion im peripheren Abschnitt des Nervensystems innehaben. Auch die tagelange Wirksamkeit einer Einzelinjektion bringt Vorteile gegenüber der weitaus riskanteren Sympathikusblockade mit Lokalanästhetika. Die Effektivität hinsichtlich der Analgesie und Beseitigung sudomotorischer und vasomotorischer Störungen ist gegenüber der intravenösen Anwendung von Guanethidin mindestens ebenbürtig.

3. Die Trigeminusneuralgie

Als pathogenetische Faktoren dieser Erkrankung sind intrakranielle Störungen der afferenten Nervenleitungen bekannt. Dies sind raumfordernde Prozesse, Entmarkungsherde bei Multipler Sklerose und am häufigsten Mikrotraumen durch benachbarte Ge-

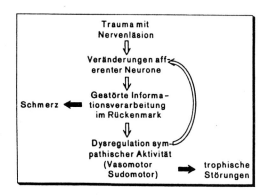

Abb. 2. Pathogenetische Faktoren der Algodystrophie (Nach JÄNIG (3))

fäße oder meningeale Briden. Die Läsionen sind so gering, daß in der Regel keine neurologischen Ausfälle nachweisbar sind. Wir vermuteten, daß auch bei diesem Krankheitsbild entweder durch einen unterschwelligen Dauerreiz nozisuppressive Potenzen verbraucht werden oder durch eine Störung der Afferenz die Adaptation der Schmerzschwelle an die Aktivität allmählich verlorengeht. Letzteres schien wahrscheinlicher, da durch Stimulationsverfahren meistens nur Schmerzverstärkung zu erzielen ist. Seit Oktober 1982 behandelten wir 18 Patienten mit klassischen Trigeminusneuralgien durch lokale Substitution endorphinerger Substanzen.

Allen Patienten gemeinsam war eine unzureichende Wirksamkeit der vorher durchgeführten medikamentösen Therapie. Mit Ausnahme der ersten beiden Patienten nahmen alle mehr als 1.200 mg Carbamazepin täglich ein. Die Krankheitsdauer betrug mindestens ein Jahr, längstens 15 Jahre. Die meisten Patienten hatten bereits mehrere läsionelle Eingriffe am Ganglion Gasseri oder periphere Exhairesen hinter sich. Zwei Patienten waren nach der Methode von JANETTA operiert. Eine Patientin litt an einer weit fortgeschrittenen Multiplen Sklerose. Keine Änderung des Schmerzes erzielten wir bei einem Patienten mit Anaesthesia dolorosa, welche nach mehreren Thermoläsionen aufgetreten war. Keine über die Substitutionstherapie hinaus anhaltende Schmerzfreiheit erzielten wir bei der Patientin mit der Multiplen Sklerose und bei zwei Patienten mit großflächigen sensiblen Ausfällen nach peripheren Exhairesen (2. und 3. Ast) bzw. wiederholten Thermoläsionen. Bei einer Patientin mußte die Therapie wegen anhaltender Übelkeit abgebrochen werden. Bei den restlichen 13 Patienten erzielten wir schmerzfreie Remissionen, darunter die ersten beiden Fälle, die vor zwei bzw. eindreiviertel Jahren die letzte Injektion bekommen hatten. Die Substitutionstherapie erfolgte mit 0,03 mg Buprenorphin in 2 ml Kochsalzlösung am Ganglion cervicale superior des Grenzstranges. Es wurde zunächst während der ersten 10 Tage täglich einmal behandelt, dann in Intervallen von zwei und drei Tagen, dann von einer Woche bis zu einer Gesamtsumme von 20 bis 30 Injek-

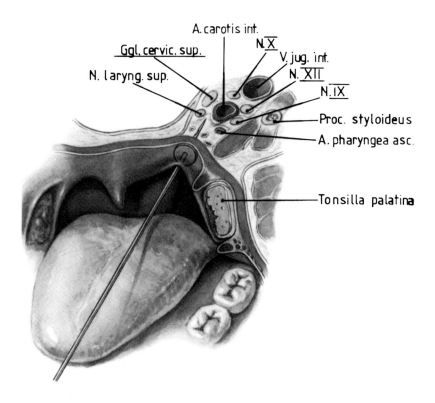

Abb. 3. Technik der Opioidtherapie am Ganglion cervicale superior (GCS-Therapie):
Nach Oberflächenanästhesie der Pharynxschleimhaut hinter dem Velum Palatini wird unter leichtem Anheben des Velums das Führungsinstrument schräg gegen die Pharynxhinterwand angedrückt. Die 90 mm 24 Gauge atraumatische Kanüle wird bis zum Anschlag in das Führungsinstrument eingeführt und nach Aspiration langsam 0,03 mg Buprenorphin in 2 ml NaCl 0,9%ig injiziert

tionen. Die Therapie wurde beendet, wenn die Patienten unter einer Erhaltungsdosis von dreimal 100 mg Carbamazepin pro Tag länger als vier Wochen symptomfrei waren. Da wir bis vor kurzem über keine Betten verfügten, erfolgte die Behandlung der ersten 16 Patienten ambulant. Nicht zuletzt wegen der täglichen Behandlung in der Initialphase ist jedoch eine stationäre Therapie während der ersten 10 bis 14 Tage vorzuziehen. Die Injektionstechnik ist in den folgenden Abbildungen dargestellt (Abb. 3 und 4). Nach den noch recht kurzen Erfahrungen mit dieser Therapiemethode ist klar zu erkennen, daß eine Substitutionstherapie der gestörten Nozisuppression im Trigeminusbereich nur dann Remissionen erzielen kann, wenn über eine intakte Sensibilität noch eine genügende physiologische Stimulation der Nozisuppression vorhanden ist.

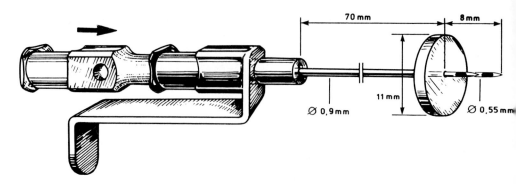

Abb. 4. Instrumentarium zur GCS-Therapie:
Einführungsinstrument mit 24 Gauge 90 mm atraumatischer Kanüle nach SPROTTE. Die freie Einstichtiefe von den hier angegebenen 8 mm wurde auf 10 mm erhöht, da mit dieser ursprünglichen Länge der parapharyngeale Raum nicht immer erreicht wurde

Literatur

1. BLUMBERG, H., JÄNIG, W.: Neurophysiological analysis of efferent sympathetic and afferent fibers in skin nerves with experimentally produced neuromata. In: Phantom and stump pain (eds. J. SIEGFRIED, M. ZIMMERMANN), p. 15. Berlin, Heidelberg, New York: Springer 1981

2. BLUMBERG, H., JÄNIG, W.: Activation of fibres via experimentally produced stump neuromas of skin nerves: ephaptic transmission or retrograde sprouting? Exp. Neurol. 76, 468 (1982)

3. JÄNIG, W.: Viszeraler Schmerz - sympathisches Nervensystem. Diagnostik 15, 1123 (1982)

4. MIHIC, D. N., PINKERT, E.: Phantom lumb pain during peridural anesthesia. Pain 11, 269 (1982)

5. SPROTTE, G.: Thermographic investigations into the physiological basis of regional anaesthesia. Anaesthesiologie und Intensivmedizin, Bd. 159. Berlin, Heidelberg, New York, Tokyo: Springer 1985

6. SPROTTE, G., KRIMMER, H., FLEISCHMANN, N.: Etude du blocage anesthésique différentiel. Cahiers d'Anesthésiologie Tome 32, 1 (1984)

Schmerzklinik – Schmerzambulanz: Organisationskonzepte
Von H. Kreuscher

Das Problem ist seit vielen Jahren bekannt: Schmerz ist die häufigste Veranlassung für einen Kranken, zum Arzt zu gehen. Der Schmerz wurde und wird berechtigterweise immer noch als ein Signal für das Vorliegen irgendeiner Störung im Organismus verstanden. Wehe, wir hätten nicht den Schmerz! Also kann dieser Schmerz nicht das Problem sein, um das es hier geht.

Mit vielen diagnostischen, therapeutischen und soziologischen Problemen ist aber der chronische Schmerz beladen. Seine Ursache kann bekannt oder unbekannt sein, die erfolgreiche Therapie der Ursache möglich oder unmöglich sein und auch im Falle einer erfolgreichen Kausaltherapie dennoch fortbestehen als neue, eigenständige Krankheit: der Schmerzkrankheit. Es gibt zahlreiche Beispiele dafür, daß die schmerzauslösende Krankheit ausgeheilt ist, die von ihr ausgelöste Schmerzkrankheit aber fortbesteht (Beispiel: das postherpetische Schmerzsyndrom). Das Problem Schmerz beschäftigt schon immer die Ärzte und fordert sie in besonderer Weise heraus. Kaum eine ärztliche Leistung ist für den Kranken überzeugender und vertrauensbildender als die Befreiung vom peinigenden Schmerz: "Divinum est, sedare dolorem" soll GALEN gesagt haben. Dennoch war die Erforschung des Schmerzes zur Verbesserung der Therapie ein Stiefkind unter den medizinisch-wissenschaftlichen Bemühungen. Hierbei spielten als hemmende Ursachen einmal die unzureichenden neurophysiologischen und psychologischen Erkenntnisse, zum anderen das "innere Verhältnis" des Arztes zum Schmerz eine wesentliche Rolle. Der Schmerz wurde vordergründig als ein Symptom verstanden; es galt, seine Ursache kausaltherapeutisch zu beseitigen. An der grundsätzlichen Richtigkeit und dem Primat dieses Konzeptes darf nicht gezweifelt werden, es hat jedoch keinen Anspruch auf Ausschließlichkeit. Die Sprechstunden der Ärzte werden in erheblichem Umfang von Kranken in Anspruch genommen, die unter Schmerzkrankheiten leiden. Die Ärzte sind oft ohnmächtig Kranken gegenüber, die keine Patienten im Sinne dieses Begriffes mehr sind, denn sie sind nicht mehr geduldig, sondern verzweifelt, enttäuscht und oft auch mißtrauisch und wechseln darum oft den Arzt. Wer sich seit längerer Zeit mit der Behandlung Schmerzkranker befaßt, kennt die oft jahrelangen Leidenswege durch die medizinischen Instanzen (und leider manchmal auch Inkompetenzen). Jeder therapiert so gut er kann, so gut er von der Sache etwas versteht und ist oft aus dem gleichen Grunde enttäuscht wie der Kranke. Dann wird er weitergeschickt und nicht selten wiederholt sich das gleiche Spiel. Ich will diese Kette, die allen hinreichend bekannt ist, nicht weiter verfolgen. Ich möchte mit dieser etwas pessimistischen Schilderung nur auf das problembeladene Verhältnis zwischen Patienten und Arzt im Falle einer Schmerzkrankheit hinweisen. Es geht also darum, die Kompetenz bei der

Diagnostik und Therapie chronischer Schmerzzustände zu verbessern.

Die Dinge sind in Fluß geraten. Die Problemanalyse ist erfolgreich, Ansätze zur Verbesserung der Situation sind auch im deutschen Sprachraum erfolgt. Ich möchte im folgenden versuchen, die derzeitige Situation in Europa zu analysieren, um dann ein Konzept zu ihrer Verbesserung vorzustellen.

Die derzeitige Situation der Behandlung chronisch Schmerzkranker in Europa

Ich möchte vorausschicken, daß es wohl keinen Zweifel daran geben kann, daß das Problem Schmerz nicht das Anliegen eines Fachgebietes ist, sondern vielmehr eine interdisziplinäre Aufgabe und Herausforderung ist. Nur die enge Zusammenarbeit aller medizinischen Fachrichtungen kann erfolgreich sein, weil die Schmerzkrankheit in der Struktur von Ursache und Wirkung so außerordentlich komplex ist, daß ihre Problematik aus mehreren fachlichen Perspektiven zu beurteilen ist. Aus dieser Philosophie ergibt sich fast von selbst, daß die Organisation der Behandlung Schmerzkranker ein interdisziplinäres Anliegen sein muß. Die Frage ist nur, wie man dies realisieren kann.

Um eine Vorstellung über die derzeitige Situation der "organisierten" Behandlung Schmerzkranker in besonderen Behandlungseinrichtungen in den europäischen Ländern machen zu können, habe ich mit JIMENEZ (3) im Rahmen seiner Dissertation im Jahr 1981 eine Umfrage bei 260 Adressen durchgeführt, die uns entweder über die nationalen Anästhesiegesellschaften oder durch das Pain Clinic Directory der American Society of Anesthesiologists bekannt wurden. Sofern wir aus anderen Quellen weitere Adressen erhielten, haben wir auch diesen unseren Fragebogen geschickt. Bis September 1981 erhielten wir 90 verwertbare, ausgefüllte Fragebogen zurück, die wir dann analysierten. Hierbei wurden nur die allgemeinen Organisations- und Arbeitsformen dieser Schmerzzentren berücksichtigt und auf spezielle Fragen, wie z. B. die Zusammensetzung des Mitarbeiterstabes oder räumliche und technische Möglichkeiten, verzichtet. Wir fragten nach dem Gründungsjahr der Einheit und nach der klinischen Abteilung, mit der sie verbunden ist. Hierdurch wollten wir einen Einblick in die historische Entwicklung der Schmerzbehandlungszentren in den verschiedenen europäischen Ländern bekommen. Gleichzeitig wollten wir erfahren, welche Rolle die klinische Anästhesiologie bei dieser Entwicklung gespielt hat.

Uns interessierte, wer die <u>ärztliche Leitung</u> ausübt, um zu erfahren, wer maßgeblich für <u>Funktion und Arbeitsablauf</u> ist. Dabei gingen wir davon aus, daß die ärztliche Leitung auch für die interdisziplinäre Zusammenarbeit verantwortlich ist.

Wir wollten wissen, welche <u>Behandlungsmodi</u>, d. h. stationäre und/oder ambulante Behandlung, zur Anwendung kommen, weil wir der Auffassung sind, daß sich das Tätigkeitsfeld einer Schmerz-

klinik auch auf den stationären Bereich ausdehnen muß, wenn
invasive diagnostische und therapeutische Verfahren angewendet werden müssen, die nur beim hospitalisierten Patienten mit
Sicherheit und Erfolgsaussicht durchgeführt werden können.

Wir fragten nach den einweisenden Ärzten, um zu erfahren, welchen medizinsoziologischen Standort, d. h. auch welche Anerkennung, die Schmerzklinik hat.

Es gab Fragen nach den diagnostischen Verfahren, d. h. ob sie
von den Ärzten der Schmerzklinik selbst veranlaßt bzw. durchgeführt oder nur empfohlen werden. Die diagnostische Klärung
eines Krankheitsbildes kann um so leichter und schneller durchgeführt werden, je mehr Voruntersuchungsbefunde vergleichend
herangezogen werden und je gezielter weitere Untersuchungen
vor Aufstellung des Therapieplanes veranlaßt werden können.

Wie entstehen die Therapiepläne? Die Effektivität der Therapie
hängt von der Qualität der Diagnostik ab. Problemfälle sollten
in einer multidisziplinären Konferenz diskutiert werden, bevor
therapeutische Entscheidungen gefällt werden, d. h. der Therapieplan sollte das Ergebnis einer "konzertierten Aktion" der
beteiligten Disziplinen sein. Wird aber "Schmerzklinik" als
Endstation einer durch mehrere Disziplinen ziehenden "Ausschlußaktion" angesehen, so sollte sie die Möglichkeit und Autorität
haben, alleinverantwortlich die therapeutische Marschroute festzulegen. Es handelt sich also schlicht um die Entscheidungskompetenz des Leiters der Schmerzklinik, die meines Erachtens notwendig ist, um zu verhindern, daß der Patient Opfer fruchtloser Diskussionen zwischen Fachleuten wird, wenn die multidisziplinäre Konferenz nicht zu einer Übereinstimmung für das therapeutische Vorhaben kommt.

Wir fragten nach den behandelten Schmerzsyndromen, um die Spezialisierung einer Schmerzklinik entsprechend dem Typ IV der
ASA zu erkennen.

Wir wollten wissen, mit welcher Häufigkeit die verschiedenen
Behandlungsverfahren zur Anwendung kommen, um bestimmte Schwerpunkte und spezielle Erfahrungen des Zentrums zu erkennen.

Uns interessierte auch, ob Rehabilitationsmaßnahmen in das therapeutische Regime einbezogen werden, wobei wir natürlich davon ausgingen, daß diese Maßnahmen nur empfohlen bzw. veranlaßt werden, da sie mehr oder weniger an spezielle Einrichtungen gebunden sind.

Und schließlich fragten wir nach einer wissenschaftlichen Auswertung der Ergebnisse, um einen abschließenden, orientierenden Eindruck zu erhalten, ob die Tätigkeit der Schmerzklinik
auch Gegenstand wissenschaftlicher Forschung ist.

Die American Society of Anesthesiologists verfügt über ein
Komitee für Schmerztherapie. Dieses Komitee ordnet die Organisationsformen und Leistungsangebote in vier Typen:

Typ I: Überregionale Schmerzzentren mit interdisziplinärer Patientenbetreuung und zusätzlicher Grundlagenforschung.

Typ II: Regionale Schmerzzentren, wo ebenfalls Diagnose und Therapie chronischer Schmerzzustände auf interdisziplinärer Ebene erfolgen, aber keine Grundlagenforschung, sondern nur klinische Forschung betrieben wird.

Typ III: Syndromgerichtete Schmerzzentren, die sich vornehmlich mit bestimmten Krankheitsbildern (Kopfschmerzen, Algodystrophien, Kreuzschmerzen usw.) befassen.

Typ IV: Schmerzzentren, in denen nur bestimmte Behandlungsverfahren (z. B. nur Nervenblockaden, nur Akupunktur, nur TENS usw.) zur Anwendung kommen.

Das Ergebnis unserer Umfrage veranlaßte uns, eine weniger differenzierte Typisierung vorzunehmen, d. h. nicht vier, sondern nur zwei Typen:

Typ I unserer Einteilung sind formal selbständig arbeitende Schmerzkliniken mit stationären und ambulanten Behandlungsmöglichkeiten. Die Patienten dieser Einrichtungen werden von niedergelassenen Ärzten, vom eigenen oder anderen Krankenhäusern zur Schmerzbehandlung zugewiesen. Sie sind in der Lage, ein vollständiges diagnostisches Screening durchzuführen oder zu veranlassen. Dabei ist es unwichtig, ob diese Untersuchungen im eigenen Krankenhaus oder aber in anderen diagnostischen Zentren vorgenommen werden.

Bei Problemfällen wird der Therapieplan grundsätzlich in einer multidisziplinären Konferenz erarbeitet. Die Schmerzkliniken vom Typ I müssen imstande sein, alle Schmerzsyndrome zu behandeln und verschiedene Behandlungsverfahren anzuwenden. Die wissenschaftliche Auswertung der Behandlungsergebnisse sowie auch die Bemühung um Rehabilitationsmaßnahmen gehören zu den Aktivitäten dieser Gruppe.

Zum Typ II unserer Einteilung rechnen wir alle anderen Schmerzkliniken. In diese Gruppe gehören vor allem diejenigen Schmerzkliniken, die vorwiegend eigene Entscheidungen bezüglich des Therapieplanes treffen, obwohl sie sich bei der Diagnostik multidisziplinärer Beratung bedienen. Zu dieser Gruppe gehören auch diejenigen Schmerzkliniken, die ausschließlich oder überwiegend syndromorientiert arbeiten.

Im folgenden möchte ich Ihnen zusammenfassend das Ergebnis unserer Umfrage darstellen. Hierbei muß einschränkend vermerkt werden, daß wir unsere Umfrage zwischen Dezember 1980 und September 1981 durchführten und nur ein Drittel der angeschriebenen Adressen den Fragebogen verwertbar zurücksandte. Ich könnte mir vorstellen, daß wir bei einer Wiederholung dieser Aktion heute ein wesentlich differenzierteres Ergebnis erhalten würden, weil das Interesse an der Öffentlichkeitsarbeit gestiegen ist. Dennoch erhielten wir eine Reihe interessanter Informationen, die uns bis dahin unbekannt waren.

Großbritannien ist der absolute Spitzenreiter bezüglich der Zahl der Schmerzbehandlungszentren. Wir erfaßten insgesamt 44 Einheiten, von denen 13 dem Typ I und 31 dem Typ II unserer Einteilung entsprechen.

In Großbritannien erfolgt die Schmerzbehandlung auf drei verschiedenen Ebenen (5):

1. Die Einmannpraxis, in der ein an der Schmerzbehandlung interessierter Arzt eine kleine Anzahl von Patienten von Zeit zu Zeit empfängt, ohne mehr leisten zu können, als die wesentlichen Untersuchungen durchzuführen bzw. zu veranlassen und mit einfachen Nervenblockaden zu behandeln. Diese Tätigkeit ist in der Regel nur ein Teil, gewissermaßen eine Subspezialität, des gesamten Behandlungsangebotes der Praxis. Auch Anästhesisten beteiligen sich an solchen Praxen.

2. Auf einer differenzierteren Ebene stehen diagnostische und therapeutische Einrichtungen, in denen ein bis zwei Anästhesisten ambulante und stationäre Schmerzbehandlung durchführen. Hier besteht bereits die Möglichkeit weiterführender Diagnostik durch Konsiliarii. Die Therapie ist allerdings monodisziplinär ausgerichtet, weil jeder beteiligte Arzt den für ihn von Bedeutung erscheinenden Teil von Diagnose und Therapie in der üblichen Form ambulanter Patientenbetreuung selbst erledigt.

3. An der Spitze stehen multidisziplinäre Schmerzkliniken als eigenständige Einrichtungen in poliklinischen und stationären Bereichen mit eigenem Mitarbeiterstab - nicht selten allerdings einer Anästhesieabteilung angegliedert. Diese multidisziplinären Schmerzkliniken in Großbritannien verstehen sich als Teil eines Krankenhausbetriebs. Die Patienten werden von anderen Abteilungen des gleichen Hauses, benachbarter Kliniken und von niedergelassenen Ärzten zugewiesen. Die stationäre Aufnahme des Patienten in einer Schmerzklinik erfolgt erst, wenn die allgemeine Diagnose durch entsprechende Untersuchungen feststeht und nur noch spezielle, das Schmerzsyndrom betreffende diagnostische Maßnahmen erforderlich sind (z. B. diagnostische Blockaden, EEG, EMG usw.) oder wenn die "Schmerzdiagnose" auch ohne Zusatzbefunde klar ist (z. B. bei postherpetischen Neuralgien). Die meisten Schmerzkliniken Großbritanniens entstanden während der letzten zehn Jahre, nachdem 1974 das britische Gesundheitswesen reformiert wurde und 14 regionale Gesundheitsbehörden sowie 98 Kreisgesundheitsbehörden mit 186 Distrikt-Managementteams geschaffen und damit die Zuständigkeiten, also auch Verantwortlichkeiten, deutlicher wurden als in dem früheren System.

HAMMINGTON-KIFF (2) schreibt in der DMW, daß die meisten Schmerzkliniken aus einfachen "Teams für Nervenblockaden" entstanden sind. Die Zielvorstellung, in jedem Distrikthospital eine Schmerzklinik zu etablieren, konnte allerdings bis jetzt noch nicht annähernd verwirklicht werden. Hauptsächlich mangelt es dabei an der Unterstützung durch die regionalen Gesundheitsbehörden, besonders bezüglich der Bereitstellung der erforderlichen Mittel. Auch die bereits funktionierenden Schmerzkliniken können ihren Aufgabenbereich nicht in dem gewünschten Umfang ausdehnen. Trotz der unbestreitbaren Vorzüge auf interdisziplinärer Arbeit basierender Schmerzkliniken erwartet HAMMINGTON-KIFF, daß künftig auch in großen Distriktkrankenhäusern Schmerzkliniken durch die Einzelinitiative von Anästhesisten gegründet werden. Deren interdisziplinäre Zusammenarbeit erfolgt dann vorwiegend außerhalb der Schmerzklinik, z. B. in der "Rückenklinik" mit den Orthopäden, in den Tumorkliniken mit den Onkologen, Chirurgen, Strahlentherapeuten usw.

Die Schmerzbehandlung in den britischen Schmerzkliniken findet vorwiegend ambulant statt. Nur wenige Zentren verfügen über eigene Betten, meistens werden bei Bedarf freie Betten anderer Abteilungen in Anspruch genommen.

In Schweden haben wir 12 Schmerzkliniken ermittelt, von denen die älteste 1966 in Uppsala in Betrieb genommen wurde. Die übrigen Schmerzkliniken entstanden zwischen 1974 und 1980. Mit einer Ausnahme sind diese Einheiten organisatorisch und funktionell Bestandteil der Anästhesieabteilungen des gleichen Krankenhauses. Nur die Schmerzklinik in Göteborg wird als Teil der Neurochirurgischen Klinik von einem Neurochirurgen geleitet. In dieser Abteilung erfolgt die Behandlung ausschließlich stationär. Die übrigen Schmerzkliniken behandeln überwiegend ambulant. Für stationär zu behandelnde Patienten nehmen sie freie Betten anderer Abteilungen in Anspruch. Die Schmerzkliniken Schwedens sind in der Lage, eine erschöpfende Diagnostik selbst durchzuführen oder zu veranlassen. Oft werden die Patienten aber bereits mit gesicherter Diagnose nur zur Behandlung aufgenommen. Dies mag der Grund dafür sein, daß die therapeutische Marschroute nur vereinzelt in einer interdisziplinären Konferenz festgelegt wird.

Die Bundesrepublik Deutschland
Obwohl bereits in den 60er Jahren mit der Schmerzdiagnostik und -therapie in Mainz begonnen wurde und hier die erste Einrichtung eines Schmerzbehandlungszentrums am Institut für Anästhesiologie der Universitätskliniken ohne offizielle Förderung entstand, erfolgte die weitere Entwicklung nur sehr zögernd und auf wenige Zentren beschränkt.

1981 entstand das Schmerzzentrum Mainz als Modellklinik der Bundes- und Länderregierungen und in der Trägerschaft des Deutschen Roten Kreuzes. Diese Klinik verfügt über eigene Betten und ist die erste und bisher einzige eigenständige interdisziplinär arbeitende Schmerzklinik in der Bundesrepublik. Im übrigen wurden in der Bundesrepublik Deutschland an verschiedenen größeren kommunalen Krankenhäusern oder Universitätskliniken Schmerzbehandlungszentren durch Initiative der Anästhesieabteilungen gegründet. Nur selten werden sie durch den Krankenhausträger gefördert, d. h. sie arbeiten meist ohne Berücksichtigung im Stellenplan, im Raumprogramm oder im Jahresbudget. Es handelt sich also immer noch um Pionierarbeit, deren Ende noch nicht abzusehen ist. Wir finden solche Zentren im Klinikum

Westend der Freien Universität Berlin, am DRK-Krankenhaus in
Bremen, am Neuromedizinischen Institut in Frankfurt, am Marienhospital Herne, am Stadt- und Kreiskrankenhaus Minden, an
den Städtischen Kliniken Osnabrück, im Städtischen Krankenhaus
in Schopfheim und in der Deutschen Klinik für Diagnostik. Diese Liste ist unvollständig. Viele Universitätskliniken haben
mit der Arbeit auf diesem Gebiet begonnen, z. B. in Hannover,
Münster, Ulm und einigen anderen.

Bemerkenswert ist auch die Gründung der Deutschen Schmerzhilfe
e. V. in Hamburg. Diese Organisation hat es sich zur Aufgabe
gemacht, das schmerztherapeutische Angebot in der BRD zu sichern und Patienten und Therapeuten zusammenzubringen. In ihrer Adressenkartei führt sie ca. 150 Ärzte, die Schmerztherapie
durchführen und auch interdisziplinär arbeiten. Hierdurch soll
eine wohnortnahe Versorgung vermittelt werden.

Vor kurzem hat sich eine Arbeitsgemeinschaft der Schmerztherapeuten gebildet, der zur Zeit acht ambulant tätige Schmerztherapeuten angehören. Die Arbeitsgemeinschaft hat sich zum Ziel
gesetzt, die Interessen der ambulanten und stationären Schmerztherapie zu fördern, und zwar im niedergelassenen und im stationären Bereich. Angestrebt wird die Zusatzbezeichnung "Schmerztherapeut". Hierzu wurde eine Weiterbildungsordnung entworfen.

Weiterhin hat sich ein Arbeitskreis für psychologische Schmerzbehandlung im Februar 1984 gebildet, dessen Zielsetzung die Einbindung speziell interessierter klinischer Psychologen in den
analytischen und therapeutischen Prozeß bei der Betreuung chronisch Schmerzkranker ist.

An dieser Stelle möchte ich auf die sehr umfangreiche und mit
großer Gründlichkeit angelegte Expertise "Zur Lage der Schmerzforschung und -behandlung in der BRD" von ZIMMERMANN und SEEMANN, Heidelberg, hinweisen, die sie im Auftrage des Bundesministers für Forschung und Technologie anfertigten. Die Expertise liegt noch nicht in der endgültigen Fassung vor. Das
Werk wird jedoch großes Interesse und Beachtung bei allen finden, die sich auf diesem Gebiet engagieren.

Enttäuschend war unser Umfrageergebnis in _Italien_. Obwohl in
diesem Land eine langjährige Tradition in der Schmerzbehandlung besteht, die zum Teil bahnbrechend war, antworteten nur
vier Zentren: aus Florenz (Kopfschmerzzentrum), Mailand (Krebszentrum), Perugia und Turin. Das Schmerzzentrum des Instituts
Regina Elena in Rom - eine nationale Einrichtung zur Erforschung und Behandlung von Krebskrankheiten - wurde ja bereits
1947 gegründet. Hier entwickelte MORICCA (6) seine chemische
Hypophyseolyse. Wir wissen weiterhin von Schmerzzentren in
Neapel, Cagliari, Ancona und Vicenza, dem Schmerzzentrum am
Instituto Ortopedico G. Pini in Mailand und dem Schmerzzentrum
der Neurochirurgischen Klinik in Padua. Wir konnten aber nicht
erfahren, wie sie arbeiten.

Über _Frankreich_ werden wir von LASSNER mehr erfahren, als wir
ermitteln konnten. Neben dem unter seiner Leitung stehenden

Schmerzforschungszentrum in Paris fanden wir in Lyon und am Krebszentrum in Montpellier Schmerzkliniken. Ich bin aber sicher, daß es sehr viel mehr Aktivitäten in diesem Land gibt.

In Österreich hat sich natürlich das Ludwig Boltzmann-Institut besonders profiliert und leistet wichtige Schrittmacherarbeit.

In Polen fanden wir vier Schmerzkliniken, von denen drei anästhesiologisch und eine neurologisch geleitet wird. Alle Zentren können ihre Patienten sowohl ambulant als auch stationär behandeln und sind in der Lage, die weiterführende Diagnostik selbst durchzuführen oder zu veranlassen. Sie bedienen sich häufig der interdisziplinären Schmerzkonferenz und wenden praktisch alle modernen Behandlungsverfahren an.

In der Schweiz fanden wir zwei Schmerzkliniken, die sich mit allen Schmerzsyndromen befassen: Eine wird anästhesiologisch, die andere neurologisch geleitet. Eine dritte anästhesiologisch geleitete Einrichtung befaßt sich vornehmlich mit Karzinomschmerzen.

In Finnland und Griechenland ermittelten wir je zwei Schmerzkliniken, in der Tschechoslowakei eine in Prag.

Seit unserer Umfrage sind eine Menge neuer Schmerzbehandlungszentren hinzugekommen. Die Zahl der nicht erfaßten Einrichtungen ist groß. Immerhin hatte ja nur ein Drittel unserer Adressaten geantwortet. Ich habe mich dennoch nicht gescheut, dieses Ergebnis wenigstens in groben Zügen darzustellen, weil dies hilfreich sein kann bei der Beurteilung der Entwicklung hinsichtlich der Organisationsformen von Schmerzkliniken. Die Erkenntnis können wir zusammenfassen:

1. Es sind überwiegend Anästhesisten, die die Initiative ergriffen haben. Hieraus folgt, daß wegen begrenzter Fachkompetenz einerseits, wegen der Gewöhnung an enge Zusammenarbeit mit anderen Fächern die interdisziplinäre Arbeit auf diesem Gebiet besonders gefördert wird. Die therapeutischen Aktivitäten der Anästhesisten haben naturgemäß ihren Schwerpunkt in Verfahren, die dem Anästhesisten vertraut sind: Nervenblockaden, allenfalls noch TENS und Akupunktur. Besondere Kooperationsfähigkeit ist für den Anästhesisten eine Voraussetzung für seine Arbeit in den Operationsabteilungen und der Intensivmedizin. Er sollte also besonders befähigt und dazu berufen sein, ein Schmerzzentrum als Moderator zu leiten, ähnlich wie ihm die Leitungsfunktion in der interdisziplinären operativen Intensivtherapie zuerkannt wird.

2. Die meisten Zentren haben sich als Teil von Anästhesieabteilungen gebildet und verfügen nicht über eigene Krankenhausbetten. Im Falle stationärer Behandlung sind sie auf freie Bettenkapazitäten anderer Kliniken angewiesen. Es ist also auch aus diesem Grund gut, wenn man sie in die Diagnostik und Therapie des Schmerzkranken einbindet, was in der Schmerzkonferenz in hervorragender Weise geschehen kann. Es gilt, trennende Zäune zwischen den Fächern niederzureißen. Das ist

leicht gesagt und schwer getan. Die Anästhesisten haben mit diesem Job Erfahrungen (gute und leidvolle). Das beste ist immer, man spricht miteinander, z. B. in der Schmerzkonferenz. Bei der allgemeinen Tendenz, Krankenhausbetten abzubauen, da die mittlere Belegung unzureichend ist, könnte - je nach örtlichen Gegebenheiten - die Zuordnung unzureichend genutzter Betten an ein Schmerzzentrum oder aber die ergänzende Belegung durch Schmerzkranke die vorhandenen Bettenkapazitäten besser nutzen. Hiermit will ich nicht einer vermehrten stationären Behandlung das Wort reden, sondern auf Möglichkeiten hinweisen, dringend erforderliche stationäre Schmerzbehandlungen zu realisieren.

3. Die noch improvisierte Betreuung chronisch Schmerzkranker verlangt ein Organisationskonzept, das die Erforschung, Diagnostik und Behandlung grundlegend und flächendeckend verbessert und vor allem geeignet ist, das Interesse und das Engagement der Gesundheitsbehörden zur Förderung einer Lösung dieses sozialen und auch volkswirtschaftlichen Problems zu wecken. Bei BRIDENBOUGH und COUSINS (1) können wir Zahlen über den volkswirtschaftlichen Verlust infolge Behandlungskosten und Arbeitsausfällen in den USA lesen. Diese Zahlen sind phantastisch. Selbst wenn sie nur zum Teil auch für uns zutreffen würden, wären sie alarmierend genug, dringend eine Verbesserung der Situation einzuleiten.

Nach der Situationsanalyse möchte ich jetzt auf den letzten, konstruktiv konzipierten Teil meiner Ausführungen kommen.

Ähnlich dem Versorgungsproblem der Schmerzkranken ist das der Tumorkranken: Die Fortschritte der Onkologie während der vergangenen 20 Jahre sind groß, das Wissen über die operativen und konservativen Behandlungsmöglichkeiten keineswegs Allgemeingut - wenn man von der jungen Ärztegeneration einmal absieht. Die Früherkennung maligner Erkrankungen wurde wesentlich verbessert. Es geht darum, die Information der Ärzteschaft zu verbessern, Behandlungsmethoden zu optimieren und für den Einzelfall ausgewogene Therapiepläne zu erarbeiten. Hierbei müssen die Kenntnisse und das Können aller beteiligten Disziplinen wirksam werden können. Man hat nun versucht, durch organisatorische Maßnahmen das Problem "in den Griff" zu bekommen, indem man an großen Kliniken, vorzugsweise Universitätskliniken, überregionale Tumorzentren geschaffen hat. Weitere Tumorzentren wurden an Schwerpunktkrankenhäusern gegründet, die ihrerseits mit einem onkologischen Arbeitskreis - gebildet von niedergelassenen, an der Tumortherapie besonders interessierten Ärzten - eng zusammenarbeiten. Angegliedert ist oft ein sogenannter Förderverein, um die Möglichkeit der Finanzierung durch Spenden und Mitgliedsbeiträge zu schaffen. Einmal wöchentlich findet eine gemeinsame Tumorkonferenz statt, an der die Mitglieder des Tumorzentrums und des onkologischen Arbeitskreises teilnehmen. Problemfälle werden vorgestellt und Therapiepläne entwickelt, gegenseitige Überweisungen mit Terminierung besprochen. Dieses Modell hat den Vorteil, daß der Patient in der Obhut seines Arztes bleibt und dennoch die Möglichkeiten, das Wissen und Können anderer Disziplinen unmittel-

bar nutzen kann. Insbesondere werden aber die Patienten nicht
von einem Fach mit Beschlag belegt; der niedergelassene Arzt
ist in den diagnostischen und therapeutischen Prozeß seines
Patienten voll eingebunden. Die kollegiale Zusammenarbeit insbesondere zwischen Krankenhausärzten und niedergelassenen
Ärzten wird wohltuend gefördert.

Dieses Modell läßt sich nach meiner Auffassung auch auf die
Diagnostik und Therapie chronisch Schmerzkranker übertragen,
wobei sich eine enge Zusammenarbeit mit den bereits bestehenden oder zukünftig entstehenden Tumorzentren und onkologischen
Arbeitskreisen geradezu anbietet.

Als besonderen Vorteil beurteile ich die Tatsache, daß hier
bereits eine gründungsorganisatorische Schiene liegt, auf deren Trasse bei der Verwirklichung gefahren werden kann. Wo bereits Tumorzentren und onkologische Arbeitskreise bestehen,
ist diese Form der Zusammenarbeit also nicht unbekannt, so daß
es leichter sein wird, gewisse Hemmschwellen zu überwinden.
Ich halte dieses für die Onkologie bereits bewährte und anerkannte Modell für einen relativ schnell realisierbaren und wirksamen Weg, die Gesamtsituation der Betreuung chronisch Schmerzkranker zu verbessern und möchte darum dieses Konzept zur Diskussion stellen (Abb. 1).

Meine bisherigen Ausführungen beziehen sich überwiegend auf
die äußere Organisation, d. h. den möglichen Zusammenschluß zu
interdisziplinärer Arbeit. Die innere Organisation einer Schmerzklinik bzw. einer Schmerzambulanz an einer Klinik wird zunächst
von folgenden Faktoren abhängig sein:

- Interesse, Initiative und Qualifikation des Initiators (z. B.
  des Leiters der Anästhesieabteilung);
- Bereitschaft der anderen am Krankenhaus vertretenen Fachdisziplinen zur Zusammenarbeit auf diesem Gebiet;
- Bereitschaft des Krankenhausträgers, durch Bereitstellung
  personeller, räumlicher und apparativer Mittel das Vorhaben
  zu unterstützen;
- Bereitschaft der Kostenträger und der Kassenärztlichen Vereinigungen, die erbrachten ambulanten Leistungen anzuerkennen.

Etwas anders sieht die Situation für eine Schmerzambulanz im
Rahmen einer ärztlichen Praxis aus:

- Hier geht es vorwiegend um wirtschaftliche Probleme. Die interdisziplinäre Zusammenarbeit wäre unter den Möglichkeiten
  der Überweisungspraxis ohne weiteres möglich. Die Frage ist
  nur, ob die sehr zeitaufwendige Untersuchung einerseits, die
  zum Teil invasiven schmerztherapeutischen Techniken andererseits im Rahmen einer Praxis möglich und wirtschaftlich tragbar sind.
- Eine interdisziplinäre Schmerzkonferenz wäre nur im Rahmen
  einer übergeordneten Rahmenorganisation möglich, wie ich sie
  in Form des schmerztherapeutischen Arbeitskreises vorgeschlagen habe.

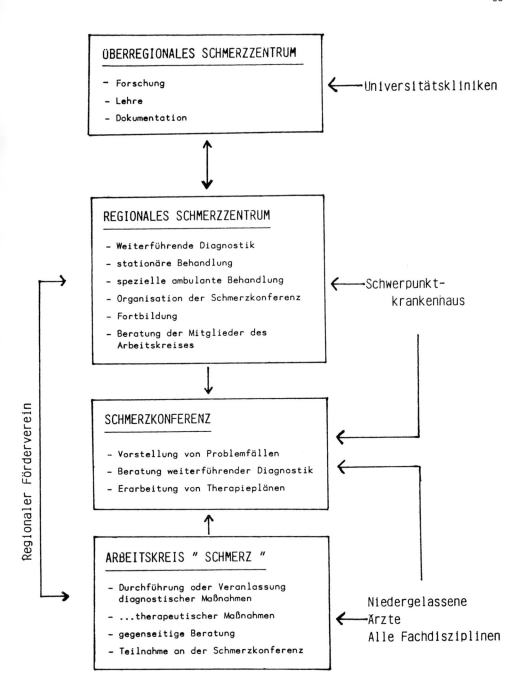

Abb. 1. Organisationsschema eines Kooperationsmodells zur Verbesserung der Versorgung chronisch Schmerzkranker in Anlehnung an die Tumorzentren und onkologischen Arbeitskreise in der BRD

Seit einigen Jahren sind im Fachgebiet Anästhesiologie Bestrebungen erkennbar, zur Verbesserung der anästhesiologischen Betreuung der Patienten sogenannte Anästhesiesprechstunden einzurichten, in denen zu operierende Patienten im vorklinischen oder klinischen Bereich physisch und psychisch von Anästhesisten auf den geplanten Eingriff vorbereitet werden. Ich stimme mit DICK überein, daß diese ganz allgemein erstrebenswerte anästhesiologische Sprechstunde für eine klinische Abteilung die Keimzelle für eine Schmerzambulanz sein kann. In meiner Klinik war die Entwicklung allerdings umgekehrt: Aus der Schmerzambulanz wurde die anästhesiologische Sprechstunde.

Zusammenfassung

1. Die Notwendigkeit einer Verbesserung des schmerztherapeutischen Angebots ist weltweit erkannt und anerkannt.

2. Ein allgemeingültiges Konzept zur grundlegenden Verbesserung der Situation besteht noch nicht. Zahlreiche Vorschläge müssen auf ihre Wirksamkeit und Realisierbarkeit geprüft werden. Hierzu wurde von der Bundesregierung Deutschland eine Expertise in Auftrag gegeben, die inzwischen im Entwurf vorliegt.

3. An vielen Orten entstanden durch Einzelinitiativen Schmerzambulanzen und -kliniken, um wenigstens ein Minimalangebot schmerztherapeutischer Leistungen regional zu ermöglichen. Die personelle und materielle Unterstützung dieser Bemühungen ist noch völlig unzureichend.

4. Die Diagnostik und Behandlung chronischer Schmerzzustände ist noch nicht Gegenstand der ärztlichen Ausbildung. Der Ausbildungsstand der mit diesen Problempatienten involvierten Ärzte ist oft unzureichend, vielfach autodidaktisch.

5. Die meisten Schmerzambulanzen entstanden an den Anästhesieabteilungen mittlerer und großer Krankenhäuser. Sie sind Keimzellen für die anzustrebende flächendeckende schmerztherapeutische Patientenversorgung und für die entsprechende Weiterbildung der Ärzte. Sie sollten durch entsprechende institutionale Anerkennung sowie personell und sachlich gefördert werden.

6. Die Einbindung der gesamten Ärzteschaft in die Betreuung chronisch Schmerzkranker und die Förderung interdisziplinärer Zusammenarbeit kann durch Gründung von Schmerzzentren oder schmerztherapeutischen Arbeitskreisen mit Unterstützung durch Fördervereine nach dem Muster der Tumorzentren und onkologischen Arbeitskreise erfolgen. Eine Anlehnung an diese, in vielen Regionen der Bundesrepublik bereits bestehenden Organisationen ist zu diskutieren. Die organisatorische Schiene wurde bereits gelegt.

Literatur

1. BRESLER, D. E., KATZ, R. L.: Chronic pain. Alternatives to neural blockade. In: Neural blockade (eds. M. J. COUSINS, P. O. BRIDENBOUGH), p. 651. Philadelphia, Toronto: Lippincott 1980

2. HAMMINGTON-KIFF, J. G.: Schmerzkliniken in Großbritannien. Dtsch. med. Wschr. 104, 419 (1979)

3. JIMENEZ SAENZ, M. A.: Studie über moderne Schmerztherapie in Europa - Neurobiologische Grundlagen - Therapiemöglichkeiten - Organisierte interdisziplinäre Schmerztherapie. Inaugural-Dissertation, Mainz 1982

4. KREUSCHER, H.: Die Behandlung chronischer Schmerzen durch Nervenblockaden. Anästh. Inform. 7, 353 (1977)

5. LIPTON, S.: The control of chronic pain (Current topics in Anaesthesia 2). London: Arnold Publishers 1979

6. MORICCA, G.: Chemical hypophysectomy for cancer pain. Advances in neurology (ed. J. J. BONICA), vol. 4, p. 707. New York: Raven Press 1976

Zusammenfassung der Diskussion zum Thema: „Pathophysiologie des Schmerzes, Nomenklatur"

Pathophysiologie des Schmerzes

FRAGE:
Läßt sich eine Pathophysiologie des Schmerzes von der Physiologie des Schmerzes abtrennen?

ANTWORT:
Die Pathophysiologie des Schmerzes kann man auf zwei Arten verstehen:

1. Die pathophysiologischen Veränderungen, die zu Schmerzen, speziell chronischen Schmerzen führen.

2. Das Schmerzsystem als ein sinnvolles Warnsystem, das uns lernen läßt, Schmerzen zu vermeiden, bzw. das uns lehrt, Schmerzen zu beseitigen. Pathologisch wird dieses System dann, wenn der Schmerz sich verselbständigt und nicht mehr behandelbar wird. In diesen Fällen "nützt" der Schmerz dem Patienten nichts mehr, er belastet in nur mehr.

FRAGE:
Kann der Schmerz bestimmten Ebenen zugeordnet werden? Ist zu erwarten, daß ein peripherer Schmerz abzugrenzen ist von einem zentralen Schmerz?

ANTWORT:
Es ist durchaus möglich, anhand bestimmter Konzepte den Schmerz peripher oder zentral zu lokalisieren. Eine biochemische oder physiologische Zuordnung von Veränderungen ist durchaus möglich. Als Beispiel für eine unterschiedliche pathogenetische Lokalisation des Schmerzes sei die Erregung der Nozizeptoren oder die Reizung der Nerven bzw. der Axone selbst genannt. Eine andere pathogenetische Identifikation wäre die Suche nach einer Beteiligung biochemischer Substanzen. Es ist z. B. durchaus möglich, therapeutische Konsequenzen aus dem Wissen zu ziehen, daß Prostaglandine oder Bradykinin als Verursacher eines Schmerzzustandes gefunden werden können. In diesen Fällen ist die Applikation peripher angreifender entzündungshemmender Analgetika sinnvoll.

Ein Beispiel hierfür ist die Anwendung der differentialen Leitungsblockade. Durch Einbringen von Lokalanästhetika in abgestuften Mengen und Konzentrationen intraspinal oder peridural wird versucht, aus dem Effekt dieser Maßnahme auf die periphere oder zentrale Lokalisation des Schmerzes zu schließen. GERBERSHAGEN und SANDERS et al. (4) stellen dieses Vorgehen sehr in Frage. Das theoretische Konzept dieser Methode geht davon aus, daß bei Anwendung verschiedener Mengen bzw. Konzentrationen von Lokalanästhetika verschiedene Fasern im Rückenmark ausgeschaltet würden. Die klinische Erfahrung hat gezeigt, daß dies nicht stimmt; während man bei einem Patienten einen vollen motorischen Block erreicht, wird mit derselben Dosierung bei einem anderen Patienten nur eine sympathische Blockade erreicht. GERBERSHAGEN versucht demgegenüber, durch eine Totalausschaltung sämtlicher Leitungen durch eine hohe Spinalanästhesie den Schmerz zu unterdrücken. Bleibt er dennoch bestehen, spricht er von einem zentral fixierten Schmerz. Dieser psychogene Schmerz sollte zuerst diagnostiziert und erst dann durch die genannten Verfahren peridural oder intraspinal bestätigt werden. Die Anwendung dieser Verfahren sollte dem Patienten zeigen, daß eine operative Schmerzbekämpfung bei ihm nicht sinnvoll ist. Die differentiale Nervenblockade sollte nach GERBERSHAGEN also am Schluß einer diagnostischen Abklärung stehen und nicht am Anfang.

FRAGE:
Existiert ein Tiermodell zum Studium des chronischen Schmerzes?

ANTWORT:
Ein Versuch in dieser Richtung ist das Neurommodell. Wird ein Nerv sofort nach seiner Durchtrennung mit Bradykinin oder Katecholaminen umspült, ist keine Erregung zu finden. Dies gilt auch für den nichtverletzten Nerv. Die Erregung der Schmerzbahn ist nur durch Erregung des Nozizeptors möglich. Der Nerv wird erst dann chemosensitiv, wenn nach seiner Durchtrennung Nervensprossen ausgewachsen sind. Dies dauert normalerweise zwei bis drei Wochen.

Erweitert man die Frage, ob es ein Modell für klinischen Schmerz gibt, so existieren durchaus Standards für einen Entzündungsschmerz, es existiert ein Modell für eine chronische Arthritis, schließlich gibt es das Modell des Neuromschmerzes.

Allen diesen Modellen haftet natürlich das Manko an, daß das Tier nicht gefragt werden kann, wie es den Schmerz empfindet.

Das sogenannte Autotomiemodell hat sich dagegen nicht bewährt. Es werden hierbei die Hinterwurzeln aller Zervikalsegmente auf einer Seite durchtrennt. Nach einer gewissen Latenzzeit fangen alle Tiere an, die dadurch denervierten Extremitäten selbst zu verstümmeln. Von ALBEFESSARD wird diese Technik als Deafferenzierungsmodell angesehen. Ihrer Meinung nach deutet das Verhalten der Tiere auf eine Anaesthesia dolorosa hin. WALL und Mitarbeiter ordnen ebenfalls das Ausmaß der Selbstverstümmelung dem Ausmaß des Schmerzes zu. Sie sind daher der Meinung, daß man mit diesem Modell auch die Wirksamkeit von schmerztherapeutischen Verfahren messen kann. Die Erfahrungen vieler Experimentatoren zeigen jedoch, daß diese Automodulation keinesfalls immer Ausdruck eines Schmerzes ist, so daß Verfahren der Analgesie keinesfalls an diesem Modell getestet werden können. Der Neurochirurg W. SWEET hat einen Übersichtsartikel geschrie-

ben, in dem er viele Automodulationen zusammengetragen hat, die
nicht auf eine Schmerzreaktion zurückzuführen sind. Eine tierexperimentelle Arbeit von RODIN und Mitarbeitern zeigte, daß
es auch bei Zerstörung der Schmerzfasern zu Automodulationen
kommt. Die Tiere empfinden das schmerzlose Organ als fremd und
versuchen es zu beseitigen.

FRAGE:
Gibt es Erklärungen dafür, warum der postherpetische Schmerz
anhält trotz einer üblicherweise absolut ausreichenden Schmerzausschaltung? Ist es möglich, daß es sich um eine chronische
Behinderung des axonalen Transportes handelt oder kann es sich
gar um ein psychisches Engramm handeln?

ANTWORT:
Eine schlüssige Antwort darauf ist nicht möglich. Sicher ist
nur, daß es durch die Viren zu einer Degeneration afferenter
Neurone kommt. Dies führt auch zu einer Deafferenzierung von
Rückenmarksneuronen. Neurone, die einen Teil ihrer präsynaptischen Endigungen verlieren, ändern dadurch ihr Verhalten. Diese Neurone können spontan aktiv werden, sie sprechen schon auf
Mindestmengen von verschiedenen Substanzen an. Daraus resultiert eine zentralnervöse Übererregbarkeit von Neuronen. Es
ist demnach nicht notwendig, ein psychisches Engramm anzunehmen. Dieses Phänomen der Übererregbarkeit von Neuronen ist auch
bei Querschnittsgelähmten bekannt. Es muß zur Zeit noch offenbleiben, inwieweit sich diese trophische Änderung eines spinalen Neurons bis ins zentrale Nervensystem fortsetzen kann.

Nomenklatur

FRAGE:
Als interdisziplinäre medizinische Aufgabe befaßt sich eine
ganze Reihe von Spezialdisziplinen mit der Diagnose und Therapie des akuten bzw. chronischen Schmerzes. Es zeigt sich immer
wieder, daß eine geradezu babylonische Sprachverwirrung auf dem
Gebiet der Nomenklatur herrscht. Läßt sich absehen, inwieweit
in der weiteren Zukunft die Beschreibung von Krankheitsbildern
kausal, d. h. auf die Ursache bezogen, erfolgen wird oder ob
sie weiter deskriptiv, d. h. nach der Schmerzsymptomatik bzw.
der zu empfehlenden Therapie, erfolgen wird?

ANTWORT:
Mit dem Problem der Nomenklatur bei Schmerzsyndromen haben sich
verschiedene Kommissionen internationaler und nationaler Gesell-
schaften befaßt. Im Beitrag HANDWERKER wurde das Ergebnis der
Klassifikationsbemühungen einer Kommission der "International
Association for the Study of Pain" (IASP) am Beispiel der Kopf-
schmerzdiagnosen dargestellt. Es wurde gezeigt, daß hier rein
beschreibende Diagnosen und solche, denen eine pathophysiolo-

gische Hypothese zugrunde liegt, nebeneinanderstehen. Diese pathophysiologischen Hypothesen sind allerdings nicht immer gut begründet. Es wird in absehbarer Zukunft sicher nicht möglich sein, alle wichtigen Schmerzsyndrome pathogenetisch eindeutig aufzuklären, man kommt daher um rein beschreibende Diagnosen nicht herum.

FRAGE:
Die Gesellschaft zum Studium des Schmerzes für Deutschland, Österreich und die Schweiz hat eine Nomenklaturkommission gebildet. Liegen hier Ergebnisse zu einer Taxonomie der Schmerzerkrankungen vor?

ANTWORT:
Als Vorsitzender dieser Kommission berichtet TILSCHER, daß bei dem Krebsschmerzkongreß in Heidelberg auf die Notwendigkeit hingewiesen wurde, eine gemeinsame Sprache zu entwickeln, um sich gegenseitig sowie in der Öffentlichkeit, wie z. B. mit den Sozialversicherungsträgern, zu verständigen. Das Problem besteht darin, daß man in der Literatur für therapeutische Maßnahmen die unterschiedlichsten Synonyma findet. Er schlägt vor, daß für die Applikation der Lokalanästhetika in die Haut, in Muskeln, Bänder sowie Sehnen und in und an Gelenke der Begriff therapeutische Lokalanästhesie verwandt werden sollte (in der Literatur finden sich hierfür Bezeichnungen wie Infiltrationstechnik, Infiltrationsbehandlung, therapeutische Blockade, Infiltrationsanästhesie, periphere Nervenblockade, Heilanästhesie, medizinisch-therapeutische Infiltration). Für die Applikation eines Lokalanästhetikums zu therapeutischen und/oder diagnostischen Zwecken, wie z. B. an peripheren Nerven, Nervenknoten, Nervenwurzeln, epidural oder intrathekal, sollte der Begriff therapeutische Blockade oder schlicht Blockade verwendet werden. Im Unterschied dazu soll als topographische Injektion die Kombination eines Lokalanästhetikums mit einem anderen Pharmakon, hier sind vor allem Kortikoide zu nennen, bezeichnet werden. Der Begriff der Neuraltherapie sollte der Behandlung von Störstellen mit einer angenommenen Fernwirkung mittels eines Lokalanästhetikums vorbehalten bleiben. Hier sind vor allem Injektionen an Narben, chronisch veränderte Tonsillen und ähnliches zu nennen. Für die Diagnose von Krankheitsbildern des Stütz- und Bewegungsapparates schlägt TILSCHER vor, sich an der Schmerztopik, der Strukturanalyse und der Aktualitätsdiagnose zu orientieren. Der Schmerzort bzw. die Schmerzausbreitung könne bereits wichtige Hinweise dafür geben, welche Krankheiten in Frage kommen. Sowohl nach neurologischen Gesichtspunkten als auch unter dem Aspekt einer computergerechten Dokumentation könne hier eine Beziehung zu den Körperregionen hergestellt werden.

Bei der Strukturanalyse, d. h. was ist gestört, sollen alle jene gestörten Strukturen, die die wesentlichen Ursachen des Schmerzbildes sind, genannt werden. Die Aktualitätsdiagnose soll Auskunft über Intensität, Qualität, Modus des Schmerzes sowie Auswirkungen auf Bewegungsstörungen und Empfindungsstörungen vermitteln. Die Aktualitätsdiagnose hat die Aufgabe, das im Vordergrund stehende und den Patienten am meisten belastende Symptom zu eruieren und entsprechend zu beeinflussen.

FRAGE:
Welche Unterschiede bestehen in der Nomenklatur, wie sie von TILSCHER vorgeschlagen wird, im Gegensatz zu der Schmerztaxonomie der Kommission der International Association for the Study of Pain (IASP)?

ANTWORT:
Die Kommission der IASP bemüht sich, eine Klassifikation der Schmerzsyndrome in Anlehnung an die International Classification of Diseases vorzunehmen. Dabei werden folgende Einteilungskriterien berücksichtigt:

Das schmerzhafte Gebiet, so z. B. Einteilung in Kopf, Gesicht, Hals und Halswirbelsäule, Schulter und obere Extremität, Thorax und thorakale Wirbelsäule, Abdomen, Rücken, lumbale Wirbelsäule, Kreuz- und Steißgegend, untere Extremitäten, Becken, Genitoanalbereich. Daneben werden verschiedene physiologische Systeme berücksichtigt, so z. B. das Nervensystem, die Psyche, Herz-Kreislauf- und respiratorisches System, muskuloskelettales System und andere.

Ätiologie, Schmerzcharakteristik und -intensität können ebenso kodiert werden. Neben dieser Kodierung versucht die IASP-Kommission einzelne Krankheitsbilder anhand der klinischen Symptomatik, der Lokalisation, der vermutlich beteiligten Strukturen sowie Begleitsymptomen und Schmerzcharakteristiken zu definieren. Hauptanliegen ist dabei, eine gemeinsame internationale Sprache und Kodierung einzelner Schmerzsyndrome zu erhalten, um sich gegenseitig besser verstehen zu können. Die Kommission der IASP war sich der Lückenhaftigkeit und Schwächen ihrer Bemühungen bewußt. Der unterbreitete Vorschlag sollte den Beginn einer gemeinsamen Basis im internationalen Sprachgebrauch darstellen.

Zwischen beiden Nomenklaturen bestehen enge Beziehungen. Sie sollten am Beispiel postherpetischer Schmerzen dargestellt werden:

Nomenklaturvorschlag TILSCHER:
Schmerztopik: Schmerz D 7 rechts.
Strukturanalyse: Zustand nach Herpes zoster.
Aktualitätsdiagnose: Hautschmerz, Hyperalgesie, Nachtschmerz.

Nomenklaturvorschlag IASP:
Mild post-herpetic neuralgia of Th 7.
6 months duration; code 302.22 oder 303.22.

FRAGE:
Gibt es Möglichkeiten, den Schmerz zu qualifizieren und damit den chronischen vom akuten Schmerz zu unterscheiden?

ANTWORT:
Die Ausdrücke "akut" und "chronisch" werden in der klinischen Nomenklatur leider unterschiedlich gebraucht. In der Diskussion wurde die Meinung vertreten, daß man keinen eindeutigen Zeitraum angeben kann, in dem ein Schmerz chronisch wird. Auch die Therapierbarkeit des Schmerzes darf kein Kriterium dafür sein, ob ein Schmerzzustand als chronisch zu bezeichnen ist oder nicht. Es gibt chronische Schmerzen, z. B. die Trigeminusneuralgie, die in manchen Fällen vollständig geheilt werden können, etwa durch die Operation nach JANETTA. Aus der Sicht des Patienten ist der Schmerz dann chronisch, wenn er nicht mehr daran glaubt, daß seine Schmerzen nachlassen werden.

Zur Erhellung des Begriffspaares "akuter" und "chronischer" Schmerz wurde manchmal das Begriffspaar "physiologischer" und "pathologischer" Schmerz herangezogen. Der "physiologische" Schmerz soll Warncharakter haben, der "pathologische" Schmerz hat sich verselbständigt und diesen Warncharakter verloren. Eine Folge dieses perpetuierten pathologischen Schmerzes ist die Schmerzkrankheit, die dann vorliegt, wenn ein Patient sekundäre psychische Veränderungen als Folge seiner dauernden oder rezidivierenden Schmerzen entwickelt hat. Neurophysiologische Substrate für solche psychischen Veränderungen gibt es bisher nicht. In einem unveröffentlichten Vortrag spekulierte der englische Neurologe P. NATHAN über seine Befunde an Patienten mit endogenen Depressionen. Er beobachtete, daß am Beginn einer depressiven Phase häufig Schmerzen früher durchgemachter Krankheiten "reaktiviert" werden. Er schloß daraus, daß längerdauernde Schmerzzustände im Hirn Engramme hinterlassen, die im Rahmen einer depressiven Phase reaktiviert werden können. Nach P. NATHANs Befunden muß der ursprüngliche Schmerz länger als zwei Wochen bestanden haben, um ein solches Engramm zu bilden.

FRAGE:
Gibt es eine Adaptation an den Schmerz?

ANTWORT:
In den Physiologiebüchern kann man oft lesen, daß Nozizeptoren bei einem andauernden Reiz nicht adaptieren. Damit würden sich Nozizeptoren von praktisch allen anderen Rezeptoren unseres Organismus unterscheiden. Polymodale C-Faser-Nozizeptoren können durch Hitzereize und durch kräftige mechanische Reize erregt werden. Mit beiden Reizarten ist es nicht ganz einfach, einen konstanten Reiz zu erzeugen. Verwendet man kontrollierte Strahlungshitze und hält die Hautoberflächentemperatur konstant, dann steigt die intrakutane Temperatur - und damit die Temperatur am Nozizeptor - während eines langdauernden Reizes kontinuierlich an, was manchmal zu Nozizeptorerregungen führt, die nach einer initialen phasischen Erregung und einer kurzen Adaptationsperiode ebenfalls kontinuierlich ansteigen (2).

Bei noxischer mechanischer Stimulation, etwa beim Quetschen einer Hautfalte, zeigen Nozizeptoren wie die bei diesem Reiz miterregten empfindlichen Mechanorezeptoren eine phasische Antwort, die etwa 10 s andauert, gefolgt von einer langsam adaptierenden tonischen Antwort. Interessanterweise adaptiert die Schmerzempfindung nicht, die durch einen solchen konstanten Reiz ausgelöst wird. Unsere Arbeitsgruppe hat in einer neueren Arbeit dieses Paradox untersucht (1).

Es gibt mehrere Erklärungsmöglichkeiten für einen langsam zunehmenden Schmerz bei gleichzeitig adaptierender, d. h. nachlassender Nozizeptoraktivität während eines mehrere Minuten andauernden noxischen Reizes. Eine Möglichkeit bestände darin, daß die empfindlichen Mechanoafferenzen im Zentralnervensystem die Impulse der nozizeptiven Afferenzen hemmen, wie das die Hypothese von WALL und MELZACK ("Gate control theory") annimmt. In der Tat adaptieren bei einem solchen langdauernden noxischen mechanischen Reiz die empfindlichen Mechanorezeptoren schneller als die Nozizeptoren, was zu einer langsam zunehmenden relativen (nicht absoluten!) Nozizeptorerregung führt. Noch wahrscheinlicher ist es, daß die synaptischen Übertragungsmechanismen für nozizeptive Signale im Zentralnervensystem mit so langen Zeitkonstanten ablaufen, daß eine Summation solcher Signale auch bei langsam abnehmender peripherer Aktivität auftreten kann. Sollte eine solche Besonderheit der zentralnervösen Schmerzübertragung existieren, dann würde sie auch erklären, warum Schmerz nach einem Reiz so langsam abklingt, obwohl nachweislich die peripheren Nozizeptoren bei den meisten Reizen keine langen Nachentladungen zeigen.

FRAGE:
Auch aus der Sicht der Therapie ergeben sich Fragen zur Adaptation. Es ist bekannt, daß die TNS und die spinale Elektrostimulation nach einigen Monaten Anwendung an Wirksamkeit verlieren. Gibt es dafür physiologische Erklärungen?

ANTWORT:
Physiologische Modelle existieren bislang nur für kurzdauernde Prozesse. Tierversuchsmodelle, die über Monate ablaufende Adaptationen zugängig machen, sind nicht bekannt und wohl auch schwer zu entwickeln.

Hinzu kommt, daß überhaupt noch keine Klarheit über den Wirkmechanismus elektrischer Stimulationsmethoden bei der Schmerzunterdrückung besteht. Bei der DCS ("Dorsal column stimulation") werden sicher nicht nur die Hinterstränge stimuliert, und z. B. bei der Elektroakupunktur werden sicher nicht nur A-Beta-Mechanoafferenzen gereizt (denen die ursprüngliche "Gate control theory" die Schmerzunterdrückung zuschrieb), sondern überwiegend Nozizeptoren.

Die Schmerzunterdrückung durch Erregung von Nozizeptoren an einer anderen Körperstelle soll das neurophysiologische Modell der "diffusen noxischen inhibitorischen Kontrolle" (DNIC) erklären, das von einer französischen Gruppe (J. M. BESSON) eingeführt wurde. Diese Gruppe konnte zeigen, daß die nozizeptiven Antworten zentraler Neurone der Ratte durch gleichzeitigen noziceptiven Input von einer anderen Körperregion gehemmt wurden. Diese Hemmung scheint vor allem im Hirnstamm stattzufinden. Die Frage ist, ob die bei der narkotisierten Ratte nachgewiesenen Mechanismen auf den wachen Menschen und auf klinische Situationen übertragbar sind.

FRAGE:
Gibt es eine Erklärung, daß zwei konkurrierende Schmerzen sich gegenseitig so beeinflussen, daß der primäre Schmerz durch ein sekundäres Schmerzphänomen besser tolerabel wird?

ANTWORT:
Soweit neurophysiologische Modelle mit allen bereits genannten Einschränkungen herangezogen werden können, gilt das oben über DNIC gesagte. Der Mensch hat sicher wie andere Säugetiere ein zentralnervöses Schmerzhemmsystem, zu dem mehrere Kerngebiete des Hirns beitragen, so das zentrale Höhlengrau, die Raphekerne, andere Kerne der Formatio reticularis usw. An solchen Strukturen der Schmerzhemmung kann es auch zur gegenseitigen Hemmung noxischer afferenter Signale kommen.

FRAGE:
Gibt es Nozizeptoren im Bereich der inneren Organe, z. B. im Darm, am Herzen? Es gibt Physiologen, die den Nozizeptorenbegriff ablehnen. Sie glauben, daß die C-Fasern eher eine trophische Funktion haben, alle Schmerzphänomene wären damit zental zu erklären.

ANTWORT:
Wenn ein Schmerz durch Reizung peripherer Rezeptoren hervorgerufen wird, dann offenbar nicht durch die Erregung beliebiger Typen von Rezeptoren. Viele Hautrezeptoren z. B. reagieren nur auf sehr schwache mechanische oder thermische Reize, im schmerzhaften Bereich sind sie hingegen nicht oder kaum erregbar. Diese Mechano- und Thermorezeptoren tragen sicher nicht zum Schmerz bei. Insofern ist der Nozizeptorbegriff sinnvoll. Nozizeptoren sind rezeptive Nervenendigungen dünner myelinisierter A-Delta- und unmyelinisierter C-Fasern. Ihre Erregung ist im schmerzhaften Bereich unter Laborbedingungen gut mit der Intensität des Schmerzes beim Menschen und der mit der Stärke des einwirkenden Reizes korreliert. Natürlich gibt es auch Inkongruenzen von Nozizeptorerregung und Schmerzverlauf, wie bereits oben dargestellt. Diese Inkongruenzen geben aber keinen Hinweis darauf, daß Nozizeptoren nicht bei Gewebsschädigungen für die Induktion von Schmerz verantwortlich sind.

Nozizeptoren hat man nicht nur in der Haut, sondern auch im Skelettmuskel und in den inneren Organen nachgewiesen. So gibt es etwa im Bereich der Herzkranzgefäße C-Faser-Afferenzen, die auf algogene Substanzen reagieren und wahrscheinlich für den Schmerz der Angina pectoris verantwortlich sind. Bei den viszeralen Rezeptoren ist das Erregungsspektrum allerdings monotoner als bei denen der Haut. So gibt es in der Darmwand neben empfindlichen Vibrationsrezeptoren mit myelinisierten Nervenfasern, die sicher nicht zur Schmerzentstehung beitragen, viele dünne Afferenzen, die auf Dehnung der Wand der Hohlorgane reagieren. Sie werden stärker erregt, wenn die glatte Muskulatur in der Darmwand sich kontrahiert. IGGO (3) hat diese Rezeptoren als "In series" bezeichnet, weil sie anscheinend in Serie zu den glatten Muskelfasern liegen. Es ist noch unklar, ob alle diese "In-series"-Rezeptoren Nozizeptoren sind, oder ob ein Teil von ihnen für die reflektorische Steuerung z. B. der Darmmotilität benötigt wird, auch Doppelfunktionen sind denkbar. Sicher gibt es aber auch im Bereich der Viszera nicht-nozizeptive Rezeptoren und Afferenzen, z. B. die oben genannten Vibrationsrezeptoren.

LEMBECK zitiert hier die Theorie des protektiven Systems von SCHAUMANN. Ein Anstieg von CO_2 führt zu einer vermehrten Atmung, um das CO_2 abzuatmen. Die Dehnung der Harnblase führt zu einem Miktionsreflex. Prinzipiell gilt, daß für jeden Mechanismus, der zu einer Schädigung führt, eine reflektorische, protektive Abwehr existiert. Alle diese Mechanismen haben primär nichts mit Schmerz zu tun. Diese Reflexe sind alle durch Morphin hemmbar. Es kann durchaus passieren, daß diese Schutzmechanismen ein normales physiologisches Maß übersteigen. In diesen Fällen ist es sinnvoll, diese reflektorischen Hemmechanismen durch Morphin zu unterdrücken. So führt z. B. beim Herzinfarkt die Schmerzreaktion zu einer enormen sympathischen Reaktion, durch die der Infarkt noch wesentlich vergrößert wird. Morphin kann diesen Mechanismus unterbrechen.

FRAGE:
Von Neurophysiologen wird darauf hingewiesen, daß der normale gesunde Nerv auf eine Kompression nicht mit einer Stimulation reagiert. Der chronisch eingeklemmte Nerv reagiert jedoch durchaus, und zwar sehr heftig mit Schmerz auf Druck. Es gibt die Theorie, wonach sich im Bereich der Kompression Nozizeptoren bilden. Hat sich diese Theorie bestätigt?

ANTWORT:
Physiologisch bestehen hier Probleme mit der Definition des Rezeptors. Der Rezeptor im sinnesphysiologischen Sinn ist eine spezialisierte Nervenendigung oder eine spezielle Sinneszelle, an der die Nervenzelle ansetzt. Heute wird der Rezeptor jedoch mehr im pharmakologischen, molekularbiologischen Sinn verwendet, d. h. als Komplex in einer Nervenzellmembran. In bezug auf den Nozizeptor verwenden wir den Rezeptorbegriff im alten Sinne. Aus Untersuchungen ist bekannt, daß es bei Läsion eines Nerven zu einer Aussprossung des Nerven kommt, die mit einer veränderten Erregbarkeit des Nerven einhergeht. Beklopfen Sie z. B. einen regenerierenden Nerven, bekommen Sie elektrisierende Empfindungen. Dies ist nicht auf Nozizeptoren beschränkt, sondern es werden die mechanoaktiven Fasern an ihren aussprossenden Enden empfindlich. Sie werden dennoch keine Mechanorezptoren in dem bisher üblich definierten Sinne werden. Diese

Phänomene wird man wahrscheinlich für die Erklärung mancher pathologischer Schmerzen heranziehen können.

FRAGE:
Gibt es physiologische Modelle zur Differenzierung zweier verschiedener Arten von Schmerzen mit unterschiedlicher Empfindlichkeit gegenüber peripher bzw. zentral angreifenden Analgetika?

ANTWORT:
Verschiedene nozifensive Reaktionen von Versuchstieren sind unterschiedlich gut beeinflußbar durch peripher bzw. zentral wirkende Analgetika. Es gibt allerdings kein einzelnes Verhaltensmodell, das eine einfache Differenzierung zwischen diesen beiden Substanzgruppen erlaubt.

FRAGE:
Es gibt angeblich auch ein Schmerzsystem, das mit dem Kalziumstoffwechsel in Zusammenhang stehen soll, z. B. beim Morbus Paget oder Morbus Sudeck. Welche Zusammenhänge sind hier bekannt?

ANTWORT:
In tierexperimentellen Untersuchungen erbrachte die Anwendung von Kalzitonin keine Effekte im Hinblick auf eine Schmerzunterdrückung.

FRAGE:
Warum wirkt bei manchen Schmerzen die Applikation von Wärme, bei anderen Schmerzen die von Kälte sich schmerzdämpfend aus?

ANTWORT:
So unübersichtlich die klinische Literatur in diesem Punkt ist, es läßt sich doch eine Leitlinie ablesen: Bei akuten Entzündungen empfiehlt sich eher die Kälteanwendung, bei chronischen Entzündungen eventuell die Wärmeapplikation. Die Kälteanwendung bei akut entzündlichen Prozessen läßt sich neurophysiologisch stützen, da die entzündungsbedingte Spontanaktivität der Nozizeptoren durch Abkühlen unterdrückt werden kann. Außerdem hemmt Abkühlung Entzündungsprozesse. Die Wärmeapplikation bei chronischen Entzündungszuständen könnte möglicherweise der Umstimmung des vegetativen Nervensystems, insbesondere des Nervus sympathicus, dienen. Dabei handelt es sich um einen unspezifischen Effekt.

FRAGE:
ZIMMERMANN hat in seinem Beitrag die Wirkung der Katecholamine auf bestimmte biochemische Vorgänge an peripheren Nervenstrukturen geschildert. Außerdem betonte er die zentrale Wirkung der

Katecholamine. Welchen Stellenwert haben diese modulierenden Faktoren der Katecholamine auf die Schmerzverarbeitung bzw. -perzeption?

ANTWORT:
Die Erregung des peripheren Nervenendes durch Bradykinin wird über Freisetzung von Prostaglandinen verstärkt. Die zentralhemmende Wirkung des Noradrenalins ist wahrscheinlich durch Noradrenalinrezeptoren erklärbar. Werden diese Rezeptoren erregt - und dies ist bei jeder Art von Erregung der Fall -, so ist vorstellbar, daß dies eine Hemmung der Schmerzverarbeitung bedeutet (LEMBECK).

FRAGE:
Bei der Reizung peripherer C-Fasern sieht HANDWERKER eine Vasokonstriktion, LEMBECK dagegen eine Vasodilatation. Handelt es sich bei der Beobachtung von HANDWERKER eventuell um eine nicht-noxische Reizung des Nervus saphenus? Bei der Reizung der hinteren Wurzel des Rückenmarks tritt normalerweise eine vermehrte Durchblutung auf. Es muß offenbleiben, inwieweit man eine Vasodilatation mit einer hämodynamischen Komponente gleichsetzen kann. Handelt es sich also um eine Durchblutungsvermehrung oder ist es nur eine passive Dilatation auf Substanz P?

ANTWORT:
Hier handelt es sich nur scheinbar um einen Widerspruch. Die von HANDWERKER beschriebene Vasokonstriktion ist ein sympathischer Reflex auf noxische Reizung, der in der Umgebung der gereizten Hautstelle zu beobachten ist, etwa bei Reizung des Zeigefingers am Mittelfinger. Der afferente Schenkel dieses Reflexes wird durch die Nozizeptoren gebildet, der efferente Schenkel durch die Hautvasokonstriktoren.

LEMBECK hat hingegen den Befund beschrieben, daß bei Reizung der afferenten nozizeptiven C-Fasern an deren Nervenendigungen eine vasodilatatorische Substanz freigesetzt wird, vermutlich Substanz P. Diese Sekretion führt zur "antidromen Vasodilatation", antidrom deshalb, weil der Effekt in die Peripherie hinausläuft, während die elektrischen Signale der betreffenden Nervenfaser ins Zentralnervensystem geleitet werden. Afferenter und efferenter Schenkel dieser Reaktion sind also dieselben (afferenten) Nervenfasern. Man spricht auch vom "Axonreflex".

Fragen zur Substanz P

FRAGE:
Ist es richtig, daß die Substanz P sowohl an der Synapse zum zweiten Neuron als auch am Nozizeptor, d. h. am distalen Ende

des Nerven, freigesetzt wird? Bedeutet dies, daß ein Nerv sowohl eine afferente als auch efferente Leitung haben kann?

ANTWORT:
Die Freisetzung der Substanz P ist für das zentrale und periphere Ende des Nerven nachgewiesen. Physiologisch kennt man nur die orthodrome Reizleitung in diesem Nerven. Wird das periphere Ende des Nerven gereizt, so tritt dort auch die Substanz P aus. Eine antidrome Leitung in diesen Nerv kommt dagegen unter physiologischen Bedingungen nicht vor. Die Freisetzung der Substanz P am Nozizeptor bedeutet bereits einen schmerz- oder schadenabwehrenden Effekt. Die Substanz P führt zu einer vermehrten Durchblutung des Gewebes und damit zu einem rascheren Abtransport der schädigenden Noxe über das Kapillar- oder Lymphsystem. Bewirkt wird dies teilweise auch durch eine Histaminfreisetzung aus den Mastzellen.

FRAGE:
Gibt es Substanzen, die die Wirkung der Substanz P hemmen können?

ANTWORT:
Es sind Peptide bekannt, die als Antagonisten wirken. Klinisch kann das noch nicht ausgenützt werden, da diese Peptide eine starke neurotoxische Wirkung besitzen.

FRAGE:
Gibt es ein Morphinderivat, das nicht in das Gehirn hinein diffundiert? Ist bei Anwendung dieses Präparates nicht mehr mit einer Atemdepression zu rechnen?

ANTWORT:
Es handelt sich um N-Methylmorphin, das nicht ins Gehirn eintreten soll. Dennoch findet man bei peritoneal ausgelöstem Schmerz bei der Maus eine Schmerzhemmung, nicht dagegen bei thermischer Einwirkung, z. B. auf den Rattenschwanz. Wahrscheinlich handelt es sich hier jedoch auch um einen spinalen Schmerz. Ferner hat man einen Antagonisten gefunden, der wahrscheinlich auch ein N-Methylmorphinderivat ist, der diese periphere Wirkung des neuen Derivats unterbindet.

FRAGE:
Ist die Substanz P nur in Nerven nachweisbar oder tritt sie im Gesamtorganismus auf, meßbar als Konzentration im Blut?

ANTWORT:
Nach den bisherigen Erkenntnissen kommt die Substanz P nur im Nerven vor. Die im Blut nachgewiesenen sehr geringen Mengen von Substanz P stammen wahrscheinlich aus dem enteralen Nervensystem. Diese Fasern sind nicht durch Capsaicin blockierbar.

Die Blockade des Nerven durch Capsaicin verursacht wahrscheinlich eine Hemmung des afferenten Transports des Nerve growth factor. Dadurch verliert das Neuron seine Funktion.

FRAGE:
Die Wirkung von Morphinderivaten, sowohl oral als auch epidural appliziert, kann durch die gleichzeitige Gabe von Clonidin verstärkt werden. Wie ist diese Wirkung zu erklären?

ANTWORT:
Von Clonidin ist bekannt, daß es auch in niedriger Dosierung bereits eine sedierende Wirkung hat. Dadurch wird zweifelsohne die analgetische Wirkung der Opiate verstärkt. Die zweite Erklärungsmöglichkeit besteht darin, daß Morphin die Abgabe von Katecholaminen aus adrenergen Fasern hemmt. Bei längerer Morphinanwendung kommt es dadurch zu einer starken Verminderung der Katecholaminabgabe und dadurch zu einer vermehrten Sensibilisierung der Katecholaminrezeptoren. Wird Morphin abgesetzt, steigt die Katecholaminfreisetzung wieder an, die Katecholamine treffen dann auf hochsensibilisierte Rezeptoren. Damit erklären sich die enormen adrenergen Effekte in der Entzugssymptomatik bei Morphinisten. Diese sind mit Clonidin unterdrückbar. Clonidin wirkt als Alpha-2-Agonist an den adrenergen Nervenendigungen und vermindert dort die Abgabe von Noradrenalin.

Verfahren zur Messung der Schmerzintensität

FRAGE:
Zur Messung der Schmerzintensität werden verschiedene Skalen eingesetzt. Gibt es eine Schmerzintensitätsskala, die bevorzugt werden sollte?

ANTWORT:
Ein allgemein anerkanntes Verfahren ist bisher noch nicht gefunden worden. Die Mehrzahl der Teilnehmer vertritt die Auffassung, daß die Methode der visuellen Analogskalierung noch den besten Kompromiß darstellt. Die Skalen, die sich einer Kategorisierung des Schmerzes bedienen, sind zum individuellen Vergleich eventuell geeignet. Die größte Schwierigkeit bei der Verwendung dieser Skalen besteht jedoch in der Tatsache, daß die Bewertung des Schmerzes rein subjektiv ist und daß große sprachliche Unterschiede in den einzelnen Skalen bestehen. Aus Gründen der Einheitlichkeit und zur Anpassung an den angloamerikanischen Sprachraum sollte die visuelle Analogskala in Zukunft nur mehr mit einer Bandbreite von 10 cm, horizontal angeordnet, verwendet werden.

Im persönlichen Vergleich kann die Beurteilung nach dieser visuellen Analogskala durchaus eine objektive Beurteilung einer

Schmerzintensitätsänderung darstellen. Problematisch wird die Aussage wieder bei der Definition der Endpunkte der Skala. Das linke Ende der Skala ist als "kein Schmerz", das rechte Ende der Skala als "unerträgliche Schmerzen" zu definieren. Die Teilnehmer des Workshops wenden sich zwar gegen die Definition des unerträglichen Schmerzes als den Schmerz, der unmittelbar zum Suizid führt, wegen der Vergleichbarkeit der Ergebnisse mit dem internationalen Schrifttum muß sie aber wohl beibehalten werden.

Zur Überprüfung der Wirkung von Medikamenten ist die visuelle Analogskala durchaus geeignet; sie erlaubt eine stufenlose Beurteilung im Gegensatz zur verbalen Skala. Bei der Beurteilung eines Therapieerfolges bei ambulanten Schmerzpatienten hat sich nach Ansicht von KOSSMANN die verbale Skalierung als wesentlich besser geeignet herausgestellt. Natürlich ist auch hier Voraussetzung eine exakte Einweisung in die Definition der verwendeten Schmerzkategorisierung. Die Erfahrung zeigt, daß besonders alte Patienten mit der visuellen Analogskala Schwierigkeiten haben.

Die visuelle Analogskala ist auf einer Theorie von S. S. STEVENS aufgebaut (6). Die Untersuchungen haben ergeben, daß sich die Empfindungsstärke einer Sinnesmodalität proportional übersetzen läßt in die Empfindungsstärke einer anderen Sinnesmodalität (Intermodalvergleich). Eine einfache Kontrollmodalität liegt im visuellen Bereich. Außerdem hat sich gezeigt, daß die Abschätzung von Strecken ebenfalls sehr einfach zu handhaben ist.

Dadurch, daß nur die Endpunkte der visuellen Analogskala festgelegt sind, ist zu hoffen, daß der Patient eine intraindividuell exakte Schmerzbeurteilung gibt. Ein interindividueller Vergleich wird, gleichgültig mit welcher Skalierung, immer schwierig sein, da der Schmerz eine subjektive Erfahrung ist.

Um die Wirksamkeit eines Medikamentes zu überprüfen, ist ein intraindividueller Cross-over-Versuch notwendig. Nur so ist eine vergleichende Untersuchung möglich. Bei Medikamenten- und Therapieerfolgstestungen hat sich außerdem bewährt, daß man eine Doppelschätzung durchführt, d. h. man benützt die Skala erst dazu, das absolute Schmerzniveau abschätzen zu lassen und im zweiten Schritt erst die Frage zu stellen, um wieviel besser sich der Patient nach Behandlung fühlt.

Die Frage wurde aufgeworfen, inwieweit die kontinuierliche Registrierung von Atemfrequenz, Puls und Blutdruck eventuell auch eine Möglichkeit darstellt, Änderungen dieser Größen mit Änderungen des Schmerzempfindens zu korrelieren. Diese Möglichkeit ist durchaus zu diskutieren für die Beurteilung der Behandlung eines akuten Schmerzes, nicht jedoch bei chronischem Schmerz. Auch die Bestimmung von Kortisol, Adrenalin oder des T-3- bzw. T-4-Spiegels hat keine Korrelation zur Schmerzintensität erbracht.

FRAGE:
Gibt es Möglichkeiten einer Vergleichsmessung zwischen einem chronischen Schmerzzustand und einem iatrogen erzeugten Standardschmerz?

ANTWORT:
Durch Anlegen eines Tourniquet wird ein Schmerz erzeugt, der auf einer Analogskala klassifiziert wird (5). Weiterhin wird die Zeit gemessen, die verstreicht, bis der Patient angibt, daß der Standardschmerz mit dem primären Schmerz identisch sei. Die Stauung wird so lange aufrechterhalten, bis der Patient angibt, daß die Schmerzen unerträglich geworden seien. Aus diesen beiden Zeitangaben wird ein Quotient gebildet. Diese Methode kann mit der visuellen Analogskala verglichen werden. Zu diskutieren ist weiter die Methode von KOBAL, der durch Reizung der Nasenschleimhaut ebenfalls einen Standardschmerz erzeugen kann.

Es ist mit diesem Verfahren möglich, ein objektives Korrelat der Schmerzhaftigkeit zu messen. Wie bei allen vergleichenden Schmerzmessungen fehlt jedoch die Komponente der Schmerzempfindung des Patienten. Der Schmerz ist eben nicht ein eindimensionales, sondern ein mehrdimensionales Phänomen. Die emotionale Komponente des Schmerzes kann hiermit auch nicht erfaßt werden. Sie wird wesentlich davon beeinflußt, wie beängstigend der Schmerz für den Patienten ist, d. h. was er erwartet bzw. befürchtet.

FRAGE:
Findet man mit psychometrischen Untersuchungen ein charakteristisches Profil bei Schmerzkranken?

ANTWORT:
LASSNER gibt als klare Antwort nein. SCHREML zitiert aus einer Publikation 1982 im Cancer, wo 600 Krebspatienten nach den Auswirkungen des Schmerzes auf ihre Lebensaktivität und -freude befragt wurden. Bei gleicher Einschätzung des Schmerzes waren die Auswirkungen auf die genannten Größen signifikant unterschiedlich, je nachdem, worauf die Patienten den Schmerz zurückgeführt hatten. Führten die Patienten ihren Schmerz auf die Krebserkrankung zurück, fanden sich enorme Auswirkungen auf ihre Lebensfreude und -aktivitäten. Führten sie den Schmerz auf andere Ursachen zurück, war ihre Lebensqualität wesentlich weniger beeinträchtigt. Der Schmerz wird demnach immer als eine subjektiv empfundene Größe zu betrachten sein.

Organisation der Schmerztherapie

FRAGE:
Welche Strukturen der Schmerztherapie haben sich organisatorisch bewährt?

ANTWORT:
Im Beitrag KREUSCHER ist ein Beispiel aufgeführt, wie mit den vorhandenen Strukturen eine Schmerztherapie flächendeckend organisiert werden kann. Es ist der Versuch unternommen worden, verschiedene Spezialisten mit ihren diagnostischen und therapeutischen Möglichkeiten in die Versorgung des chronisch schmerzkranken Patienten einzubinden.

FRAGE:
Die Behandlung eines Schmerzkranken muß interdisziplinär erfolgen. Die Frage ist, aus welchen Spezialdisziplinen sich eine solche Gruppe zusammensetzen soll.

ANTWORT:
Mehr als in anderen Bereichen der Medizin gilt hier der Grundsatz, daß der sich beteiligen soll, der es kann. Ein Ausschließlichkeitsanspruch eines Fachs ist gerade in der Behandlung des Schmerzkranken nicht tragbar. Entscheidend ist, daß eine Gruppe von Ärzten Methoden erprobt und - wenn sie sich bewähren - ihre Ergebnisse weitergibt, und daß eine zweite Gruppe von Ärzten existiert, die bereit ist, derartig geprüfte Verfahren anzuwenden und wiederum ihre Erfahrungen an die erste Gruppe zurückzumelden.

Literatur

1. ADRIAENSEN, H., GYBELS, J., HANDWERKER, H. O., VAN HEES, J.: Nociceptor discharges and sensations due to prolonged noxious mechanical stimulation - a paradox. Hum. Neurobiol. $\underline{3}$, 53 (1984)

2. BECK et al.: Brain Res. $\underline{67}$, 373 (1974)

3. IGGO, A.: Tension receptors in stomach and urinary bladder. J. Physiol. $\underline{128}$, 593 (1955)

4. SANDERS, S. H., Mc KEEL, N. L., HASE, B. D.: Relationship between psychopathology and graduated spinal block findings in chronic pain patients. Pain $\underline{19}$, 367 (1984)

5. STEINBACH, R. A.: The Tourniquet pain test. In: Pain measutement and assessment (ed. R. MELZACK). New York: Raven Press 1983

6. STEVENS, S. S.: Cross-modality validation of subjective scales for loudness, vibration and electric shock. J. Exp. Psychol. $\underline{57}$, 201 (1959)

Nervenblockaden bei der Schmerzbehandlung
Von H. C. Niesel

Pharmakologische Grundlage für die Durchführung von Nervenblockaden zur Schmerzbehandlung stellt die Beeinflussung der Schmerzleitung in den peripheren Nerven dar. Für die Wirkung können als Erklärungsmodell zwei Phänomene genannt werden:
1. die Differentialblockade und
2. der Wedensky-Block.

Differentialblock
Der unterschiedliche Aufbau der Nervenfasern erklärt das unterschiedliche Verhalten gegenüber verschiedenen Konzentrationen von Lokalanästhetika. Dünne, nicht oder gering myelinisierte Fasern, z. B. A-Delta- und C-Fasern, zeigen bereits bei niedrigen Konzentrationen von Lokalanästhetika eine Einschränkung ihrer Funktion. Dies ist teilweise durch wenig behinderte Diffusion in die dünnen bzw. nicht myelinisierten Nerven begründet. Bei einer lokalen Applikation eines Lokalanästhetikums werden außerdem bei einem dicken Nerven weniger Ranviersche Schnürringe als bei einem dünnen Nerven erfaßt (Abb. 1 a). Dies bedeutet, daß bei einer Unterbrechung mehrerer aufeinanderfolgender Schnürringe die Überleitung viel stärker als lediglich beim Unterbrechen eines einzelnen Schnürringes beeinflußt wird (6).

Wedensky-Block
Sowohl während der Latenzzeit als auch während des Abklingens eines regionalen Blocks kann beobachtet werden, daß Nervenimpulse nur teilweise übergeleitet werden. Es ist z. B. möglich, daß von einer Folge von Impulsen nur jeder zweite oder dritte Impuls sein Ziel erreicht (Abb. 1 b). Damit wird auch die Folge nozizeptiver Impulse eingeschränkt.

Lokalanästhetika
Als Lokalanästhetika werden mittellang- und langwirkende Lokalanästhetika angewandt. Mittellangwirkende Lokalanästhetika sind Lidocain, Prilocain und Mepivacain. Unter den langwirkenden besitzt Bupivacain die größte Bedeutung. Die erforderlichen Konzentrationen zeigt die Tabelle 1. Es muß jedoch auch beachtet werden, daß eine Differentialblockade in der typischen Form, zumindest in gewissen Grenzen, nur bei einer Periduralanästhesie zu beobachten ist. Bei Blockaden peripherer Nerven wird, wahrscheinlich weil dort Effekte im Sinne eines Wedensky-Blocks möglich sind, auch die motorische Innervation selbst bei niedrigen Konzentrationen beeinflußt. Dies läßt sich dynamographisch nachweisen und bedeutet, daß eine muskuläre Belastung, auch nach einem sympathischen oder sensiblen Block eines gemischten sensibel-motorischen Nerven, vermieden werden sollte. Der Einsatz von Lokalanästhetika mit Zusätzen ist unzweckmäßig.

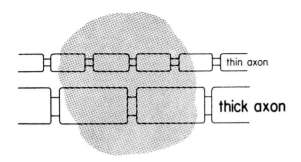

Abb. 1 a. Schematische Darstellung der Wirkung des Differentialblocks (Aus 6)

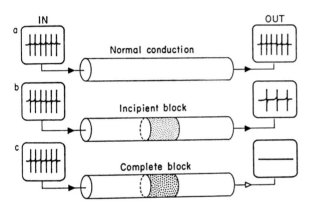

Abb. 1 b. Wedensky-Block (transitorischer Block). In b) wird nur ein Teil der Impulse übergeleitet (Aus 6)

Technische Voraussetzung stellt die Bereitstellung des notwendigen Instrumentariums dar. Bei umschriebenen kleineren peripheren Blockaden sollte folgendes bereitliegen: geeignete, gutlaufende Glas- oder Einmalspritzen, Nadeln der Größe 1 - 20 und einer Länge von 24 - 80 mm sowie aufschiebbare Reiter (Gummi) zur Markierung. Beatmungsmöglichkeit (Beutel mit Maske und Ventil), O_2-Anschluß, Guedel-Tubus. Notfallmedikamente: Barbiturate, z. B. Penthotal, oder Benzodiazepin, z. B. Valium, Kreislaufmittel (z. B. Akrinor, Atropin, Suprarenin), Natriumbikarbonat. Bei ausgedehnteren, insbesondere auch sympathischen Blockaden Intubationsmöglichkeit (Endotrachealtubus, Laryngoskop), eventuell EKG-Monitor.

Durchführung
Der zeitliche Ablauf sollte so gegliedert werden, daß nach Vorliegen einer ausführlichen Schmerzanamnese und des Untersuchungsbefunds, zusätzlicher fachspezifischer Befunde (neurologisch, orthopädisch, neurochirurgisch, internistisch), der Kenntnis des Gerinnungsstatus und eventuell Röntgenbilder ein diagnostischer Block erfolgt.

Tabelle 1. Differentialblockade mit unterschiedlichen Lokalanästhetika

Lokalanästhetikum Name	Sympathischer Block %	Sensibler Block %	Motorischer Block %
Prilocain (Xylonest)	0,5	1	2
Lidocain (Xylocain)	0,5	1	2
Mepivacain (Scandicain) (Meaverin)	0,5	1	2
Procain (Novocain) kurzwirkend	0,5 - 1	1 - 2	
Bupivacain (Carbostesin) (Bupivacain-Woelm)	0,125	0,25	0,5

Die diagnostische Blockade stellt eine wesentliche Indikation für periphere Nervenblockaden dar. Mit ihrer Hilfe gelingt es, eine genauere Lokalisation der Schmerzausdehnung zu erzielen. Neben der unmittelbaren Schmerzrezeptorenblockade lassen sich die Afferenzen und bei Bedarf auch die efferenten Motoneuronen hemmen. Sehr wesentlich sind dabei aber auch Blockaden der efferenten Sympathikusfasern.

Die diagnostischen Blocks sollen im peripheren Schmerzgebiet beginnen und sich je nach Notwendigkeit nach zentral hin konzentrieren. Dies gestattet eine zarte Technik mit sehr dünnen Nadeln. Zu nennen sind besonders Triggerpunktinfiltrationen bei pseudoradikulären Syndromen. Man gewinnt dadurch auch das Vertrauen des Patienten, der in der Regel viele, oft auch sehr belastende Behandlungen über sich hat ergehen lassen müssen. Da die individuelle Anatomie oft wesentlich variiert, werden diagnostische Blockaden mit mittellangwirkenden Lokalanästhetika durchgeführt. Kommt es zu Komplikationen, sind diese kurzdauernd und erfordern nur eine kurze Überwachung und Therapie (1, 2).

Die Behandlung muß regelmäßig kontrolliert werden. Eine genaue Protokollierung des subjektiven Schmerzerlebnisses des Patienten ist wesentlich, da sie das weitere therapeutische Vorgehen entscheidend bestimmt. Im Anschluß an die Blockaden kann am einfachsten, insbesondere bei überwiegend sympathisch ausgelösten Blockaden, die Hauttemperatur gemessen werden. Bei isolierten Blockaden ist jedoch der Einfluß des Blocks auf die Hauttemperatur gering. Im Anschluß an die diagnostischen Blocks werden Serien mit sechs bis 12 Einzelblockaden angeschlossen.

Indikationen
Indikationen für isolierte Nervenblockaden stellen Einklemmungsneuropathien, Virusneuropathien, tumorbedingte neurale Schmerzen, posttraumatische Schmerzen, eventuell Phantomschmerzen, atypische Neuralgien sowie Reflexdystrophien in Ergänzung zu

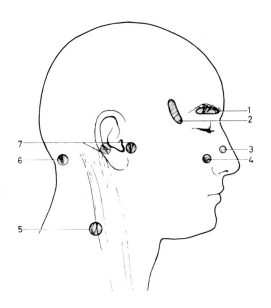

Abb. 2. Periphere Blockaden am Schädel (Aus 9).
1. N. supraorbitalis, 2. und 7. Blockaden des N. auriculotemporalis, 3. N. nasalis, 4. N. infraorbitalis, 5. Plexus cervicalis superficialis, 6. N. occipitalis

Sympathikusblockaden dar (3, 4, 8). Die wesentlichen, für die Praxis bedeutsamen Techniken sind folgende:

N. trigeminus
Der N. infraorbitalis wird perkutan im Bereich des Foramen infraorbitale erreicht (Abb. 2). In der Verlängerung der Pupille, 1 - 2 cm unterhalb des unteren Orbitarandes, wird schräg von kaudal kommend mit der Nadel das Foramen aufgesucht. Das notwendige Volumen beträgt 1 - 1,5 ml. Der N. mentalis wird am Foramen mentale, an der Grenze zwischen dem 1. und 2. Prämolaren anästhesiert. Die Nadel muß dabei von dorsokranial nach unten in Richtung auf das Foramen geführt werden, das in der Mitte zwischen Alveolarrand und Unterkieferrand liegt. Es werden 0,5 - 1 ml injiziert (2).

Der N. supraorbitalis wird am Foramen supraorbitale am mittleren Drittel des knöchernen Orbitaoberrandes ausgeschaltet, der N. auriculotemporalis neben der A. temporalis oder in seinen peripheren Ästen temporal oder retroaurikulär. Neben den oben genannten Indikationen können sich diese Blockaden in der Behandlung einzelner Kopfschmerzformen als zweckmäßig erweisen.

Die proximale Anästhesie des N. mandibularis (Abb. 3) erfolgt bei therapeutischer Indikation am einfachsten unter Verwendung einer 5 - 6 cm langen dünnen Nadel, die senkrecht zur Haut in der Mitte der Incisura mandibulae eingestochen wird. In ca. 4 cm Tiefe erreicht die Kanülenspitze Knochenkontakt. Nach Zurückziehen um wenige Millimeter wird mit einem Volumen von 3 ml Lokalanästhetikum im allgemeinen auch das Ganglion pterygopalatinum einbezogen. Gefahren stellen die versehentliche intravasale Injektion, die Entwicklung eines Hämatoms und die Injektion in die Tuba Eustachii bei zu tiefem Vorschieben der Nadel dar. Es sollten dünne Nadeln benutzt werden.

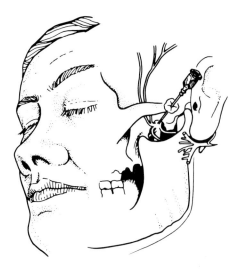

Abb. 3. Blockade des N. mandibularis (Aus 5)

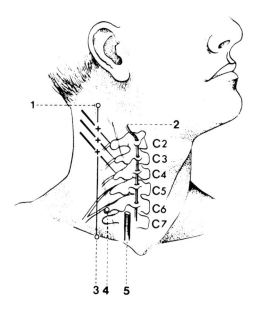

Abb. 4. Blockade des Plexus cervicalis profundus (Aus 2)

Plexus cervicalis
Blockaden des Plexus cervicalis lassen sich peripher und paravertebral durchführen. Paravertebrale Blockaden betreffen bevorzugt den 2. und 3. Nerven (C-2- und C-3-Block). Dabei wird die Nadel in 45°-Richtung von lateral nach Palpieren des Querfortsatzes bis zum Knochenkontakt geführt (Abb. 4). Nach sorgfältiger Aspiration werden 2 - 3 ml Lokalanästhetikum injiziert. Besondere Vorsicht ist bei horizontaler Nadelführung notwendig, da die A. vertebralis ebenso wie der Peridural- oder Spinalraum erreicht werden können. Die Nadel darf nicht zwischen die beiden Querfortsätze geraten. Der N. occipitalis wird am Hinter-

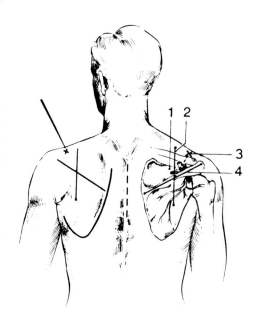

Abb. 5. Blockade des N. suprascapularis (Aus 2)

haupt ausgeschaltet (Abb. 2). Im Bereich der Ansätze der Mm. trapezius und semispinalis in Höhe der Linea nuchae wird medial der Arterie der N. occipitalis major, 2,5 cm lateral davon der N. occipitalis minor anästhesiert. Das Injektionsvolumen beträgt 1 - 2 ml (1).

Plexus brachialis
Der Plexus brachialis wird therapeutisch im wesentlichen an zwei Punkten ausgeschaltet. Die erste Möglichkeit ist die interskalenäre Plexusanästhesie nach WINNIE (paravertebral). Die zweite Injektionsmöglichkeit besteht axillär. Dies erweist sich für die therapeutischen Maßnahmen als zweckmäßiger. Nach 90°-Abduktion des Armes wird die Arterie aufgesucht. Möglichst proximal in der Axilla wird eine 14er Nadel am günstigsten unter Verwendung eines Verbindungsschlauches ("immobile Nadel") schräg in Richtung auf die Arterie geführt (2). Bei therapeutischen Maßnahmen werden Parästhesien nicht bewußt ausgelöst, insbesondere nicht bei Serienblockaden. Die axilläre Blockade des Plexus brachialis ist eine Alternative zum Stellatumblock. Sie kann wechselweise oder auch ersatzweise durchgeführt werden. Das erforderliche Injektionsvolumen beträgt 30 ml. Die sympathisch effektive Konzentration sollte dann nicht überschritten werden.

Neben dem Plexus brachialis erweist sich besonders der N. suprascapularis als therapeutisch wichtig. Der Nerv wird folgendermaßen anästhesiert: Nach Palpation der Spina scapulae wird die Winkelhalbierende zwischen einer Senkrechten in der Mitte der Scapula und der Spina gebildet (Abb. 5). Der Injektionspunkt liegt etwa 2,5 cm lateral, die Nadel wird nach medial und kaudal bis zum Knochenkontakt eingeführt und bei Verschwinden des Knochenkontaktes nach vorherigem Verschieben der Nadel erfolgt die Injektion (6 - 8 ml). Der N. axillaris kann im Be-

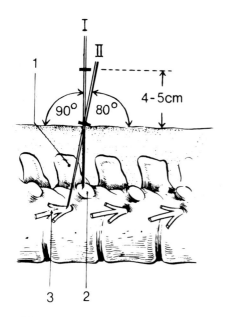

Abb. 6. Paravertebralblockade (Aus 2). 1. Dornfortsatz, 2. Querfortsatz, 3. Nervenwurzel

reich des Schultergelenkes dorsal blockiert werden. Periphere Blockaden am Arm können den N. radialis in der Oberarmmitte betreffen. Den N. radialis und N. medianus sowie den N. ulnaris kann man im Bereich des Ellenbogengelenkes blockieren (2). Diese peripheren Blockaden sind jedoch nur ausnahmsweise und dann im wesentlichen zu diagnostischen Zwecken indiziert.

Paravertebralblockaden
Unter den Spinalnerven erweisen sich Blockaden in der Paravertebralregion der Lendenwirbelsäule als sinnvoll. Diese können in Bauch- oder Seitenlage vorgenommen werden. Nach dem Setzen einer Hautquaddel wird eine 10 cm lange Nadel senkrecht zur Haut bis zum Knochenkontakt, im Abstand von 3 - 4 cm lateral des Dornfortsatzes, eingestochen. Nach Knochenkontakt mit dem Querfortsatz wird die Nadel zurückgezogen und in einem Winkel von 80° kaudal am Querfortsatz vorbei ca. 2 cm vorgeschoben. Es werden 1 - 3 ml injiziert (Abb. 6).

Interkostalblockaden
Thorakal lassen sich für den Patienten angenehmer die Spinalnerven im Interkostalbereich anästhesieren. Die Interkostalblockaden erweisen sich im allgemeinen beim therapeutischen Einsatz als ausreichend. Ca. 5 - 8 cm lateral der Mittellinie, am zweckmäßigsten lateral der Muskulatur, wird die Nadel bis auf die Rippe geführt. Unter Verschieben der Haut wird die Nadelspitze etwa 3 mm unterhalb des unteren Rippenrandes vorgeschoben. Tiefer darf die Nadel nicht eingeführt werden, da sonst das Risiko eines Pneumothorax droht. Es werden 2 - 3 ml injiziert. Wegen der überlappenden Innervation ist es zweck-

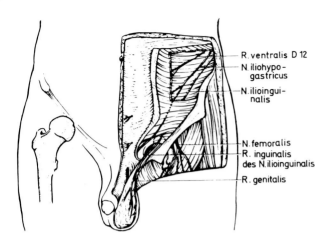

Abb. 7. Verlauf der Nn. iliohypogastricus, ilioinguinalis und femoralis (Aus 7)

mäßig, bei Schmerzen in einzelnen Spinalnerven auch die benachbarten Nerven einzubeziehen (2).

Blockaden im Inguinalbereich
Die peripheren Nerven der Lumbalregion können im Bereich der vorderen Bauchwand ausgeschaltet werden (Abb. 7). Die Nn. iliohypogastricus und ilioinguinalis werden durch eine Injektion medial und oberhalb der Spina iliaca anterior superior subfaszial bzw. intramuskulär anästhesiert (4 - 6 ml Lösung).

Der N. femoralis läßt sich unterhalb des Leistenbandes lateral der A. femoralis mit 10 - 20 ml Lösung blockieren. Er findet sich in einer Tiefe zwischen 2 - 4 cm (Abb. 8). Der N. cutaneus femoris lateralis wird 2,5 cm medial und unterhalb der Spina iliaca anterior superior aufgesucht. Nach Durchstechen der Fascia lata werden 5 - 8 ml Injektionslösung injiziert. Der N. obturatorius wird nach einem Einstich 1,5 cm kaudal und lateral vom Tuberculum pubicum bis zum Knochenkontakt, anschließendem Rückführen und Senken der Nadel mit Führen der Spitze nach lateral bis zum Hineingleiten in das Foramen obturatum mit 10 ml Lösung ausgeschaltet.

Neben den genannten Blockaden ist es möglich, alle peripheren Nerven isoliert aufzusuchen. Im Einzelfall ist es sinnvoll, diese Lokalisation durch die Anwendung eines Nervenstimulators zu gewährleisten (2). Zu erwähnen sind Blockaden des N. phrenicus, Transsakralblockaden (z. B. bei Detrusorhyperreflexie), Ischiadikusblock oder Blockaden einzelner kutaner Äste größerer Nerven.

Periphere, überwiegend sensible Nerven können, da motorische Ausfälle nicht ins Gewicht fallen, auch langfristig durch Neurolytika blockiert werden. Es finden 20 % Ammoniumsulfat in Mischung mit gleichen Teilen Lokalanästhetikum (also 10%ige Lösung), absoluter Alkohol oder 5 % Phenolwasser Verwendung.

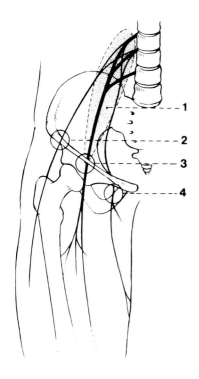

Abb. 8. Plexus lumbalis (Aus 2).
1. 3-in-1-Block, 2. Blockaden des N. cutaneus femoris lateralis, 3. Femoralisblock, 4. Obturatoriusblock

Der Einsatz von Neurolytika bedarf jedoch vorher genauer Lokalisation durch einen diagnostischen Block. Es dürfen nur geringe Volumina bei entsprechender strenger Indikationsstellung injiziert werden.

Literatur

1. AUBERGER, H.: Regionale Schmerztherapie. Stuttgart: Thieme 1971

2. AUBERGER, H., NIESEL, H. C.: Praktische Lokalanästhesie. Stuttgart: Thieme 1982

3. BONICA, J. J.: The management of pain. Philadelphia: Lea and Febiger 1953

4. BROWN, A. S.: Current views on the use of nerve blocking in the relief of chronic pain. In: The therapy of pain (ed. M. SWERDLOW). Lancaster: MTP Press 1981

5. ELLIS, H., FELDMANN, S.: Anatomy for anesthetists. Oxford: Blackwell 1979

6. DE JONG, R. H.: Local anesthetics. Springfield: Thomas 1977

7. KILLIAN, H.: Lokalanästhesie und Lokalanästhetika. Stuttgart: Thieme 1973

8. MEHTA, M.: Intractable pain. London, Philadelphia, Toronto: Saunders 1973

9. SCHMIDT, K.: Kopf-Hals-Wirbelsäule. In: Lokalanästhesie und Lokalanästhetika (ed. H. KILLIAN). Stuttgart: Thieme 1973

Facettenblockaden

Von U. Drechsel und H. Waisbrod

Facettenblockaden werden als erfolgreiches Verfahren bei sonst therapieresistenten Rückenschmerzen beschrieben. Trotz guter Übereinstimmung von Schmerzstimulation und nachfolgender Blockade sind die Langzeitergebnisse begrenzt, so daß der Stellenwert des Verfahrens künftig noch bestimmt werden muß.

Die Analyse wirbelsäulenabhängiger Beschwerden geht vom Bewegungssegment, nicht von der Einzelstruktur aus. Bereits 1933 war durch GHORMLEY (8) das Facettensyndrom als Schmerzursache von seiten der Wirbelsäule beschrieben worden. Durch die begrenzten Erfolge nach Bandscheibenoperationen wandte sich das Interesse, vermehrt nach 1975, den posterioren Anteilen des Wirbels mit den Wirbelbogen- oder Facettengelenken zu. Chronische Überlastung oder Fehlbelastung führt nach YONG und KIRKALDY-WILLIS (26) zum degenerativen Prozeß, der sich in die drei Phasen Dysfunktion, Instabilität und Stabilisierung gliedert. Dabei soll die Verschmälerung der Bandscheibe unter anderem zur Rückwärtsverlagerung des Wirbels und Subluxation der Wirbelgelenke führen.

Die Facettenblockade scheint hier exakte Informationen zu liefern, da sie eine Komponente des sogenannten Drei-Gelenk-Komplexes (11), bestehend aus den beiden Bogengelenken und dem Wirbelkörper-Diskus-Gelenk, ausschaltet.

Die Anatomie der schmerzempfindlichen Elemente der Wirbelsäule ist durch Mehrfachinnervation kompliziert, d. h. jede Einzelstruktur wird von mindestens zwei der drei in Frage kommenden Nerven versorgt, worüber aber im einzelnen unterschiedliche Auffassungen bestehen. Der N. sinuvertebralis Luschkae verläßt den Spinalnerven im Foramen intervertebrale vor dessen Aufteilung in einen dorsalen und ventralen Ast. Er versorgt zusammen mit Elementen des sympathischen Geflechts die vorderen Anteile des Wirbels, nach PARIS (19) aber auch Teile des Wirbelbogengelenkes. AUTEROCHE (1) nimmt eine weitere Versorgung des Gelenkes aus dem Ramus ventralis an. Die Hauptversorgung kommt aus dem medialen Ast des Ramus dorsalis des Spinalnerven, aber nicht nur für das betreffende Einzelsegment, sondern überlappend für jeweils drei Segmente. So versorgt zum Beispiel der Ramus dorsalis von L 3 den unteren Anteil des Wirbelgelenkes L 3/L 4, den oberen Anteil des Gelenkes L 4/L 5 und, wie man seit kurzem annimmt, durch einen Ramus ascendens auch Teile des Gelenkes L 2/L 3 (19). Einen speziellen Gelenknerven oder Gelenkast gibt es nicht. Dieser Ramus medialis ist am konstantesten erreichbar am Oberrand der Basis des Querfortsatzes (3, 4, 5).

Die Durchführung einer Facettenblockade bedeutet die Unterbrechung der Nervenleitung zum Gelenk lediglich im Ramus medialis, als vorübergehende Maßnahme mit Lokalanästhetikum oder als Neurotomie, bzw. Radiofrequenzkoagulation. Sie stellt wegen der zusätzlichen Nervenversorgung keine Denervierung des Gelenkes dar. Davon zu unterscheiden ist die intraartikuläre Injektion des Facettengelenkes selbst als diagnostischer Schritt vor jeder Blockade.

Technik

Die Facettengelenksinjektion wird durchgeführt in der Technik von MOONEY und ROBERTSON (16), die nachwiesen, daß Injektionen von 0,5 ml hypertoner Kochsalzlösung (6 %) in lumbale Wirbelbogengelenke lokale Schmerzen mit einem bestimmten Ausstrahlungsmuster erzeugen. Gelingt es auf diese Weise, den typischen Schmerz bei dem Patienten auszulösen und mit anschließender Injektion von 1 - 2 ml Lokalanästhetikum vollständig zu beseitigen, liegt ein wertvoller diagnostischer Hinweis vor. Mehrfache Wiederholung der Gelenkinjektion mit Lokalanästhetikum unter dreimaliger Zufügung von wasserlöslichem Kortison führt bei einer Reihe von Patienten zu langdauernder Linderung. Anderenfalls kann durch eine Facettenblockade die Unterbrechung des Ramus medialis und damit der Hauptnervenversorgung vorgenommen werden. REES (21) berichtete 1971 als erster über eine operative Nervendurchtrennung am Wirbelgelenk mit ausgezeichneten Ergebnisse. Da diese sich nicht bestätigen ließen, führte SHEALY (2) die perkutane Radiofrequenzkoagulation ein. Sie wird unter Berücksichtigung der neueren anatomischen Befunde noch heute durchgeführt: Patient in Bauchlage, Röntgen-Bildwandlerkontrolle, unter Lokalanästhesie wird die Ray-Elektrode 7 cm von der Mittellinie in Höhe des Querfortsatzes eingeführt und zum Oberrand der Wurzel des Querfortsatzes in den Winkel, den er mit dem Processus articularis superior bildet, dirigiert. Reizung des Nerven mit einer Impulsdauer von 1 ms, einer Frequenz von 25 - 50 Hz und einer Spannung von 1 - 3 V dient zur kurzdauernden typischen Schmerzprovokation beim Patienten, führt auch zur Stimulation der Paravertebralmuskulatur, aber zu keiner radikulären Ausbreitung. Danach erfolgt die Läsion durch Temperaturerhöhung an der Sondenspitze auf 80 °C für 90 s. Das Koagulationsareal beträgt dann etwa 1 cm^3 (Instrumentarium Firma Radionics, USA). Wegen der vermutlich dreifachen Innervation jeder Facette werden zusätzlich die jeweils darüber- und darunterliegende in gleicher Weise koaguliert; für Kreuzschmerzen in der Regel L 4/L 5/S 1. Bei S 1 liegt die Elektrode einmal zwischen Ala sacra und der oberen Facette von S 1 und zwischen letzterer und dem Foramen S 1. Nach der Koagulation erhält der Patient Analgetika und wird für einen Tag stationär aufgenommen.

Komplikationen der Methode selbst, abgesehen von Schmerz und lokaler Reizung, werden bei exaktem, radiologisch kontrolliertem Arbeiten unter Stimulation und Knochenkontakt nicht berichtet. Bei fehlerhafter Anwendung, aber auch bei plötzlicher Bewegung des Patienten kann allerdings der Spinalnerv geschädigt werden.

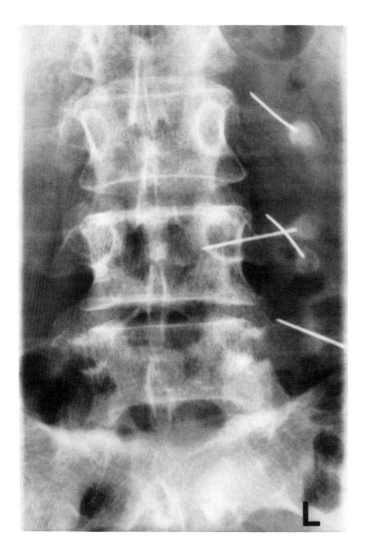

Abb. 1. Facettengelenkinfiltration: Die mediale Kanüle liegt am Gelenkspalt L 3/L 4.
Facettenblockade: Die drei lateralen Kanülen liegen am bzw. vor dem Oberrand des Querfortsatzes bei L 3, L 4, L 5

Klinische Richtlinien

Facetteninjektionen und -blockaden werden nicht primär bei akuten oder rezidivierenden Rückenschmerzen eingesetzt. Zunächst werden konsequent die konservativen Verfahren getestet: Ruhe, Wärme, peripher wirkende Analgetika, physikalische Therapie, einschließlich gezielter Mobilisation und Manipulation, und Triggerpunktinfiltrationen mit Lokalanästhetikum. Bleibt dies nach einigen Wochen erfolglos und ergeben sich aus dem Röntgenbild, der neurologischen Untersuchung und der Laboruntersuchung keine besonderen Hinweise, wird man entweder eine Epidural- oder eine Facettenblockade in Erwägung ziehen. Für eine Facettenarthropathie sprechen folgende Zeichen: dumpfer Schmerz im Lumbosakralbereich mit diffuser, nicht radikulärer Ausstrahlung, selten bis zur Wade; Schmerzverstärkung bei länger beibehaltener Stellung wie Stehen und Sitzen, bei plötzlicher Bewegung und Belastung und bei Rück- und Seitneigung; Erleichterung unter Ruhe, Wärme und leichter Bewegung. Die LWS-Beweglichkeit ist meist verringert, bis zur "Blockierung" des Wirbelgelenkes. Lokale Schmerzen bei Federungstest des Wirbelgelenkes. Die paravertebrale und ischiokrurale Muskulatur ist verspannt und verkürzt. Zusätzlich kann die Schmerzausstrahlung Hinweise auf das verursachende Gelenk geben, obwohl sich die Areale überlappen, wie Elektrostimulationsversuche zeigten (6, 12, 13).

Diese wenig präzise klinische Symptomatik zeigt die Überschneidung mit den Befunden der manuellen Medizin und anderen nichtradikulären Schmerzursachen im Wirbelsäulenbereich: Ligamente, Muskeln, Iliosakralgelenk, Kostotransversalgelenke. Der Einsatz der Facettengelenkinjektion ist deshalb differentialdiagnostisch wichtig, auch prognostisch z. B. vor posterioren Fusionsoperationen. Die Röntgenmorphologie liefert nur bei umschriebenen Störungen mit eindeutigem klinischem Korrelat Hilfe (17). Fortschreitende Osteoarthrose des Facettengelenkes kann zur Spinalnervenkanalstenose mit radikulären Ausfällen führen. Sie stellt keine Indikation für Facettenblockaden dar.

Kriterien für eine Thermokoagulation zur "Facettendenervierung" sind: wiederholte Schmerzfreiheit nach Facettenblockade, wiederholte Schmerzfreiheit nach Blockade des Ramus medialis rami dorsalis des Spinalnerven, keine Wurzelkompressionszeichen, keine psychische Überlagerung, eingeschränkt nach Voroperationen.

Ergebnisse

Nach vielversprechenden Studien bis 1980 (7, 10, 12, 14, 15, 16, 18) sind danach nur noch wenige und wesentlich zurückhaltendere veröffentlicht worden (2, 20, 24, 25). Bei Facettenblockaden im Lumbalbereich liegen die Anfangserfolge bei 50 - 70 %. Bei chronischen Schmerzpatienten führen wiederholte Gelenkinjektionen selten zu längerdauernder Schmerzreduktion. Die temporäre Schmerzfreiheit nach Gelenkinjektion läßt sich durch die Nervenblockade bzw. Koagulation des Ramus medialis nur in 65 % wiederholen. Sechs Monate nach dem Eingriff besteht Schmerzlinderung noch in 20 - 30 % der Fälle. Im eigenen Patientengut von 138 Koagulationen des Ramus medialis hatten nach einem Jahr noch 22 Patienten (15 %) eine Schmerzverminderung unter 50 % angegeben.

Vom Thorakalbereich isoliert werden keine Facettenbehandlungen berichtet, nach unseren geringen Erfahrungen sind die Ergebnisse schlecht.

Über den Zervikalbereich liegen Untersuchungen vor (9, 23), da hier die große Patientengruppe mit Nackenkopfschmerzen unterversorgt ist. Aus anatomischen Gründen können aber die Nerven der besonders interessierenden oberen Gelenke nicht koaguliert werden, sondern erst unterhalb C 3. Außerdem ist die Diagnosestellung besonders uneinheitlich. Für die Testinjektion besteht das erhebliche Risiko der hohen Spinalanästhesie. Allgemein für Facettennervkoagulationen gilt: Nach einer vorangegangenen Bandscheibenoperation sind die Erfolgschancen schlecht. Keine Besserung war zu erreichen nach zwei Bandscheibenoperationen, nach Fusionsoperationen, bei Arachnoiditis, bei psychischen Störungen mit primärem oder sekundärem Krankheitsgewinn. Eine kontrollierte Langzeituntersuchung gibt es bisher für keines der Verfahren.

Folgende Schwierigkeiten standen und stehen weiterhin übertragbaren Aussagen entgegen:

- Die Indikation erfolgt nach subjektiven Einschätzungen von Patient und Arzt; objektive Kriterien liegen nicht vor; es gibt keine klaren Diagnosen.

- Die Schmerzfreiheit nach Facettengelenkinjektion läßt sich durch Blockade und Koagulation des Ramus medialis nicht dauerhaft fixieren, da weitere nervale Zuflüsse zum Gelenk vorliegen.

- Der Nervenkoagulation als postganglionärer Neurotomie folgt vermutlich die rasche Regeneration des kurzen Nervens.

- Nomenklatur und Wissen über das Bewegungssegment verteilen sich auf die Disziplinen Orthopädie, Neurologie und manuelle Medizin.

- Fast alle vorliegenden Studien bedienen sich zudem unterschiedlicher anatomischer Koordinaten.

Aus Vorstehendem erhellt, daß der therapeutische Effekt der Thermokoagulation womöglich nicht in der spezifischen destruktiven Wirkung auf den Ramus medialis beruht, sondern unspezifischer Natur ist und als Hyperstimulation aufzufassen ist (25).

Zusammenfassung

Facettengelenkinjektion und Facettennervenblockade sind anatomisch präzise Verfahren, im Unterschied zu vielen anderen medizinischen Methoden. Sie haben kaum Nebenwirkungen. Diagnostisch ist ihr Wert höher einzuschätzen als therapeutisch, da nur ein das Wirbelgelenk betreffendes Syndrom bisher nicht zu definieren ist. Die Koagulation des Ramus medialis des Ramus dorsalis des Spinalnerven vermindert nozizeptive Afferenzen aus dem Gelenk, worauf ihr häufig vorübergehender Erfolg zurückgeführt wird. Ihr Einsatz ist nur im Rahmen einer umfassenden Wirbelsäulenrehabilitation sinnvoll.

Literatur

1. AUTEROCHE, P.: Innervation of the zygapophyseal joints of the lumbar spine. Anat. Clin. 5, 17 (1983)

2. BOAS, R. A.: Facet joint injections. In: Chronic low back pain (eds. M. STANTON-HICKS, R. A. BOAS), p. 199. New York: Raven Press 1982

3. BOGDUK, N., LONG, D. M.: The anatomy of the so-called "articular nerves" and their relationship to facet denervation in the treatment of low back pain. J. Neurosurg. 51, 172 (1979)

4. BOGDUK, N., LONG, D. M.: Percutaneous lumbar medial branch neurotomy. Spine 5, 193 (1980)

5. EDGAR, M. A., GHADIALLY, J. A.: Innervation of the lumbar spine. Clin. Orthop. 115, 35 (1976)

6. FAIRBANK, J. C. T., PARK, W. M., MC CALL, I. W., O'BRIEN, J. P.: Apophyseal injection of local anesthetic as a diagnostic aid in primary low back pain syndromes. Spine 6, 598 (1981)

7. GAWLOWSKI, J.: Schmerzausschaltung durch perkutane Elektrokoagulation der dorsalen Zweige der Spinalnerven bei vertebragenen Kreuzschmerzen. Z. Orthop. 118, 932 (1980)

8. GHORMLEY, R. K.: Low back pain with special reference to the articular facets with presentation of an operative procedure. J. Amer. med. Ass. 101, 1771 (1933)

9. HILDEBRANDT, J., ARGYRAKIS, A.: Die perkutane zervikale Facettdenervation - ein neues Verfahren zur Behandlung chronischer Nacken-Kopfschmerzen. Manuelle Medizin 21, 45 (1983)

10. IGNELZI, R. J., CUMMING, T. W.: A statistical analysis of percutaneous radiofrequency lesions in the treatment of chronic low back pain and sciatica. Pain 8, 181 (1980)

11. KIRKALDY-WILLIS, W. H.: The site and the nature of the lesion. In: Management of low back pain (ed. W. H. KIRKALDY-WILLIS), p. 91. Churchill Livingstone 1983

12. LORA, M., LONG, D.: So-called facet denervation in the management of intractable back pain. Spine 1, 121 (1976)

13. MC CALL, I. W., PARK, W. M., O'BRIEN, J. P.: Induced pain referral from posterior lumbar elements in normal subjects. Spine 4, 441 (1979)

14. MC CULLOCH, J. A., ORGAN, L. W.: Percutaneous radiofrequency lumbar rhizolysis (rhizotomy). CMA J. 116, 30 (1977)

15. MEHTA, M., SLUIJTER, M. E.: The treatment of chronic back pain. Anaesthesia 34, 768 (1979)

16. MOONEY, V., ROBERTSON, J.: The facet syndrome. Clin. Orthop. Rel. Res. (Phil.) 115, 149 (1976)

17. NIETHARD, F. U.: Die Form-Funktionsproblematik des lumbosakralen Übergangs. Stuttgart: Hippokrates 1981

18. OGSBURY III, J. S., SIMON, R. H., LEHMANN, R. A.: Facet "denervation" in the treatment of low back syndrome. Pain 3, 257 (1977)

19. PARIS, S. V.: Anatomy as related to function and pain. Orthop. Clin. N. Amer. 14, 475 (1983)

20. RASHBAUM, R. F.: Radiofrequency facet denervation. A treatment alternative in refractory low back pain with or without leg pain. Orthop. Clin. N. Amer. 14, 569 (1983)

21. REES, W. E. S.: Multiple bilateral subcutaneous rhizolysis of segmental nerves in the treatment of intervertebral disc syndrome. Ann. gen. Pract. 26, 126 (1971)

22. SHEALY, C. N.: Percutaneous radiofrequency denervation of spinal facets: treatment for chronic back pain and sciatica. J. Neurosurg. 43, 448 (1975)

23. SLUIJTER, M. E., KOERSVELD-BAART, C. C.: Interruption of pain pathways in the treatment of the cervical syndrome. Anaesthesia 35, 302 (1980)

24. THOMALSKE, G.: Facettendenervierung bei therapieresistentem Kreuzschmerz. In: Schmerz und Bewegungssystem (Schmerzstudien) (eds. M. BERGER, F. GERSTENBRAND, K. LEWIT), p. 321. Stuttgart, New York: Fischer 1984

25. WILKINSON, H. A.: The failed back syndrome, p. 199. Philadelphia: Harper & Row 1983

26. YONG-HING, K., KIRKALDY-WILLIS, W. H.: The pathophysiology of degenerative disease of the lumbar spine. Orthop. Clin. N. Amer. 14, 491 (1983)

Rückenmarksnahe Leitungsblockaden bei der Schmerzbehandlung

Von R. Dennhardt

Im Jahr 1894 beschrieb CORNING erstmalig die Injektion von Kokain in den Subarachnoidalraum, um chronische Schmerzzustände zu beseitigen. Ein Durchbruch in der Behandlung von chronischen Schmerzzuständen bei Krebspatienten war die Veröffentlichung von DOGLIOTTI im Jahre 1931 mit der Injektion von Alkohol in den Subarachnoidalraum, um eine chemische Rhizotomie zu erreichen. Fünf Jahre später veröffentlichten dann PUTNAM und HAMPTON erstmalig den Gebrauch von Phenol zur neurolytischen Blockade. Allerdings wurde erst im Jahr 1955 von MAHER hyperbare Phenollösung in den Subarachnoidalraum eingebracht, um auf diese Weise Schmerzen erfolgreich zu beherrschen.

Die Lokalanästhetika spielen bei der Behandlung von Karzinomschmerzen eine untergeordnete Rolle. Jedoch sind sie unbedingt erforderlich im Sinne des diagnostischen Blocks, um spezifische Bahnen und Mechanismen des Krebsschmerzes zu charakterisieren. Die prognostische Blockade ist sinnvoll, um Wirkungen und Nebenwirkungen einer Langzeitblockade durch neurolytische Substanzen oder neurochirurgische Operationen vorauszusehen. Nur so kann der Patient eine eigene kritische Stellung zu den Auswirkungen der neurolytischen Blockade bekommen. Im Bereich der therapeutischen Blockade werden lokale Anästhetika zweifelsohne ihren Stellenwert in der kurzfristigen Schmerzausschaltung für einen Zeitraum bis zu einer Woche behalten.

Weitere Indikationen für die Anwendung von Lokalanästhetika ist die Ausschaltung von reflektorischen sympathischen Antworten sowie die temporäre Schmerzausschaltung, um physikalischtherapeutische Maßnahmen zu ermöglichen.

Der Stellenwert der Lokalanästhetika könnte durch die Entwicklung von extrem langwirkenden Substanzen wieder erhöht werden. Obwohl verschiedenste Lokalanästhetika zur Verfügung stehen, ist der Bedarf für ein Arzneimittel oder eine Präparation mit ultralanger Wirkung für die postoperative Analgesie und für chronische Schmerzzustände groß. Dies gilt speziell dann, wenn es möglich wäre, eine Substanz herzustellen, die die sensorischen Fasern ausschaltet, ohne die motorischen Funktionen zu beeinträchtigen. Im Hinblick auf diese Problematik liegen richtungsweisende Untersuchungen von SCURLOCK und CURTIS vor, die Derivate des Tetraäthylammonium, bei dem die Äthylgruppe durch unterschiedlich lange Seitenketten ersetzt wurde, bezüglich der lokalanästhetischen Wirkung testeten (Abb. 1). Im Rattenversuch ergab sich bei einer Seitenkettenlänge von C_{12} eine Wirkdauer von 400 h.

Für die Ausschaltung unerträglicher Karzinomschmerzen stellt die intrathekale Neurolyse seit der Einführung des Phenols und

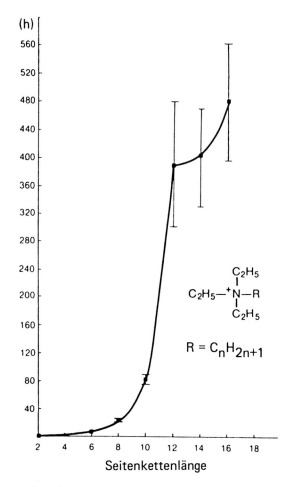

Abb. 1. Dauer der analgetischen Wirkung von TEA-Derivaten mit unterschiedlichen Seitenkettenlängen (Nach 18)

Berücksichtigung der Sterilitätskriterien ein wichtiges Verfahren dar. Folgende Gründe untermauern dies:
1. Die Qualität der Schmerzausschaltung ist in der Regel gut.
2. Die technische Durchführung ist unproblematisch.
3. Es ist kein langer Krankenhausaufenthalt notwendig.
4. Die Wirkungsdauer ist ausreichend lang und kann bei Bedarf wiederholt werden.
5. Auch bei kardiopulmonalen Risikopatienten kann diese Methode unbedenklich angewendet werden.
6. Komplikationen sind gering und gegebenenfalls voraussehbar.

Subarachnoidale Blockade mit Phenol und Alkohol

Neurolytische Blockaden sind ein wesentlicher Aspekt bei der Behandlung von Patienten mit unerträglichen Schmerzen. Wie jede

Methode, so weist auch die subarachnoidale chemische Blockade
Nebenwirkungen auf. Es ist jedoch schwierig, Vergleiche bezüglich der Inzidenz von Komplikationen aufzulisten, da die inter-
individuelle Varianz - primärer oder sekundärer Tumor, Radiotherapie, begleitende medikamentöse Therapie - sehr groß ist.

Substanzen zur chemischen Blockade sind:
1. Phenollösungen,
2. absoluter Alkohol,
3. Chlorocresol,
4. hypertone Kochsalzlösungen,
5. Ammoniumsulfat, -chlorid.

Patienten mit starken Schmerzen bei fortgeschrittenem Karzinom,
aber auch bei arteriellen Verschlußkrankheiten stellen ein großes
Potential dar. Insgesamt kann von einer großen Erfolgsquote mit
akzeptaler Nebenwirkungsrate ausgegangen werden, vor allem,
wenn andere Methoden der Schmerzausschaltung erfolglos blieben.

Generell verbietet sich eine neurolytische Behandlung bei jungen Patienten mit nicht klarer Diagnose sowie möglicherweise
auch bei Patienten, bei denen mit einer langen Überlebenszeit
zu rechnen ist.

Eine exakte unilaterale segmentale Blockierung kann auf jedem
spinalen Niveau vom Hals bis zum Perineum durch subarachnoidale
Injektionen erreicht werden. Vorsicht ist geboten, wenn Schmerzen bilateral lokalisiert oder weit ausgebreitet sind.

Technik

Das Ziel einer subarachnoidalen Neurolyse ist eine chemische
posteriore Rhizotomie.

Bei Anwendung von Alkohol als neurolytischem Agens muß der Patient sorgfältig gelagert werden, damit die maximale Konzentration des hypobaren Alkohols die hinteren Nervenwurzeln erreicht. Dies bedeutet, daß der Patient mit der erkrankten Seite
nach oben auf der Seite, etwas schräg - anterolateral - liegt.
Die Injektionshöhe für den absoluten Alkohol liegt am Austritts-
ort der Nerven aus dem Rückenmark bzw. dort, wo die Nerven die
Dura erreichen und über das Foramen intervertebrale den Wirbel-
kanal verlassen. Von SWERDLOW wird angegeben, daß die effekti-
vere Blockierung am erstgenannten Ort vorgenommen werden kann.

Der injizierte Alkohol führt zu einer Demyelination und Degeneration der dorsalen Wurzel. Ein Übergreifen von den dorsalen
Wurzeln auf die Hinterstränge kann nicht ausgeschlossen werden.

Zur Verbesserung der Lagerung wird der Patient auf einem Operationstisch so gelagert, daß die betroffene Region durch Aus-
knickung des Tisches am höchsten liegt (Abb. 2). Zur Vermeidung
von Nebenwirkungen sollte ein geringes Volumen (0,2 - 1 ml pro
Segment) langsam injiziert werden. Für ausgedehnte Blockierun-
gen empfehlen sich wiederholte, segmentale Injektionen, jedoch

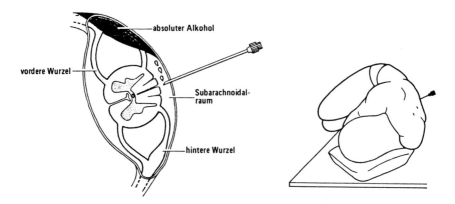

Abb. 2. Lagerung zur subarachnoidalen Injektion von Alkohol.
Weitere Erläuterungen im Text

sollte nicht mehr als 0,1 ml/min gegeben werden. Bei der zervikalen Alkoholinjektion ist darauf zu achten, daß die Punktion oberhalb der Mittellinie erfolgt, um eine Ausbreitungsbehinderung durch das Septum subarachnoidale dorsale bzw. Septum dorsolaterale zu vermeiden.

Noch während der Injektion verspürt der Patient einen brennenden Schmerz oder Parästhesien, die aber dann in eine komplette Analgesie übergehen. Um eine ungewollte Ausbreitung zu vermeiden, sollte der Patient für etwa 20 - 60 min in dieser Position belassen werden (6, 12).

Findet sich der zu behandelnde Schmerz auf beiden Seiten, so bietet sich eine seitengetrennte Blockade in Abständen von zwei oder drei Tagen an. Eine Alternative wäre eine gleichzeitige Blockade durch Bauchlagerung mit Exposition der zu blockierenden Wurzeln auf einem Operationstisch.

Phenol wird in der Regel in hyperbarer Lösung verwendet. Hierzu wird der Patient so gelagert, daß die betroffene Seite unten liegt - also dorsolateral - und die injizierte Phenollösung sich zu den auszuschaltenden Nervenwurzeln absenkt (Abb. 3).

Um eine unnötige Ausbreitung auf die Gegenseite zu vermeiden, sollte darauf geachtet werden, daß der Schliff der Spinalnadel nach unten gerichtet ist.

Phenol wird in 5- bis 7%iger Lösung verwendet, und zwar in Glyzerin gelöst. In der Vergangenheit wurde auch vielfach eine 7,5- bis 15%ige Lösung in 10%iger Iophendylatlösung benutzt. Glyzerin bietet jedoch den Vorteil, daß es schneller vom Phenol wegdiffundiert, so daß eine höhere Phenolkonzentration am Wirkort resultiert. Nach NATHAN et al. hat Phenol eine biphasische Wirkung: Initial zeigt sich ein lokalanästhetischer Effekt in Form von Wärmegefühl und Prickeln, bevor die permanente neurolytische Blockade einsetzt. Inwieweit Phenol eine Dif-

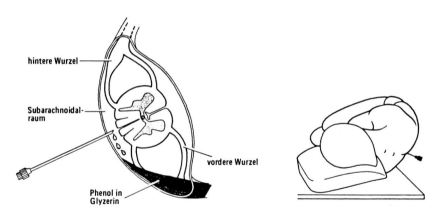

Abb. 3 a. Lagerung zur subarachnoidalen Injektion von hyperbarer Phenollösung

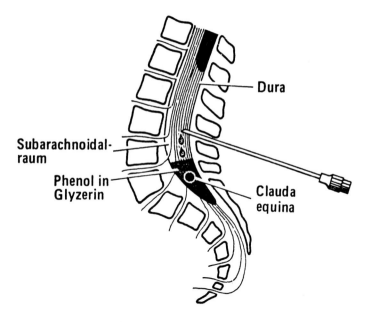

Abb. 3 b. Sattelblock mit hyperbarer Phenollösung zur Ausschaltung perinealer Schmerzen

ferentialblockade bewirkt unter Aussparung von myelinierten Fasern, ist Gegenstand von experimentellen und klinischen Beobachtungen.

Insgesamt läßt sich sagen, daß der Phenolblock nicht so ausgeprägt und von kürzerer Dauer ist im Vergleich zum Alkoholblock. Aufgrund der hyperbaren Eigenschaft der Phenollösung eignet sich diese als Sattelblock für die Schmerzausschaltung bei

Beckentumoren: Bei einem Injektionsvolumen von 2 ml sind Nebenwirkungen in Form von muskulärer Schwäche und Blasenstörungen minimal.

Als alternative Substanz zur Blockierung wird von einigen Autoren Chlorocresol angegeben, das in seiner Wirkung stärker als Phenol sein soll. Es wird in einer Verdünnung von 1 : 50 in Glyzerin verwendet; diese Lösung ist ebenfalls hyperbar. Zur Blockierung werden repetierende Dosierungen von 0,1 ml bis zu einem Gesamtvolumen von 0,5 - 0,7 ml für die sakrale und lumbale Region, 0,6 - 1 ml für die thorakale Region angegeben.

Die intrathekale Injektion von hyperbarer wie auch eiskalter Kochsalzlösung kann in einem bestimmten Umfang zu einer neurolytischen Wirkung beitragen.

Nach entsprechender Lagerung und Punktion im Lumbalbereich wird ein Aliquot von CSF abgezogen und 10 ml und mehr der genannten Lösungen rasch injiziert. Dieses Vorgehen ist durch die akuten Nebenwirkungen für den Patienten extrem belastend, so daß diese Injektionen häufig nur unter starker Sedierung oder gar Vollnarkose vorgenommen wurden. Der Vorteil soll in einer spezifischen Wirkung auf die schmerzübermittelnden C-Fasern zu sehen sein. Andererseits sind kardiovaskuläre Komplikationen bei prädisponierten Patienten durch die hypertone Lösung (7,5- bis 15%ig) zu erwarten.

Der Vollständigkeit halber sei auch die Anwendung von Ammoniumsulfat (6 - 12 %) zur Behandlung von Schmerzzuständen erwähnt; insgesamt scheint es aber keine Vorteile zu bieten.

Erstaunlich ist, daß die epidurale Neurolyse trotz der Beliebtheit der Epiduralanästhesie im operativen Bereich wenig zur Anwendung kommt. Gerade im zervikothorakalen Bereich vermag der epidurale Zugang eine effektive Schmerzauschaltung zu gewährleisten, unter der Voraussetzung, daß eine exakte Positionierung des Katheters erfolgen kann (Röntgenkontrolle). Es werden auch zunehmend Arbeiten veröffentlicht, in denen besonders die Anwendung im thorakalen und lumbalen Bereich durchgeführt wird, wenn die Blockierung vorher mit Lokalanästhetika effektiv war. Alkohol in einer Menge von 2 - 4 ml/Segment führt zu Blockaden, die im Mittel drei bis vier Monate anhalten.

Die Injektion von Phenol in Glyzerin oder wässeriger Lösung führt durchaus zu erfolgreichen Blockaden, über deren Dauer jedoch unterschiedliche Zahlen veröffentlicht werden: LOURIE und VANASUPA berichten über Schmerzausschaltungen von mehr als neun Monaten, MADRID berichtet nur über eine Wirkungsdauer von zwei bis vier Wochen.

Von WILKENING und LASSAUNIERE wurden unerträgliche Schmerzzustände bei maligner Grunderkrankung im thorakalen wie abdominellen Bereich mit gleicher Effektivität durch epidurale und subarachnoidale neurolytische Blockaden behandelt.

Tabelle 1 a. Ergebnisse subarachnoidaler Blockaden mit Alkohol

	Wirkung (%)		
	++	+	∅
DOGLIOTTI (1931)	59	25	16
BONICA (1958)	53	29	18
HAY (1962)	46	32	22
KUSUCU et al. (1966)	58	26	16

Tabelle 1 b. Ergebnisse subarachnoidaler Blockaden mit Phenol

	Wirkung (%)		
	++	+	∅
MAHER (1960)	62	6	32
CIOCOTTA (1967)	78	11	11
SWERDLOW (1975)	56	19	25
PAPO und VISA (1976)	40	35	25

Ein spezielles Problem stellt die Behandlung von Blasenschmerzen und -spasmen dar. SIMON und Mitarbeiter behandelten Patienten mit unerträglichen Blasenspasmen und -schmerzen mit transsakraler Nervenblockade bei S 3 bzw. S 2/S 4 mit 6%iger wässeriger Phenollösung. Bei der Beurteilung des Erfolges dienten die Patienten als ihre eigene Kontrolle, da sie vielfältig vorbehandelt waren.

Die Einschätzung der Ergebnisse der intrathekalen chemischen Neurolyse ist sehr schwierig. Dies hat seinen Grund zum einen in dem breiten Spektrum an behandelten Grunderkrankungen, zum anderen aber auch in der Problematik, objektivierbare Ergebnisse zu erfassen. Häufig sind weniger objektive Resultate von Bedeutung als vielmehr subjektive Empfindungen des Patienten. Die grobquantitativen Ergebnisse einiger Autoren bei subarachnoidalen Blockaden mit Alkohol bzw. Phenol sind in den Tabellen 1 a und 1 b dargestellt. Eine gute Wirkung ist in der Regel bei 50 - 60 % der Patienten zu erreichen, während absolute Versager beim Alkohol unter 20 %, beim Phenol unter 30 % liegen.

Für die vergleichbar hohen Quoten an Versagern sind im einzelnen keine stichhaltigen Gründe zu erkennen. Zu berücksichtigen sind vorangegangene Bestrahlungstherapien, entzündliche Vorgänge im Bereich der hinteren Wurzeln, tumorbedingte Abkapslungen der hinteren Wurzeln, begleitende Pharmakotherapie usw.

Komplikationen können auf die Punktionstechnik zurückzuführen sein, vorwiegend aber auf die Wirkung der neurolytischen Substanzen auf die Nervenfasern. Kopfschmerzen, Parästhesien und Taubheitsgefühl treten häufig auf, sind in ihrer Bedeutung jedoch als gering einzuschätzen. Bedeutungsvoller sind die Komplikationen, die sich in muskulären Paresen und Verlust der

Tabelle 2 a. Häufigkeit und Dauer von Nebenwirkungen nach intrathekaler Neurolyse (Nach SWERDLOW)

Dauer	
> 3 Tage	16 %
> 1 Woche	9 %
> 2 Wochen	6 %
> 1 Monat	3 %

Tabelle 2 b. Komplikationen nach subarachnoidaler Neurolyse, die länger als sieben Tage anhielten (SWERDLOW)

	N	Blasenlähmung	Darmatonie	Muskelparese	Parästhesie	Taubheit
Phenol	145	8	1	3	1	4
Chlorocresol	138	11	1	7	1	4

rektalen und vesikalen Sphinkterfunktionen äußern. Letztere Nebenwirkungen finden sich allerdings nur bei lumbosakraler Anwendung des neurolytischen Agens. In der Literatur finden sich zusätzliche Hinweise auf Schädigungen der Blutversorgung des Rückenmarks. Phenol scheint zu Gefäßen eine größere Affinität aufzuweisen.

Die Häufigkeit von Komplikationen hängt im wesentlichen davon ab, welcher Teil des Rückenmarks blockiert werden soll und wie viele Wurzeln eingeschlossen werden.

So wird eine Parese nur dann möglich sein, wenn die Blockade im zervikothorakalen oder lumbalen Bereich durchgeführt wird; Dysfunktionen von Blase und Darm resultieren in der Regel nur nach lumbosakralen Ausschaltungen. Die von SWERDLOW bei einem Kollektiv von 300 Patienten beobachteten Nebenwirkungen sind in den Tabellen 2 a und 2 b dargestellt. Die Inzidenz von Sphinkterfunktionsstörungen beträgt bei NATHAN 12 %, andere Autoren geben 25 % vesikale und rektale Dysfunktionen oder Extremitätenparalysen an.

Letztere Angaben beziehen sich auf Phenolinjektionen. DERRICK fand hingegen nur bei 18 von 685 intrathekalen Alkoholinjektionen eine Muskelschwäche oder eine Blasenstörung; diese hervorragenden Ergebnisse werden dadurch relativiert, daß zweimal eine komplette Paralyse beider Beine auftrat.

Die Methoden der neurolytischen rückenmarksnahen Blockaden sind durch die universell und unproblematisch anwendbare epidurale Opiatmedikation zweifelsohne zurückgedrängt worden.

Die neurolytischen Methoden weisen - im Vergleich mit anderen Verfahren - eine hohe Komplikationsrate und eine vergleichsweise unbefriedigende Erfolgsrate auf. Um so wichtiger ist es, die Indikation nach Abwägung überzeugend zu vertreten und ein adäquates technisches und pharmakologisches Vorgehen zu wählen.

Literatur

1. BONICA, J. J.: Diagnostic and therapeutic blocks. A reappraisal based on 15 years experience. Anesth. Analg. 37, 58 (1958)

2. CIOCATTO, E., MORICCA, G., CAVALIERE, R.: L'infiltration sous arachnoidienne antalgique. Cahiers Anesth. 15, 747 (1967)

3. DERRICK, W. S.: Subarachnoid alcohol block for the control of intractable pain. Acta anaesth. scand. 24 (Suppl.), 167 (1966)

4. DOGLIOTTI, A. M.: Traitement des syndromes douloureux de la péripherie par l'alcoolisation subarachnoidienne des racines postérieurs à leur émergencede la moelle épinière. Presse Med. 39, 1249 (1931)

5. HAY, R. C.: Subarachnoid alcohol block in the control of intractable pain: Report of results in 252 patients. Anesth. Analg. 41, 12 (1962)

6. ICHIYANAGI, K., MATSUKI, M., KINEFUCHI, S., KATO, Y.: Progressive changes in the concentration of phenol and glycerine in the human subarachnoid space. Anesthesiology 42, 622 (1975)

7. KUZUCU, E. Y., DERRICK, W. S., WILBER, S. A.: Control of intractable pain with subarachnoid alcohol block. JAMA 195, 541 (1966)

8. LOURIE, H., VANASUPA, P.: Comments on the use of intraspinal phenol-pantopaque for relief of pain and spasticity. J. Neurosurg. 20, 60 (1963)

9. MADRID, J.: Proceedings of Symposium on cancer pain. Florenz/Italien: 1975

10. MAHER, R. M.: Further experience with intrathecal and subdural phenol. Observations on two forms of pain. Lancet 1960 I, 895

11. MAHER, R. M.: Relief of pain in incurable cancer. Lancet 1955 I, 18

12. MATSUKI, M., KATO, Y., ICHIYANAGI, K.: Progressive changes in the concentration of ethyl alcohol in the human and canine subarachnoid spaces. Anesthesiology 36, 617 (1972)

13. NATHAN, P. W.: Control of pain. Ann. roy. Coll. Surg. Engl. 41, 82 (1967)

14. NATHAN, P. W., SCOTT, T. G.: Intrathecal phenol for intractable pain. Safety and dangers of the method. Lancet 1958 I, 76

15. PAPO, I., VISCA, A.: Phenol rhizotomie in the treatment of cancer pain. Anesth. Analg. 53, 99 (1974)

16. NATHAN, P. W., SEARS, T. A.: Effects of phenol on nervous conduction. J. Physiol. 150, 565 (1960)

17. PUTNAM, T. J., HAMPTON, A. O.: A technique of injection into the Gasserian ganglion under roentgenographic control. Arch. Neurol. Psychiatry 35, 92 (1936)

18. SCURLOCK, J. E., CURTIS, B. M.: Tetraethylammonium derivatives: Ultralong-acting local anesthetics? Anesthesiology 54, 265 (1981)

19. SIMON, D. L., CARRON, H., ROWLINGSON, J. C.: Treatment of bladder pain with transsacral nerve block. Anesth. Analg. 61, 46 (1982)

20. SWERDLOW, M.: Complications of neurolytic neural blockade. In: Neural blockade (eds. M. J. COUSINS, P. O. BRIDENBAUGH). Philadelphia, Toronto: Lippincott 1980

21. WILKENING, M., LASSAUNIERE, J. M., FREYSZ, M., FOISSAC, J. C., WEILLER, J., ROULET, J. J., HONNART, D.: La neurolyse chimique (alcool ou phénol). Ses indications à visée antalgique en pathologie cancereuse thoraco-abdominale. Anest. Anal. Réan. 38, 365 (1981)

Rückenmarksnahe Opioidtherapie
Von M. Zenz

Die rückenmarksnahe Opiatanalgesie ist auch fünf Jahre nach ihrer Einführung in die Klinik (1, 26) immer noch die jüngste Form der pharmakologischen Schmerzdämpfung. Zahlreiche Grundlagenuntersuchungen waren notwendig, um zum risikoarmen klinischen Einsatz der Methode hinzuführen. Auf diese Grundlagen soll hier nicht näher eingegangen werden (7, 14, 28).

Antinozizeptive Wirkung von Morphin
YAKSH und RUDY haben 1976 nachweisen können, daß die intrathekale Injektion von Morphin nozizeptive Reflexe auf spinaler Ebene hemmt. Diese antinozizeptive Wirkung von Morphin geht auf die Existenz von Opiatrezeptoren zurück, die sich außerhalb des Gehirns auch in der Substantia gelatinosa des Rückenmarks finden (20). Dieser Bereich des Hinterhorns ist auch besonders reich an opiatähnlichen Substanzen wie Metenkephalin oder auch der Substanz P.

Opiatrezeptoren
Man unterscheidet verschiedene Klassen von Opiatrezeptoren, die jeweils unterschiedliche Opiate binden können und unterschiedliche pharmakologische Wirkungen hervorrufen (18) (Tabelle 1). Die in der Klinik gebräuchlichen Opiate sind alle vorwiegend Liganden des Myrezeptors. Sie verursachen daher neben der zentralen oder spinalen Analgesie auch Nebenwirkungen, wie Atemdepression, Übelkeit, Euphorie, physische Abhängigkeit. Kappaagonisten, die spinale Analgesie ohne Atemdepression bewirken würden, sind bisher leider noch nicht in die Routine gelangt. Vom theoretischen Konzept her wäre ein Kappaagonist das ideale Opioid für die rückenmarksnahe Applikation.

Resorption des Opiats
Opiate verhalten sich nach intrathekaler oder epiduraler Injektion ähnlich wie Lokalanästhetika. Ihre Aufnahme vom Liquor in das Rückenmark ist weitgehend abhängig von der Fettlöslichkeit und dem Molekulargewicht. Fettlösliche Opioide penetrieren schneller und binden sich fester an die Opiatrezeptoren als wasserlösliche Substanzen (2, 9). Nach intrathekaler Injektion kann die Substanz nur im Rückenmark und seinen Gefäßen resorbiert werden oder im Liquor bleiben und mit ihm eventuell zum Gehirn transportiert werden. Nach epiduraler Injektion wird ein geringer Teil der Substanz durch die Dura den Liquor und das Rückenmark erreichen, ein erheblicher Teil wird aber in den venösen Gefäßen des Epiduralraums resorbiert und eine schnell einsetzende systemische Wirkung auslösen können (27).

Segmentale Schmerzdämpfung
Ähnlich wie in den Tierexperimenten von YAKSH und Mitarbeitern (28) läßt sich auch beim Menschen nachweisen, daß die spinale

Tabelle 1. Opiatrezeptoren

Myrezeptor	Kapparezeptor	Sigmarezeptor
Analgesie (zentral)	Analgesie (spinal)	Atemstimulation
Euphorie	Sedierung	Kreislaufstimulation
Atemdepression	Miosis	Dysphorie
Bradykardie	Ø Atemdepression	Halluzinationen
Hypothermie		Übelkeit
Physische Abhängigkeit		
Sedierung		
Übelkeit		

Opiatanalgesie eine streng segmentale Schmerzdämpfung auslöst (3). Die Toleranz auf schmerzhafte Reize war in der unteren Extremität deutlich stärker als in der oberen Extremität (3). Die Reaktionen auf Reize der oberen Extremität waren sehr ähnlich den Reaktionen, die nach intravenöser Opiatapplikation ermittelt wurden, was als Indiz für die gleichzeitige systemische Aufnahme des Opiats gewertet werden kann (3). Die gleiche ausgeprägte Wirkstärke der spinalen Opiatanalgesie ließ sich in der klinischen Situation der postoperativen Phase nachweisen. Auch hier war die Schmerzdämpfung durch epidurale Opiate signifikant stärker als durch intravenöse Opiate (10). Allerdings wäre es falsch, von einer echten Analgesie zu sprechen. Nicht alle Schmerzempfindungen sind ausgeschaltet, sondern wohl hauptsächlich die Qualitäten aus dem C-Faser-Bereich. Druckempfindungen, auch spitze Druckempfindungen, und die Wahrnehmung spitzer, scharfer Reize blieben nach spinaler Opiatapplikation erhalten (25). Ebenfalls unbeeinflußt sind die motorischen und sympathischen Efferenzen (3). Es kommt nicht zu einer Beeinträchtigung der Mobilität oder von Blutdruckverhalten und Herzfrequenz (3, 31).

Vergleicht man die rückenmarksnahe Applikation von Opiaten mit der von Lokalanästhetika, so sind erhebliche Unterschiede sichtbar. Der Wirkort der spinalen Opiatanalgesie ist die Substantia gelatinosa im Hinterhorn des Rückenmarks, während die Spinal- oder Periduralanästhesie vor allem an den Nervenwurzeln ihre Wirkung hervorruft. Die Lokalanästhetika können dosisabhängig alle Nervenfasern blockieren, sensible Afferenzen, motorische und sympathische Efferenzen. Opiate bewirken eine selektive Hypalgesie, so daß die spinale Opiatanalgesie für den Geburtsschmerz und die operative Schmerzausschaltung unwirksam ist. Die Periduralanästhesie ist für die Dauerbehandlung chronischer Schmerzen nicht praktikabel, während hier ein Hauptindikationsgebiet der spinalen Opiate liegt (Tabelle 2).

Nebenwirkungen
Die möglichen Nebenwirkungen stehen in enger Beziehung zu dem langsam von kaudal nach kranial ansteigenden Analgesieniveau (4). Juckreiz tritt auf, wenn das Analgesieniveau untere Thorakalsegmente erreicht, während Übelkeit bei einer Analgesiehöhe von Th 6 beobachtet wurde (4). Erbrechen kann sich ein-

Tabelle 2. Rückenmarksnahe Applikation (Modifiziert nach COUSINS und MATHER (7))

	Opiate	Lokalanästhetika
Wirkort	Substantia gelatinosa	Nervenwurzeln
Blockade	Selektive Hypalgesie	Blockade: sympathisch sensibel motorisch
Operativer Schmerz	unwirksam	wirksam
Geburtsschmerz	wenig wirksam	wirksam
Postoperativ	wirksam	wirksam
Chronischer Schmerz	wirksam	nicht praktikabel

stellen, wenn das analgetische Niveau zervikale Segmente betrifft. Dies ist ein sicherer Hinweis darauf, daß die Nebenwirkungsrate nur durch eine vor allem kaudal ausgeprägte Analgesiehöhe begrenzt werden kann. Neben den geschilderten Nebenwirkungen sind noch Miktionsstörungen und vor allem Atemdepression beschrieben (2, 3, 4, 5, 23, 30).

a) Übelkeit und Erbrechen
Übelkeit und Erbrechen treten nach intrathekaler wie nach epiduraler Opiatapplikation auf und sind bei allen Substanzen beobachtet worden (4). Etwa 4 - 6 h nach Opiatinjektion treten diese Nebenwirkungen auf, zu einem Zeitpunkt, wo die Hypalgesie zervikale Segmente erreicht (4). Es kann vermutet werden, daß Übelkeit und Erbrechen zurückgehen auf eine Modulation im afferenten Zustrom zur Area postrema am Boden des 4. Ventrikels und zum Tractus solitarius (4). Die Therapie bei Übelkeit und Erbrechen besteht in der Gabe von Antiemetika, z. B. dreimal 10 mg Domperidon.

b) Pruritus
Pruritus nach spinaler Opiatgabe ist nicht segmental begrenzt, sondern kann diffus am ganzen Körper auftreten oder aber begrenzt auf den Gesichtsbereich, ohne daß hier eine Hypalgesie nachweisbar wäre (4, 30). Eine Histaminfreisetzung oder die Wirkung von Konservierungsstoffen im Opiat kann nur gelegentlich für diesen Juckreiz verantwortlich gemacht werden (4). Pruritus wird öfter empfunden bei Patienten mit sensiblen Störungen, z. B. multipler Sklerose (19) oder diabetischer Neuropathie (15). Daher wird auch ein Zusammenhang zwischen der Wirkung von Morphin auf Trigeminuskerne und dem Auftreten von Pruritus angenommen (4). Eine eventuell notwendige Therapie kann mit intravenösen Gaben des Opiatantagonisten Naloxon erfolgen.

c) Miktionsstörungen
Miktionsstörungen sind für den Patienten sicher die subjektiv unangenehmsten Nebenwirkungen der spinalen Opiatgabe. Der Mechanismus dieser Nebenwirkung, die in etwa bei 15 % der vor allem männlichen Patienten auftritt, ist nicht völlig geklärt. Nach Untersuchungen von RAWAL et al. (21) ist eine Relaxierung

des Detrusormuskels für die Urinretention verantwortlich. Auch hier hilft Naloxon intravenös als Antidot.

d) Atemdepression
Die gefährlichste Nebenwirkung der spinalen Opiatanalgesie ist eine mögliche Atemdepression. Zwar ist die CO_2-Antwortkurve nach epiduraler Opiatapplikation deutlich weniger vermindert als nach intravenöser Applikation (3), aber größere Zusammenstellungen zeigen, daß doch immer wieder auch die epidurale Opiatanalgesie von einer Atemdepression gefolgt ist (11). Auch bei dieser Komplikation ist die Ursache in einer Diffusion zum Gehirn zu suchen (30), in diesem Fall zu den Atemzentren am Boden des 4. Ventrikels. Aus der Zusammenstellung von GUSTAFSSON und Mitarbeitern (11) sind die Gefährdungsfaktoren für eine Atemdepression ersichtlich. Zusätzliche systemische Opiate oder Sedativa bedeuten eine besonders hohe Gefährdung. Auch wiederholte epidurale Injektionen mit kurzen Zeitintervallen sind zu vermeiden. Bei zu geringen Schmerzen darf die Methode der spinalen Opiatanalgesie nicht eingesetzt werden. Wenn die Opiate hoch thorakal injiziert werden, ist die Diffusionsstrecke zum Gehirn kürzer und die Gefahr der Atemdepression erhöht. BROMAGE (2) weist immer wieder auf die Gefahren durch schlecht fettlösliche Substanzen hin. Morphin als wasserlösliches Opiat ist danach gefährlicher als die fettlöslichen Opioide wie z. B. Buprenorphin. Morphin diffundiert nur schwer vom Liquor ins Rückenmark und bindet sich schwerer als fettlösliche Opiate an die Opiatrezeptoren. Auf diese Weise bleibt ein hoher Prozentsatz der Substanz im Liquor und kann mit ihm nach rostral diffundieren und eventuelle Nebenwirkungen auslösen (2). Bei einer Atemdepression durch spinale Opiate ist der fraktionierte Einsatz des Opiatantagonisten Naloxon indiziert, bis die Atemdepression aufgehoben ist. Eventuell kann eine künstliche Beatmung über Maske oder Intubation notwendig werden.

Eine Atemdepression nach epiduralen Opiaten tritt bei freiwilligen Versuchspersonen in einer Häufigkeit von 100 % auf (3, 22). Bei der Therapie von Karzinomschmerzen dagegen ist eine Atemdepression nicht zu erwarten, wenn nicht gleichzeitig andere Methoden der Schmerztherapie angewandt werden (12, 13). Diese Tatsache kann zum einen Anhalt dafür sein, daß Schmerz ein potenter Antagonist der Atemdepression ist (12). Auf der anderen Seite kann folgender Mechanismus vermutet werden: Schmerz aktiviert die Empfindlichkeit oder die Anzahl der spinalen Opiatrezeptoren, so daß das Opiat das Gehirn nicht mehr in ausreichender Konzentration erreicht, um eine Atemdepression auszulösen. Jedenfalls ist der Unterschied zwischen schmerzfreien Versuchspersonen und Schmerzpatienten in bezug auf eine mögliche Atemdepression auffällig, da selbst opiatnaive Patienten mit Krebsschmerzen keine Atemdepression entwickeln, wenn ihnen Opiate systemisch oder spinal appliziert werden.

Intrathekale Opiatapplikation
Alle Gefahren und Komplikationen sind bei intrathekaler Opiatapplikation deutlich höher als nach epiduraler Applikation. Bei 10 % ist nach intrathekaler Opiatanalgesie mit einer Atem-

Tabelle 3. Nebenwirkungen (Nach COUSINS und MATHER (7))

	Spinale Opiate	Spinale Lokalanästhetika
Herz-Gefäß-System	Herzfrequenz: ∅ Blutdruck: ∅ Inotropie: ∅	Herzfrequenz: ↓ Blutdruck: ↓ Inotropie: ↓
Atmung	Frühe Depression (systemisch) Späte Depression (Liquor)	Nur bei hoher Blockade
ZNS Sedierung Übelkeit Urinretention Juckreiz Miosis Atemdepression	 + + + + + +	 (+) (+) + ∅ ∅ ∅

depression zu rechnen, während dies bei epiduralem Zugang nur in 0,3 % der Fälle zu fürchten ist. Die Gesamtrate an Komplikationen ist bei intrathekaler Gabe mit etwa 60 % anzusetzen, bei epiduraler Opiatgabe liegt dieses Verhältnis bei etwa 20 %. Diese Daten haben uns dazu geführt, ausschließlich den epiduralen Zugangsweg bei der spinalen Opiatanalgesie einzusetzen.

Epidurale Opiatanalgesie
Die epidurale Opiatanalgesie ist in vielen klinischen Situationen angewandt worden. Dazu gehören postoperativer Schmerz, Geburtsschmerz, Karzinomschmerz, ischämischer Schmerz, posttraumatischer Schmerz. Nicht in jeder dieser Indikationen ist die epidurale Opiatanalgesie in gleicher Weise geeignet. So hat beim Geburtsschmerz die epidurale Opiatanalgesie nur eine geringe Wirksamkeit, weil sie keine Blockade der sympathischen Efferenzen mit einschließt (8, 30).

Nebenwirkungen sowie Vor- und Nachteile der spinalen Opiate sind in den Tabellen 3 und 4 im Vergleich zur Spinal- und Periduralanästhesie dargestellt.

Therapie von Karzinomschmerzen
In der Behandlung von Karzinomschmerzen hat die epidurale Opiatanalgesie inzwischen einen festen Platz gewonnen. Die anfänglichen Berichte von BAHAR et al. (1) und MAGORA et al. (17) heben vor allem die lang anhaltende und äußerst starke Schmerzdämpfung hervor. Bei einer Reihe von Patienten, die mit Opiaten ausbehandelt schienen, ließ sich bei Wechsel auf die epidurale Applikation noch eine deutliche, teilweise komplette Schmerzdämpfung erreichen.

Wir setzen epidurale Opiate in der Krebsschmerztherapie nur unter bestimmten Voraussetzungen ein:

Tabelle 4. Vor- und Nachteile (+ Vorteil; - Nachteil)

	Spinale Opioide	Spinale Lokalanästhetika
Blutdruck	+	-
Motorik	+	-
Lagekontrolle	+	-
Antagonisten	+	-
Durapunktion	+	-
I.v. Injektion	+	-
Atmung	-	+

- bei Unwirksamkeit oraler Opiate,
- bei starken Nebenwirkungen unter oralen Opiaten,
- bei Patienten im finalen Stadium,
- wenn Operation, Neurolyse oder Chordotomie als Alternative nicht möglich sind.

Auch wenn unter diesen Voraussetzungen eine epidurale Opiatanalgesie eingesetzt wird, muß man sich der Nachteile der Methode bewußt sein:

- Es handelt sich nicht um eine endgültige Analgesieform.
- Es muß ein Katheter für die Dauer der Therapie in situ bleiben.
- Der Katheter erfordert besondere Pflege oder chirurgische Versorgung.
- Ein Epiduralkatheter bedingt die Gefahr der spinalen Infektion, d. h. Meningitis.

Bisher haben wir 142 Patienten mit Krebsschmerzen durch epidurale Opiate behandelt, davon 68 Patienten ambulant. Wir legen den Epiduralkatheter so nah wie möglich zu dem Segment des Hauptschmerzes, allerdings wegen der Atemdepressionsgefahr möglichst lumbal und nicht thorakal. Die Plazierung des Katheters wird mit Mepivacain unter Adrenalinzusatz getestet. Danach erfolgt die Testdosis des Opiats, entweder Morphin oder Buprenorphin. Nach Fixierung des Katheters mit einer Hautnaht wird die Punktionsstelle mit einer Polyvidon-Jod-Salbe und einem luftdurchlässigen Pflaster bedeckt.

Die epiduralen Injektionen werden zu Hause meist vom Patienten oder seinen Angehörigen vorgenommen, in der Klinik von den Pflegekräften. Alle zwei Tage soll der Patient in einer Polyvidon-Jod-haltigen Lösung baden. Danach wird ein neuer Verband angelegt und der Bakterienfilter gewechselt. In Abständen von zwei bis vier Wochen kontrollieren wir die Punktionsstelle und die Wirksamkeit der Therapie. Gegebenenfalls kann der Patient sich auch in kürzeren Abständen zur Kontrolle oder Korrektur des Katheters vorstellen.

Die notwendige Dosis des Opiates muß auf das jeweilige Schmerzniveau eingestellt werden. So haben wir Dosierungen zwischen 1 und 90 mg Morphin bzw. 0,15 und 1,8 mg Buprenorphin bei den

Tabelle 5. Peridurale Opiatanalgesie bei Patienten mit Karzinomschmerz (n = 142)

Tage	Therapiedauer n = 142	Liegezeit n = 248 Katheter
1 - 50	78	189
51 - 100	29	32
101 - 150	14	14
151 - 200	10	9
201 - 250	6	2
251 - 300	1	1
301 - 350	2	
351 - 400	1	
501		1
700	1	

einzelnen Injektionen benötigt. Die Tagesdosis lag zwischen 2 und 290 mg Morphin bzw. 0,15 und 7,2 mg Buprenorphin und zeigt den weiten Bereich, in dem eine Schmerzdämpfung bei Krebsschmerzen möglich und notwendig ist. Trotz dieser Dosisschwankungen wurde nur in wenigen Fällen eine Toleranz oder Gewöhnung gesehen. Bei den meisten Patienten ließ sich die Dosierung über lange Zeit konstant halten, wenn einmal eine ausreichende Einstellung erfolgt war.

In den meisten Fällen lagen die Epiduralkatheter entsprechend der Indikation "finales Stadium" nur wenige Wochen. Doch bei einzelnen Patienten ging die gute Schmerzdämpfung mit einer so starken Besserung der subjektiven Befunde einher, daß die Therapie über viele Monate durchgeführt werden konnte. Besonders diejenigen Patienten, die durch die höchst erfolgreiche Therapie mit epiduralen Opiaten eine unerwartet lange Lebensphase ohne Schmerzen verbrachten, lassen den Einsatz dieser Schmerztherapieform trotz aller methodischen Schwierigkeiten als berechtigt erscheinen. Bei einer Patientin wurde die Therapie über 700 Tage bis zu ihrem Tode durchgeführt. Bei fünf Patienten betrug die Therapie mit epiduralen Opiaten mehr als 250 Tage, bei 35 Patienten mehr als 100 Tage (Tabelle 5).

In den meisten Fällen war eine Therapie von einem lumbalen Zugang aus möglich. Insgesamt 40 Katheter wurden in thorakalen Segmenten gelegt, zwei Katheter sakral und ein Katheter zervikal.

Die Nebenwirkungen der epiduralen Opiate waren opiattypisch, traten allerdings in erheblich geringerer Frequenz als bei systemischen Opiaten auf. Bei 15 % der Patienten wurden Nebenwirkungen wie Übelkeit, Erbrechen, Hautjucken und Miktionsstörungen gesehen. Eine Atemdepression haben wir bei der Behandlung von Karzinomschmerzen nie beobachtet. Eine Atemdepression wurde auch bisher in der Literatur bei alleinigem Einsatz von epiduralen Opiaten zur Behandlung von Krebsschmerzen nicht berichtet. Insgesamt wurden unter dem fettlöslichen Buprenorphin weniger Nebenwirkungen beobachtet als unter dem wasserlöslichen Morphin.

Typische Katheterkomplikationen waren Katheterverstopfungen, subkutane Abknickung, Injektionsschmerz und Katheterbruch. Bei 13 der bisher behandelten 142 Patienten mußten wir eine lokale Infektion feststellen, bei zwei Patienten eine Meningitis, die nach entsprechender Therapie und Katheterwechsel symptomlos ausheilte.

Eine Indikation für die Untertunnelung des Epiduralkatheters haben wir bisher nicht gesehen, da wir meinen, daß damit eher mehr als weniger Komplikationen verbunden sind. Eine implantierbare Pumpe zur epiduralen Opiatanalgesie würden wir für gerechtfertigt halten, wenn psychische Gründe gegen ein nach außen hin sichtbares System sprechen. Dies ist sicher bei einer geringen Anzahl von jüngeren Patienten gegeben. Voraussetzung ist allerdings, daß man die Wirkung eines Pumpensystems zunächst mit einer externen Pumpe testet. Hier ist zu prüfen, ob das geringe Injektionsvolumen und eine maximale Konzentration von 20 mg Morphin pro ml bzw. 0,3 mg Buprenorphin pro ml für die Therapie ausreichen. Leider haben wir in diesem Punkt bisher Enttäuschungen erlebt, die gegen eine Pumpenimplantation sprachen. Ein geringeres Auftreten von Nebenwirkungen durch die komplette Implantation des Systems ist bisher nicht abzuleiten. Jedenfalls sind sowohl Atemdepressionen als auch Infektionen bei diesen Systemen aufgetreten (6, 16, 24).

Einige Fragen sind bei dieser Methode der Schmerztherapie nach wie vor offen. Das Opioid der Wahl scheint noch nicht gefunden, wenn auch vieles für ein fettlösliches Opioid spricht. Ideal wäre ein wirksamer Kappaagonist. Die Sicherheit vor einer möglichen Atemdepression ist zwar bei der Therapie von Krebsschmerzen nach der bisherigen Literatur recht groß, aber ein Beweis steht noch aus. Die minimale effektive Opiatkonzentration und das minimale Injektionsvolumen lassen sich in Analogie zur Therapie mit oralen Opiaten nur individuell bestimmen. Häufige Dosiskorrekturen können möglich sein und schränken die Anwendung von Infusionspumpen ein.

Die epidurale Opiatanalgesie ist eine wertvolle Ergänzung in der Palette der Schmerztherapie. Diese Methode erscheint unverzichtbar zumindest für diejenigen Karzinompatienten, deren Schmerzen sich mit oralen Opiaten nicht oder nur schwer beherrschen lassen.

Literatur

1. BEHAR, M., MAGORA, F., OLSHWANG, D., DAVIDSON, J. T.: Epidural morphine in treatment of pain. Lancet 1979 I, 527

2. BROMAGE, P. R.: Epidural analgesia. Philadelphia: Saunders 1978

3. BROMAGE, P. R., CAMPORESI, E., LESLIE, J.: Epidural narcotics in volunteers: Sensitivity to pain and to carbon dioxide. Pain 9, 145 (1980)

4. BROMAGE, P. R., CAMPORESI, E. M., DURANT, P. A., NIELSEN, C. H.: Nonrespiratory side effects of epidural morphine. Anesth. Analg. 61 490 (1982)

5. BROMAGE, P. R., CAMPORESI, E. M., DURANT, P. A., NIELSEN, C. H.: Rostral spread of epidural morphine. Anesthesiology 56, 431 (1982)

6. COOMBS, D.: Malignant pain - the Dartmouth experience with continuous epidural analgesia. Symposium: Intraspinal Narcotic Analgesia. Palm Springs/USA, April 1983

7. COUSINS, M. J., MATHER, L.: Intrathecal and epidural administration of opioids. Anesthesiology 61, 276 (1984)

8. CRAWFORD, J. S.: Experiences with epidural morphine in obstetrics. Anaesthesia 36, 207 (1981)

9. CUBE, B. von, TESCHEMACHER, H. J., HERZ, A., HESS, R.: Permeation morphinartig wirksamer Substanzen an den Ort der antinociceptiven Wirkung im Gehirn in Abhängigkeit von ihrer Lipoidlöslichkeit nach intravenöser und nach intraventrikulärer Applikation. Naunyn-Schmiedeberg's Arch. Pharmacol. 265, 455 (1970)

10. ENGQUIST, A.: Grundlagen der periduralen Opiat-Analgesie und klinische Erfahrungen. In: Peridurale Opiat-Analgesie (ed. M. ZENZ). Stuttgart, New York: Fischer 1981

11. GUSTAFSSON, L. L., FRIBERG-NIELSEN, S., GARLE, M., MOHALL, A., RANE, A., SCHILDT, B., SYMRENG, T.: Extradural and parenteral morphine: Kinetics and effects in postoperative pain. A controlled clinical study. Brit. J. Anaesth. 54, 1167 (1982)

12. HANKS, G. W., TWYCROSS, R. G., LLOYD, J. W.: Unexpected complication of successful nerve block. Anaesthesia 36, 37 (1981)

13. HANKS, G. W., TWYCROSS, R. G.: Pain, the physiological antagonist of opioid analgesics. Lancet 1984 I, 1477

14. JURNA, I.: Die pharmakologischen Grundlagen der Spinalanalgesie mit Morphin. Anästh. Intensivmed. 24, 381 (1983)

15. KOSKI, D. W., FRASER, J. G.: Pruritis following spinal anaesthesia. Anesth. Analg. 59, 157 (1980)

16. KRAMES, E.: Application of intraspinal narcotics: the private practice setting. Symposium: Intraspinal Narcotic Analgesia. Palm Springs/USA, April 1983

17. MAGORA, F., OLSHWANG, D., EIMERL, D., SHORR, J., KATZENELSON, R., COTEV, S., DAVIDSON, J. T.: Observations of extradural morphine analgesia in various pain conditions. Brit. J. Anaesth. 52, 247 (1980)

18. MARTIN, W. R., EADES, C. G., THOMPSON, J. A., HUPPLER, R. E., GILBERT, P. E.: The effects of morphine and nalorphine like drugs in the nondependent and morphine dependent chronic spinal dog. J. Pharmacol. exp. Ther. 197, 517 (1976)

19. OSTERMAN, P. O.: Paroxysmal itching in multiple sclerosis. Brit. J. Derm. 95, 555 (1976)

20. PERT, C. B., KUHAR, M. J., SNYDER, S. H.: Opiate receptor: Autoradiographic localisation in rat brain. Proc. nat. Acad. Sci. (Wash.) 73, 3729 (1976)

21. RAWAL, N., MÖLLEFORS, K., WATTWIL, M., AXELSSON, K., LINGARDH, G., WIDMAN, B.: Experimental studies of urodynamic and respiratory changes following epidural morphine. 4th International Symposium "New Aspects in Regional Anesthesia". Düsseldorf, June 1983

22. RAWAL, N., SJÖSTRAND, U., CHRISTOFFERSSON, E., DAHLSTRÖM, B., ARVILL, A., RYDMAN, H.: Comparison of intramuscular and epidural morphine for postoperative analgesia in the grossly obese: influence on postoperative ambulation and pulmonary function. Anesth. Analg. 63, 583 (1984)

23. REIZ, S.: Epidural morphine for the treatment of pain after multiple rib fractures - a double blind comparison with bupivacain. In: Schmerzbehandlung - Epidurale Opiatanalgesie (ed. J. B. BRÜCKNER). Berlin, Heidelberg, New York, Tokyo: Springer 1982

24. ROBERTSON, J.: Malignant pain - the Tennessee experience with continuous intrathecal morphine. Symposium: Intraspinal Narcotic Analgesia. Palm Springs/USA, April 1983

25. TORDA, T. A., PYBUS, D. A., LIBERMAN, H., CLARK, M., CRAWFORD, M.: Experimental comparison of extradural and i.m. morphine. Brit. J. Anaesth. 52, 939 (1980)

26. WANG, J. K., NAUSS, L. A., THOMAS, J. E.: Pain relief by intrathecally applied morphine in man. Anesthesiology 50, 149 (1979)

27. WATSON, J., MOORE, A., McQUAY, H., TEDDY, P., BALDWIN, D., ALLEN, M., BULLINGHAM, R.: Plasma morphine concentrations and analgesic effects of lumbar extradural morphine and heroin. Anesth. Analg. 63, 629 (1984)

28. YAKSH, T. L., JESSELL, T. M., GAMSE, R., MUDGE, A. W., LEEMAN, S. E.: Intrathecal morphine inhibits substance P release from mammalian spinal cord in vivo. Nature 286, 155 (1980)

29. YAKSH, T. L., RUDY, T. A.: Analgesia mediated by a direct spinal action of narcotics. Science 192, 1357 (1976)

30. YAKSH, T. L.: Spinal opiate analgesia: Characteristics and principles of action. Pain 11, 293 (1981)

31. ZENZ, M., Van den BERG, B., Van den BERG, E.: Plethysmographische Untersuchungen zur Sympathikusblockade nach Periduralanaesthesie und periduraler Morphin-Analgesie. Regional-Anaesthesie 4, 70 (1981)

Medikamentöse Schmerzbehandlung

Von B. Koßmann, J. Kilian und F. W. Ahnefeld

Der Unterschied zwischen akutem und chronischem Schmerz führt dazu, daß in der Behandlung chronischer Schmerzen die medikamentöse Behandlung in den Hintergrund gedrängt wird bzw. ganz andere Behandlungsstrategien zur Beherrschung der Schmerzen erforderlich macht.

In den Entschließungen des 87. Deutschen Ärztetages vom 16. Mai 1984 werden unter anderem der Arzneimittelmißbrauch und die Arzneimittelabhängigkeit angesprochen, die z. B. durch medikamentöse Fehlbehandlung bei chronischen Schmerzen entstehen können (8, 31, 32). Der Deutsche Ärztetag fordert dabei die Ärzte auf, um Medikamentenmißbrauch und -abhängigkeit zu verhindern, mit sogenannten Suchtstoffen oder Mischpräparaten mit mehr als einem Suchtstoff sorgfältig umzugehen.

Da 13 % aller Verordnungen auf Analgetika und Antirheumatika entfallen (siehe Tabelle 1), erscheinen eine kritische Überprüfung der Indikationen, klare Richtlinien für die Verordnungen sowie Empfehlungen zur medikamentösen Therapie unumgänglich (22).

An erster Stelle sollte die Überlegung stehen, welche Faktoren die Schmerzen des Patienten beeinflussen. Nicht-medikamentöse Behandlungsmaßnahmen sollten ausgeschöpft werden, um eine Reduktion der Medikamente zu erreichen. Spezifische, den Pathomechanismus des Schmerzes beeinflussende Maßnahmen oder Medikamente sind einer rein symptomatischen Behandlung vorzuziehen. Während für chronische Schmerzen, deren Ursache kein Karzinom ist, der Grundsatz gilt: "So wenig Medikamente wie möglich", sollte im Gegensatz dazu bei Krebsschmerzen die medikamentöse analgetische Behandlung adäquat sein. Nebenwirkungen einer Langzeittherapie können hier in der Regel vernachlässigt werden.

Nichtopiatanalgetika

Bei den Nichtopiatanalgetika wird zwischen den antipyretisch, antiphlogistisch wirkenden Säuren und den nicht sauren antipyretischen Analgetika unterschieden. Im Gegensatz zu den Opiaten ist der Wirkort der antiinflammatorischen Analgetika weiterhin unklar. Als wahrscheinlichster Mechanismus wird eine Hemmung der Prostaglandinsynthese angenommen. Die nicht sauren, antipyretisch wirkenden Analgetika, Paraaminophenolderivate und nicht saure Pyrazolone, wirken vermutlich über eine Hemmung der Prostaglandinsynthese im zentralen Nervensystem (4).

Die verschiedenen Präparate unterscheiden sich in der Ausprägung ihrer antipyretischen, antiphlogistischen und analgeti-

Tabelle 1. Verordnungen von Analgetika/Antirheumatika zu Lasten der RVO-Kassen 1982 in der Bundesrepublik Deutschland (Nach OCHSENFAHRT (22))

	Zahl der Verordnungen in Millionen	Umsatz in Millionen DM
Alle Arzneimittel	714,6	14.252
Analgetika/Antirheumatika	97,2	1.369
(Anteil in %)	13	10

schen Wirkintensität. Art und Umfang ihrer Nebenwirkungen bestimmen ihre Einsatzmöglichkeiten bei chronisch Schmerzkranken.

Von über 650 Medikamenten, die in die Gruppe der Analgetika/Antirheumatika fallen, sind die Mehrzahl Mischpräparate. Diese Mischpräparate sind aus drei Gründen in Verruf geraten:

1. Kombinationen von peripher wirkenden Analgetika mit Barbituraten und Koffein führten zu Abhängigkeit und Sucht sowie zu einem eigenständigen Schmerzsyndrom. Auf die Bedeutung dieser Kombinationspräparate haben unter anderen WÖRZ und GERBERSHAGEN hingewiesen (34). Nicht zuletzt aufgrund dieser Veröffentlichungen kam es zum Entzug der Zulassung dieser Kombinationspräparate.

2. Die bei der Kombination von Glukokortikoiden mit Pyrazolidinderivaten verstärkt auftretenden gastrointestinalen Nebenwirkungen zeigen, daß gerade Kombinationspräparate in der Langzeittherapie erhebliche Probleme verursachen.

3. OCHSENFAHRT (22) schildert als Hauptrisiken analgetischer Kombinationspräparate die Nephropathie, besonders bei Kombinationspräparaten mit Phenacetin, eventuell auch mit Paracetamol, sowie die Gefahr von Ureterkarzinomen bei Langzeitverabreichung von Phenacetin oder Metaboliten.

Prinzipiell sollten daher Monopräparate bevorzugt werden. Als günstigste Monopräparate bezüglich der Wirkintensität und der Nebenwirkungsrate können heute außerhalb der antirheumatischen Therapie zwei langwirkende Nichtopiatanalgetika betrachtet werden, das Diflunisal und das Benorylat. Diflunisal wird nach Untersuchungen von BRUNE (5) nur wenig in der Magenwand gespeichert. Benorylat ist ein Azetylsalizylsäureester, der erst nach Aufnahme in den Blutkreislauf in Azetylsalizylsäure und Paracetamol gespalten wird (11). Bei exakter Indikation entsprechend dem Schmerzmechanismus, d. h. immer dann, wenn eine Erregung peripherer Nozizeptoren vorliegt, können selbst stärkste Schmerzen bei Karzinompatienten mit peripher wirkenden Analgetika behandelt werden (Abb. 1) (16).

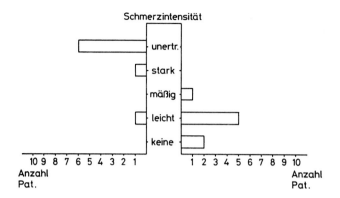

Abb. 1. Schmerzintensität vor und nach Behandlung mit peripher angreifenden Analgetika (n = 8). Es kommt bei allen Patienten zu einer deutlichen Schmerzreduktion

Tabelle 2. Stufenplan der medikamentösen Schmerzbehandlung bei Karzinompatienten

1. Peripher wirkendes Analgetikum bei Bedarf
2. Regelmäßig peripher wirkendes Analgetikum
3. Basistherapie Stufe 2 + Agonist-Antagonist-Analgetikum
4. Stufe 3 + Psychopharmaka (Amitriptylin, Haloperidol)
5. Orales Morphium (Morphium in wäßriger Lösung, vierstündlich, MST^R-Tabletten 12stündlich)

Opioide

Die Entdeckung verschiedener Opiatrezeptoren hat eine Suche nach spezifisch auf einzelne Rezeptorsubpopulationen wirkenden Analgetika ausgelöst. Die Hoffnung auf Medikamente mit geringerer Suchtentwicklung bei gleich guter Analgesie mußte im September 1984 einmal mehr begraben werden. Aufgrund gehäufter Meldungen von Suchtfällen nach Pentazocin- und Buprenorphineinnahme mußten auch diese beiden Medikamente dem Betäubungsmittelgesetz unterstellt werden (13). Aus diesem Grund halten wir den Einsatz von Hypnoanalgetika bis auf wenige Ausnahmen nur bei Karzinomschmerzen für indiziert. In Ulm hat sich hierfür ein medikamentöser Stufenplan bewährt (Tabelle 2), der im Beitrag SCHREML ausführlicher besprochen wird (25).

Bei der Erstellung eines Therapiekonzeptes sollte beachtet werden, daß aufgrund der Intrinsic-Aktivität der einzelnen Hypnoanalgetika selbst bei Therapieversagen der partiellen Antagonisten noch mit einer guten analgetischen Wirkung bei Verwendung von Agonisten zu rechnen ist (9). Wir konnten dies bei einer vergleichenden Studie zweier verschiedener Morphinpräparate zeigen (18). Alle Patienten dieser Untersuchung hatten

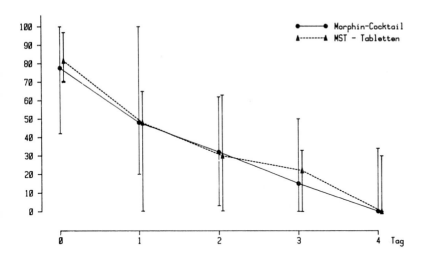

Abb. 2. Vergleichende Untersuchung bei je zehn Karzinompatienten, die trotz Gabe von Analgetika aus der Klasse der Opiatagonisten-Antagonisten nicht beschwerdefrei wurden. Nach Gabe von Morphium kam es bei allen Patienten zu einer deutlichen Schmerzreduktion bis völliger Beschwerdefreiheit innerhalb von vier Tagen (aufgetragen sind die Mediane und Streubreite)

zuvor eine Therapie mit Präparaten aus der Gruppe der Agonisten-Antagonisten erhalten, trotzdem litten sie weiterhin unter Schmerzen. Durch adäquate Verabreichung von Morphium als wäßrige Lösung oder als Retardtablette gelang es, die Mehrzahl der Patienten komplett schmerzfrei zu bekommen bzw. ihre Schmerzen auf ein erträgliches Niveau zu senken (Abb. 2). Aufgrund der guten Wirkintensität am Rezeptor sind bis heute noch keine Berichte über einen Ceiling-Effekt der analgetischen Wirkung von Morphium bekannt, obwohl dies theoretisch der Fall sein müßte.

GERBERSHAGEN (11) empfiehlt für die Schmerzbehandlung, außer bei einer antirheumatischen Therapie, die Nichtopiatanalgetika alle sechs bis acht Wochen, zentral wirkende Opiate alle drei Wochen zu wechseln. Damit sei den zu erwartenden Nebenwirkungen, einem möglichen Mißbrauch und der Suchtentwicklung vorgebeugt. Dies trifft für den chronischen Schmerzpatienten mit langer Lebenserwartung sicherlich zu. Bei Krebspatienten sind Suchtentwicklungen sehr viel seltener zu beobachten. Wir beobachteten Karzinompatienten über einen Zeitraum bis zu eineinhalb Jahren, ohne daß die Morphindosierung erhöht werden mußte (Abb. 3). Ähnliche Beobachtungen liegen von TWYCROSS (31), CLARKE (6) und anderen vor.

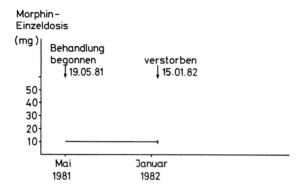

Abb. 3. Behandlungsbeispiel eines Karzinompatienten mit metastasierendem Prostatakarzinom, der über eine Dauer von acht Monaten mit 10 mg Morphium alle 4 h behandelt wurde. Bis zu seinem Tode war eine Steigerung der Morphiumdosis nicht notwendig

Antidepressiva

Der chronische Schmerzpatient ist charakterisiert durch eine depressive Verstimmung (28), die durch die chronischen Schmerzen verursacht wird, zu einer intensiveren Empfindung der Schmerzen führt und mit anderen Faktoren zusammen den Circulus vitiosus des Schmerzes verstärkt. Unsere Erfahrungen zeigen, daß es allein durch eine adäquate Schmerzbehandlung gelingt, Patienten von ihrer depressiven Stimmung zu befreien. Haben alternative Therapieverfahren versagt, können Antidepressiva zur Beeinflussung dieser Schmerzen von Nutzen sein. Als wichtigster Wirkungsmechanismus der Antidepressiva gilt eine zentrale Hemmung des Rücktransports von freiem Noradrenalin und Serotonin in den Speicher durch eine zentrale Inaktivierung (14). Die Wirkung auf serotoninerge, d. h. schmerzbeeinflussende Bahnen ist damit zu erklären. Peripher wirken die Antidepressiva antihistaminerg, antiserotoninerg und anticholinerg (14). Eine modulierende Wirkung auf nozizeptorenbeeinflussende Substanzen wie Histamin und Serotonin ist so möglich.

Eine Steigerung der Wirkung kann durch Zusatz von Neuroleptika erreicht werden. KOCHER (15) empfiehlt dabei die Kombination von Imipramin und Haloperidol. Ob es sich bei dieser Therapie um einen antidepressiven, schmerzdistanzierenden oder einen antialgetischen Effekt handelt, kann zur Zeit nicht entschieden werden. PILOWSKY et al. (24) konnten zeigen, daß eine Behandlung mit Antidepressiva zu einer Änderung der Schmerzintensität ohne Korrelation mit der antidepressiven Wirkung führte. Nach Untersuchungen von CLARKE (7) scheinen am besten für solche Behandlungen Patienten mit konstant brennenden Schmerzen geeignet. Er berichtete über gute Erfolge bei Deafferenzierungsschmerzen, postherpetischen Neuralgien und Narbenschmerzen, wie man sie häufig nach Thorakotomien findet. Aber auch zentrale Schmerzsyndrome, z. B. nach Apoplexie, scheinen auf diese Art der Behandlung gut anzusprechen.

Häufig sind Patienten jedoch nicht bereit, Psychopharmaka einzunehmen. Sie überschätzen ihre Schmerzsymptomatik und verlangen nach starken Medikamenten, einfache, peripher wirkende Analgetika werden abgelehnt. Andere Problempatienten leiden unter einer larvierten Depression mit einem rein naturalistischen, somatogenen Krankheitsbild. Bei solchen Patienten und gelegentlich während der Entwöhnung von Kombinationspräparaten setzen wir den Schmerztrunk ein. Der von BLACK (1) übernommene Grundgedanke hat eine Titration der Schmerzen im Sinn. Neben dem Imipraminsaft wird ein Nichtopiatanalgetikum in Tropfen- oder Sirupform zugesetzt und das Schmerzmittel soweit reduziert oder angehoben, daß die Schmerzen gut kontrolliert sind (2).

In der Behandlung neuralgieformer Schmerzen, hauptsächlich der Trigeminusneuralgie, hat sich in den letzten Jahren Carbamazepin durchgesetzt. Grundlage dafür waren Untersuchungen, die die Reizantwort im Trigeminuskern durch Carbamazepin verringert fanden und sahen, daß es zu einer deutlichen Verzögerung der neuronalen Transmission kam (26). Neben den guten Erfolgen in der Behandlung der Trigeminusneuralgie wurde unter anderem über Therapieversuche bei Neuralgien anderer Hirnnerven, bei Migräne, Cluster headache, Schmerzen bei Tabes dorsalis, bei multipler Sklerose, bei Stumpf- und Phantomschmerzen und metabolischen Neuropathien berichtet. SWERDLOW (29) berichtete über den Einsatz anderer antiepileptisch wirkender Medikamente wie Clonazepam, Valproinsäure oder Phenytoin. Er stellte heraus, daß es sich bei all diesen Schmerzsyndromen um eine charakteristische Schmerzsymptomatik handelte. Die Schmerzen waren durch anfallsweises Auftreten mit spitzen, messerstichartigen Schmerzen charakterisiert. Diese Schmerzattacken waren durch langsame intravenöse Injektion von 1 mg/kg KG Lidocain zu unterbrechen. Bei positivem Ausfall dieser Testinjektion können bis 500 mg Carbamazepin oder bis fünfmal 0,5 mg Clonazepam langsam einschleichend verordnet werden. Unter dieser Therapie kommt es wenn nicht zu einer völligen Beschwerdefreiheit, so doch zu einer deutlichen Besserung der Symptomatik und Verminderung der Schmerzattacken (Abb. 4).

Muskelrelaxanzien

Muskuloskelettale Schmerzsyndrome sind durch Muskeltonuserhöhung und Perpetuierung eines Circulus vitiosus des Schmerzes charakterisiert. Das Vorliegen einer Druckdolenz der Muskulatur, eines Muskelhartspannes oder von Myogelosen erhärten die Diagnose. Dieser Circulus vitiosus kann durch Unterbrechung der nervenleitenden Bahnen oder durch Anwendung von Gegenirritationsmaßnahmen unterbrochen werden. Unterstützend können dabei antiphlogistisch-antientzündlich wirkende Analgetika, Muskelrelaxanzien und Glukokortikoide eingesetzt werden.

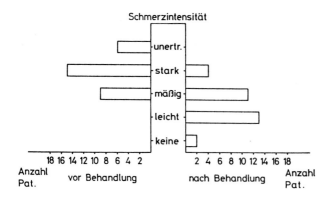

Abb. 4. Schmerzintensität vor und nach Behandlung mit einem Antiepileptikum (n = 30). Bei der Hälfte der Patienten wurde ein guter Behandlungserfolg erreicht (sie klagten anschließend nur noch über leichte oder gar keine Schmerzen)

Muskelrelaxanzien wie Chlormezanon, Orphenadrin, Diazepam oder Tetrazepam wirken dämpfend im Hirnstamm und/oder auf der spinalen Ebene auf die polysynaptischen Reflexe, die den Tonus entweder des Alpha- oder des Gammamotoneurons bestimmen. Das Benzodiazepinderivat Tetrazepam verstärkt so z. B. die präsynaptische GABA-erge Hemmung der Alphamotoneuronenaktivität. Chlormezanon andererseits führt wahrscheinlich zu einer Hemmung des Muskelspindeltonus. Als Nebenwirkung tritt bei der Anwendung dieser Präparate oft Müdigkeit auf, die sich allerdings machmal als günstig erweisen kann (19).

Bei schmerzhafter Muskelspastik, die bei manchen neurologischen Erkrankungen beobachtet werden, können Baclofen oder Dantrolen eingesetzt werden.

Hormone

Bei starken entzündlichen Reaktionen, bei allen Erkrankungen des rheumatischen Formenkreises können gelegentlich Glukokortikoide indiziert sein. Ihr Wirkmechanismus beruht neben der antiphlogistischen Wirkung auf einer Hemmung der mesenchymalen Reaktion. Auch die antiödematöse Wirkung kann als den Pathomechanismus beeinflussende Maßnahme z. B. bei Kopfschmerzen, die durch Hirnmetastasen und Erhöhung des Hirndrucks bedingt sind, günstig sein (31).

Andere Hormone werden bei schmerzhaften Grunderkrankungen mit Erfolg eingesetzt. Allerdings handelt es sich hier eher um eine spezifische Wirkung als um Beeinflussung der Schmerzbahnen. So werden Östrogene von manchen Autoren zur Behandlung osteoporotischer Schmerzen empfohlen. Die theoretische Überlegung, daß ein Östrogenmangel zur Osteoporose führe, wird jedoch heute abgelehnt. Zur Behandlung von hormonabhängigen Tumoren wird der antiproliferative Effekt von Gestagenen ausgenutzt. Schmerzreduktion durch Verminderung des Tumorwachstums wird allerdings nur vorübergehend beobachtet. Gegengeschlechtliche Hormonbehandlung kann sich bei Prostata- und Mammakarzinomen günstig auswirken. Eine schmerzreduzierende Wirkung der Anabolika bei der Osteoporose beruht wohl auf einer Kräftigung der Muskulatur. Über diese Kräftigung wird eine natürliche Stütze der Wirbelsäule und somit eine Linderung der Beschwerden erreicht (21).

Ein möglicherweise analgetisch wirkendes Hormon stellt das Kalzitonin dar. In erster Linie wird Kalzitonin als Gegenspieler des Parathormons eingesetzt, um in Fällen von Hyperkalziämie eine Kalziumsenkung zu erzielen (27). Die kalzitoninproduzierenden C-Zellen sind jedoch nicht nur in der Schilddrüse nachweisbar, sondern gehören dem neuroektodermalen System an. Kalzitonin und Kalzitoninrezeptoren konnten in höchster Konzentration im zentralen Nervensystem nachgewiesen werden (20). Über die analgetische Wirkung von Kalzitonin wurde erstmals bei Knochenschmerzen, bedingt durch Plasmozytome oder knochenmetastasierende Primärtumoren, berichtet (23). Daneben konnten auch die Schmerzen von Patienten mit Algodystrophien durch Gabe von 50 Einheiten Kalzitonin über vier Wochen günstig beeinflußt werden. Untersuchungen über den Endorphingehalt im Liquor vor und nach Kalzitoningabe zeigen, daß möglicherweise ein endorphinerger Mechanismus dieser schmerzunterdrückenden Wirkung zugrunde liegt (23).

Zytostatika

Als kurative oder palliative Maßnahme kann eine Zytostatikatherapie durch Tumorremission zu einer Schmerzlinderung bis Schmerzfreiheit führen. In der Regel werden wir in der Schmerzambulanz allerdings eher mit schmerzhaften Folgeerscheinungen der Zytostatikatherapie konfrontiert, wie z. B. der Vincristin-Neuropathie. Als ursächlich in das Schmerzgeschehen eingreifende Medikamente werden sie als Immunsuppressiva bei Fällen anderweitig nicht therapierbarer hochaktiver chronischer Polyarthritis und ähnlichen progredienten Erkrankungen aus dem Formenkreis der Autoimmunerkrankungen eingesetzt (21). Erwünscht ist hier der Angriffspunkt auf rasch proliferierende Zellsysteme (hemmende Wirkung auf die Lymphozyten), aber auch die proliferationshemmende Wirkung am entzündeten Gewebe.

Darüber hinaus berichteten SZÜCS et al. (30) über einen analgetischen Effekt von perkutan eingebrachtem Vincristin bei Patienten mit Karzinomschmerzen. Tierexperimentelle Untersuchungen hatten gezeigt, daß es entlang der Nervenfasern zu einem Eindringen des Vincristins kommt und Vincristin dort eine "neurotoxische" Wirkung entfaltet. In dem Bereich des aufgebrachten Vincristins kam es zu keinerlei Veränderungen der Sensibilität. Bei Untersuchungen des Rückenmarks wurden Degenerationen im Bereich der schmerzleitenden Bahnen festgestellt.

Spurenelemente

Hier sind vor allem Kalzium und Fluor anzuführen, die beide zur Behandlung der Osteoporose herangezogen werden.

Kalzium führt bei diesem Krankheitsbild nicht zu einer verbesserten Mineralisation des Knochens, sondern hat in hoher Dosierung eine muskelentspannende Wirkung. Diese "Muskelrelaxation" führt zu einer deutlichen Schmerzreduktion (21).

Fluoride sollten nur bei schweren Osteoporosen mit ersten Anzeichen von Wirbelkörperkompressionen eingesetzt werden. Die letztlich toxische Wirkung führt zu einer vermehrten Knochenbildung, die Reossifikation zu einer Stabilisierung der Wirbelsäule und somit Schmerzlinderung. Eine symptomatische Therapie durch Kalzium und/oder Antirheumatika muß in den ersten Behandlungswochen mit erfolgen (21).

Vitamine

Vitamine des B-Komplexes, Thiamin, Pyridoxin und Cyanocobalamin, sind als Koenzyme bei vielen Reaktionen des Kohlenhydrat- und Aminosäurenstoffwechsels beteiligt. Avitaminosen führen dabei zu neurologischer Symptomatik mit Schmerzsyndromen. So wurden Vitaminmangelsyndrome unter anderem bei diabetischen und alkoholtoxischen Polyneuropathien nachgewiesen. Daraus wurde die Berechtigung einer Therapie mit Vitamin-B-Komplex abgeleitet. Experimentelle Untersuchungen von WOELK (32) zeigten dabei, daß der periphere Nerv auf unterschiedliche Noxen einheitlich reagiert. Es kommt zu pathologischen Veränderungen der Nervenfasern mit gestörtem Reflexstatus, eingeschränkter Sensibilität, Störung der Motorik und Schmerzen. Durch frühzeitige Gabe von hochdosierten Vitaminkombinationspräparaten konnten Besserungen der Symptomatik erzielt werden.

Erscheint diese Therapie sinnvoll, muß dem großzügigen Einsatz dieser neurotropen Vitaminen bei allen anderen Schmerzsyndromen, wie er vielfach üblich ist, entgegengetreten werden. HOFFMANN (12) kommt in ihrer Dissertation über die Rolle der Vitamine in der Schmerztherapie zu folgender Aussage: "Alle anderen bisherigen Beobachtungen halten wissenschaftlichen Anforderungen nicht stand und sind statistisch nicht abgesichert".

Das "Penicillin der Schmerzbehandlung" (3), das immer effektiv wirkende Medikament mit raschem Wirkungseintritt und langer Wirkdauer, das sicher und einfach zu handhaben ist, die Patientenpersönlichkeit nicht beeinflußt und weder Suchtgefahr birgt noch Nebenwirkungen in der Langzeitbehandlung aufweist, ist noch nicht gefunden. Der Einsatz alternativer Behandlungsmethoden beim chronisch schmerzkranken Patienten ist deshalb an erster Stelle zu überprüfen. Sind diese Behandlungsmaßnahmen ausgeschöpft, sollten Medikamente entsprechend der Pathophysiologie der Schmerzen und der Pharmakokinetik bzw. Pharmakodynamik eingesetzt werden.

Literatur

1. BLACK, R. G.: The chronic pain syndrome. Symposium on recent development in anesthesia. Surg. Clin. N. Amer. 55, 999 (1975)

2. BOWDLER, I., BERG-SEITER, S., KOSSMANN, B.: Die medikamentöse Behandlung chronischer Schmerzen. In: Schmerzambulanz. Organisation - Probleme - Behandlungsmöglichkeiten (eds. B. KOSSMANN, V. HEMPEL), p. 14. Erlangen: Perimed 1984

3. BRESLER, D. E., KATZ, R. L.: Chronic pain: Alternatives to neural blockade. In: Neural blockade in clinical anesthesia and management of pain (eds. M. J. COUSINS, P. O. BRIDENBAUGH), p. 651. Philadelphia, Toronto: Lippincott 1981

4. BRUNE, K.: Prostaglandins and the mode of action of antipyretic analgesic drugs. Amer. J. Med. 75, 19 (1983)

5. BRUNE, K., LANZ, R.: Nonopioid analgesics. In: Analgesics: Neurochemical behavioral, and clinical perspectives (eds. M. J. KUHAR, G. W. PASTERNAK), p. 149. New York: Raven Press 1984

6. CLARKE, I. M.: The role of narcotics in intractable pain control. In: Advances in morphine therapy (eds. E. WILKES, J. LEVY), p. 69. London: Royal Society of Medicine 1984

7. CLARKE, I. M. C.: Amitriptyline and perphenazine (Triptafen DA) in chronic pain. Anaesthesia 36, 210 (1981)

8. DICHGANS, J., DIENER, H. C., GERBER, W. D., VERSPOHL, E. J., KUKIOLKA, H., KLUCK, M.: Analgetika-induzierter Dauerkopfschmerz. Dtsch. med. Wschr. 109, 369 (1984)

9. FREYE, E., HARTUNG, E.: Opioide und ihre Antagonisten in der Anästhesiologie. Erlangen: Perimed 1984

10. GERBERSHAGEN, H. U.: Schmerztherapie mit einfachen Analgetika. Dtsch. med. Wschr. 106, 1 (1980)

11. HART, G., NICHOLSON, P. A.: The analgesic activity of benorylate, aspirin and placebo. Clinical Trials Journal 1, 51 (1971)

12. HOFFMANN, J.: Die Rolle der Vitamine in der Schmerztherapie. Inaugural-Dissertation Zahnmedizin, Mainz 1976

13. KEUP, W.: Zentral wirksame Analgetika: Mißbrauch als Drogen-Ersatzmittel. Dtsch. Ärztebl. 36, 45 (1984)

14. KOCHER, R.: Die Behandlung chronischer Schmerzen mit Psychopharmaka. Schweiz. med. Wschr. 108, 686 (1978)

15. KOCHER, R.: Use of psychotropic drugs for the treatment of chronic severe pains. Int. Rehab. Med. 1, 116 (1979)

16. KOSSMANN, B., BOWDLER, I., SCHREML, W., AHNEFELD, F. W.:
    Schmerzbehandlung bei Karzinompatienten. Deutsche Kranken-
    pflegezeitschrift 3, 133 (1984)

17. KOSSMANN, B., BOWDLER, I., AHNEFELD, F. W.: Die Komplexi-
    tät der Schmerztherapie am Beispiel des Karzinompatienten.
    In: Moderne Schmerzbehandlung (eds. H. BERGMANN, J. BISCHKO,
    F. GERSTENBRAND, D. KLINGLER, K. STEINBEREITHNER, H. TIL-
    SCHER), p. 149. Wien, München, Bern: Maudrich 1984

18. KOSSMANN, B., DICK, W., BOWDLER, I., KILIAN, J., HECHT, M.:
    Modern aspects of morphine therapy. In: Advances in morphine
    therapy (eds. E. WILKES, J. LEVY), p. 73. London: Royal So-
    ciety of Medicine 1984

19. LOUYOT, P., COMBEBIAS, J.-F., ROLAND, J., STINES, J.: Kli-
    nische Erprobung von Tetrazepam (Musaril^R) - ein neues Prä-
    parat mit muskelrelaxierenden und analgetischen Eigenschaf-
    ten. IMMEX 6, 1 (1969)

20. MAC INTYRE, I.: Pathophysiology of osteoporosis with spe-
    cial consideration of calcitonin. In: Calcitonin: Das the-
    rapeutische Potential bei Osteoporose (eds. L. V. AVIOLI,
    M. A. DAMBACHER), p. 75. Stuttgart, New York: Schattauer
    1984

21. MATHIES, H., WAGENHÄUSER, F. J., SIEGMETH, W.: Richtlinien
    zur Therapie rheumatischer Erkrankungen. Compendia rheumato-
    logica (eds. H. MATHIES, F. J. WAGENHÄUSER), Bd. 5. Basel:
    Eular 1980

22. OCHSENFAHRT, H.: Sinnvolle Kombinationen zur Schmerzbehand-
    lung. Der Informierte Arzt 12, Heft 7, 44 (1984)

23. PECILE, A., GUIDOBONO, F., SIBILLA, V., NETTI, C.: The an-
    algesic activity of calcitonin. In: Calcitonin: Das thera-
    peutische Potential bei Osteoporose (eds. L. V. AVIOLI, M.
    A. DAMBACHER), p. 89. Stuttgart, New York: Schattauer 1984

24. PILOWSKY, I., HALLETT, E. C., BASSETT, D. L., THOMAS, P. G.,
    PENHALL, R. K.: A controlled study of amitriptyline in the
    treatment of chronic pain. Pain 14, 169 (1982)

25. SCHREML, W., HÜGL, W., KOSSMANN, B., HEIMPEL, H.: Stufen-
    plan der medikamentösen analgetischen Therapie bei Tumor-
    patienten - eine prospektive Studie. Tumor Diagnostik &
    Therapie 4, 189 (1983)

26. SILLANPÄÄ, M.: Carbamazepine, pharmacology and clinical
    uses. Acta neurol. scand. 64, Suppl. 88, 115 (1981)

27. SJÖBERG, H. E.: Calcitonin treatment of hypercalcemia.
    Triangel 22, 129 (1983)

28. STERNBACH, R. A.: Schmerzpatienten. Krankheitsursachen und
    Behandlung. Heidelberg: Fischer 1983

29. SWERDLOW, M.: The treatment of "shooting" pain. Postgrad. med. J. 56, 159 (1980)

30. SZÜCS, A., CSILLIK, B., KNYIHAR-CSILLIK, E.: Treatment of terminal pain in cancer patients by means of iontophoresis of vinca alkaloids. In: Pain in the cancer patient (eds. M. ZIMMERMANN, P. DRINGS, G. WAGNER), p. 185. Berlin, Heidelberg, New York, Tokyo: Springer 1984

31. TWYCROSS, R. G.: Ethical and clinical aspects of pain treatment in cancer patients. Acta anaesth. scand. 74, 83 (1982)

32. WOELK, H.: Polyneuropathien. Klinik und experimentelle Grundlagen. Fortschr. Med. 100, 1709 (1982)

33. WÖRZ, R., LENDLE, R.: Schmerz. Psychiatrische Aspekte und psychotherapeutische Behandlung. Stuttgart, New York: Fischer 1980

34. WÖRZ, R., GERBERSHAGEN, H.-U.: Medikamentöse Fehlbehandlung bei chronischem Schmerz. Münch. med. Wschr. 120, 765 (1978)

Akupunktur

Von G. Pauser

Nach DE LA FUYE (Nach 1) benützt die Akupunktur druck- und spontansensible Punkte der Haut zum Einstich von Metallnadeln bei reversiblen funktionellen Erkrankungen oder Störungen zu therapeutischen und/oder diagnostischen Zwecken. Aus dieser Definition ergeben sich klar die Indikation bzw. Kontraindikation zur Akupunktur und daraus abgeleitet der Stellenwert dieser Methode im Umfeld der westlichen Medizin. Wie der Ambulanzbetrieb der Klinik für Anaesthesie und Allgemeine Intensivmedizin und jener des Ludwig Boltzmann Institutes für Akupunktur in Wien in den letzten 15 Jahren gezeigt hat, ist das Hauptgebiet der Akupunktur jedoch der Einsatz der Nadeltechnik zur Analgesie bei akuten und chronischen Schmerzzuständen. Wir müssen daher erneut eine Definition vornehmen:

Akupunkturanalgesie bedeutet den Einsatz der Nadeltechnik zur Schmerzausschaltung bei operativen Eingriffen. Diese Technik benützt die bekannten Akupunkturpunkte, welche perioperativ manuell oder elektrisch stimuliert werden. Die Akupunktur als Therapie bedeutet den Einsatz der Nadeltechnik zur Bekämpfung akuter oder chronischer Schmerzzustände. Hierzu werden die Akupunkturpunkte, aber auch der Locus dolendi benützt. In der Regel erfolgt keine wie immer geartete Stimulation der gestochenen Nadeln.

Da für den Schulmediziner die Sprache der Akupunktur nur schwer verständlich ist, setzte bald die Suche nach einem brauchbaren medizinischen Gebäude für diese asiatische Methode ein. So war eine der wichtigsten Untersuchungen zum Verständnis der Wirkungsmechanismen der Akupunktur zur Analgesie die Untersuchung von MELZACK (4), in welcher gezeigt werden konnte, daß sich 80 % der empirisch bekannten Akupunkturpunkte mit den uns bekannten Triggerpunkten zur Deckung bringen lassen. Die Abb. 1 läßt unschwer - als Beispiel herausgegriffen - den Akupunkturpunkt Dünndarm 9 erkennen. Diese Lokalisation ist gleichzeitig ein bekannter Triggerpunkt beim Schulter-Arm-Syndrom.

Diese Untersuchung hat damit aber auch bewiesen, daß am Zustandekommen der Akupunkturwirkung kein viertes System im Organismus notwendig ist, d. h. ein System neben dem Gefäß-, Lymph- und Nervensystem.

Es schien viel eher vorgezeichnet zu sein, daß die Untersuchungen zur Abklärung der Akupunkturwirkung auf dem Gebiet des nervalen Inputs liegen müssen. Neben den rein elektrophysiologischen Wirkungsmechanismen, welche schon damals vermutet wurden, kam im Jahre 1975 der Akupunkturforschung die neuentdeckte biochemische Dimension des Schmerzes zugute, welche die Entdeckung der endogenen Liganden des körpereigenen Morphinsystems zum Hö-

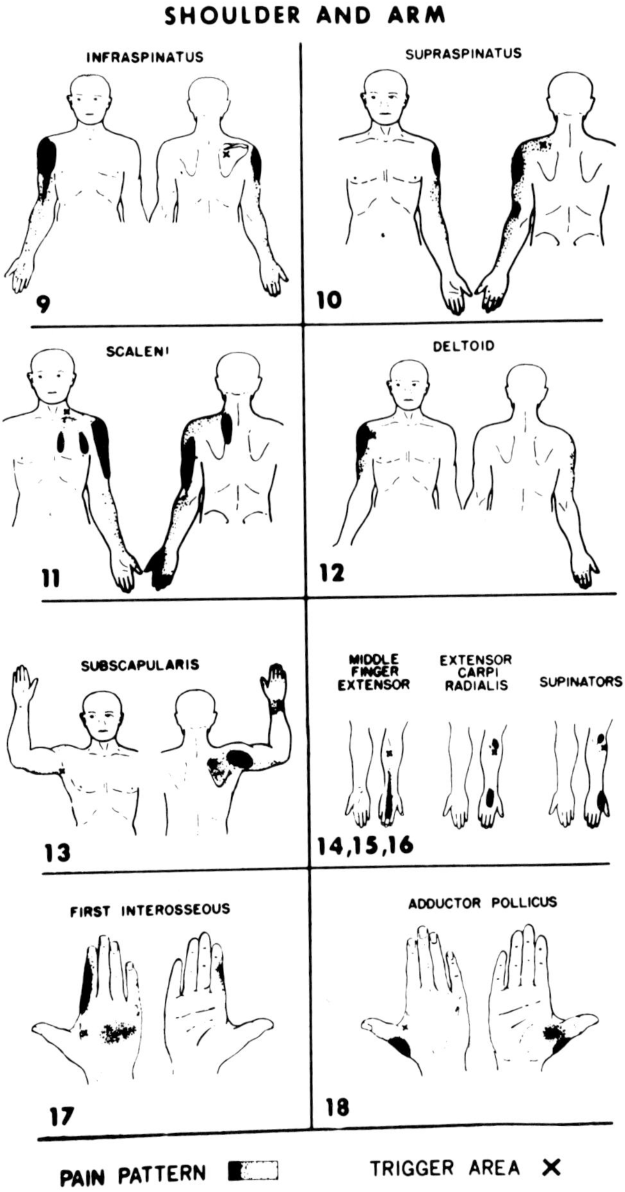

Abb. 1. Korrelation von Triggerpunkten und Akupunkturpunkten. Im Feld 13 sieht man die Deckungsgleichheit des Triggerpunktes beim Schulter-Arm-Syndrom mit dem Akupunkturpunkt Dünndarm 9 (Aus 4)

hepunkt hatte (3). Im Lichte dieser Erkenntnisse konzentrieren sich die Untersuchungen auf zwei neurophysiologische Ebenen.

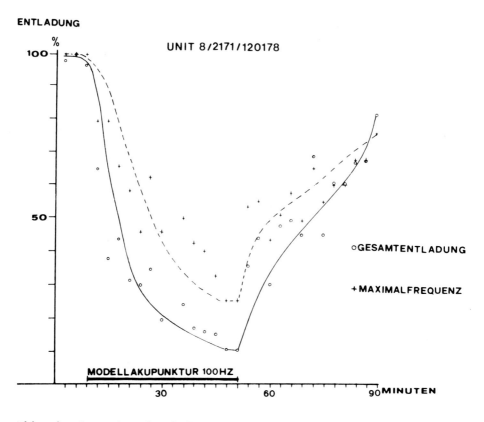

Abb. 2. Gesamtverlauf der Hemmung der Entladung eines Hinterhornneurons auf Modellakupunktur während experimenteller nozizeptiver Reizung durch Erhitzung auf 50 °C des entsprechenden rezeptiven Feldes der Haut an der Katzenpfote

Die erste Ebene ist das Hinterhorn des Rückenmarks mit seinen nach REXED (9) eingeteilten Schichten, an welchem Ort verschiedene Modulationen des nozizeptiven Einstroms erfolgen, ehe solcherart veränderte Impulse weiter zentral geleitet werden. Wir haben im Jahre 1976 (2) und 1980 (5) die Ergebnisse intensiver Forschung zur Abklärung der Wirkungsmechanismen der Akupunkturanalgesie dargelegt. Aus diesen Untersuchungen sei hier nur so viel zitiert: Akupunktur mit elektrischer Stimulation unterdrückt die nozizeptive Entladung von sogenannten konvergenten Hinterhornneuronen (das sind solche mit nozizeptivem und mechanosensitivem Input) auf bis zu 10 %. Diese Entladungshemmung erfolgt mit für neurophysiologische Begriffe sehr langsamer Zeitkonstante (Abb. 2). Diese Tatsache ließ schon damals die Vermutung laut werden, daß Akupunktur humorale Faktoren freisetzt. Auch POMERANZ (8) hat ähnliche Effekte zeigen können. Darüber hinaus demonstrierte er, daß Akupunktur unter gleichzeitiger Verabreichung des potenten Opiatantagonisten Naloxon wirkungslos ist. Somit war von ihm der indirekte Beweis erbracht worden, daß Akupunktur Endorphin freisetzt.

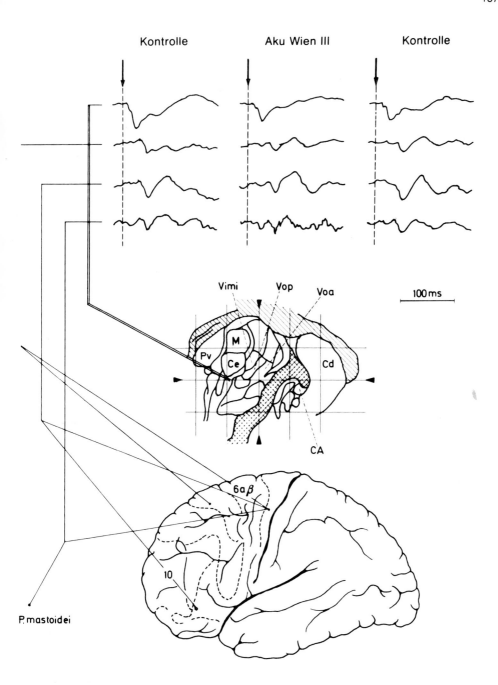

Abb. 3. Ableitung evozierter Potentiale während stereothalamischer Eingriffe im Thalamus vor, während und nach Akupunktur

Die zweite Ebene, an welcher Akupunktur angreift, sind die Kerne des Thalamus. Wir haben schon im Jahre 1976 (6) zeigen können, daß evozierte Potentiale im Nucleus limitans und parafas-

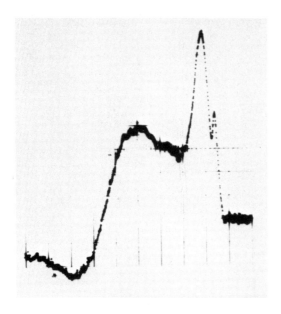

Abb. 4. Evoziertes Potential vor Akupunktur. Hohe Amplitude

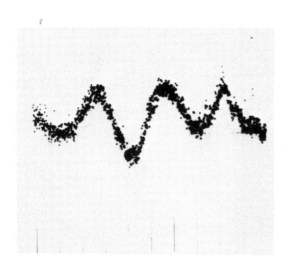

Abb. 5. Das evozierte Potential im Thalamus wird durch die Akupunkturimpulse ausgelöscht

cicularis des Thalamus durch Akupunkturimpulse ausgelöscht werden (siehe Abb. 3, 4, 5). Diese Untersuchungen wurden im Rahmen stereothalamischer Eingriffe bei Patienten mit unerträglichen Phantomschmerzen vorgenommen.

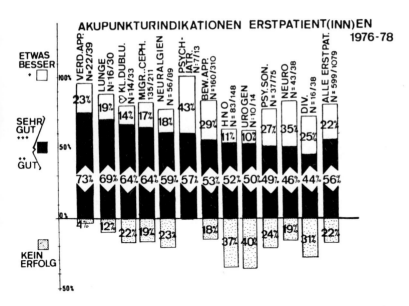

Abb. 6. Ergebnisse einer retrospektiven Untersuchung über den Erfolg der Akupunktur bei 1.079 "behandelten Diagnosen". Die Säulen über der X-Achse geben den Prozentsatz der positiven Beeinflussung diverser Erkrankungen durch Akupunktur an

Im Lichte dieser Erkenntnisse hat seinerzeit die Akupunkturanalgesie nun auch Einzug in den westlichen Operationssaal gehalten. Im folgenden sei eine Liste der in Wien durchgeführten Operationen unter Akupunkturanalgesie mit den dabei verwendeten Akupunkturpunkten gezeigt:

Tonsillektomie	Di4, Lu11
Kürettagen	M36, MP6
Sectio caesarea	M36, MP6, B27-31, lokale Nadeln
Laparotomie	M36, MP6, lokale Nadeln
Appendektomie	M36, MP7, lokale Nadeln
Hernioraphie	Le3, Mp7, lokale Nadeln
Strumektomie	Di4, KS6, oder
	P55, P26A (Ohrakupunktur)
Schrittmacherimplantation	P55, P26A (Ohrakupunktur)
Sternofissur	Ohrpunkte (Lunge, Niere, Hals, Herz),
(bei OP am offenen Herzen)	KS6, Lu7

Insgesamt konnten an der Wiener Klinik in den vergangenen Jahren jedoch lediglich 550 Operationen mit Hilfe der Akupunkturanalgesie durchgeführt werden. Dies zeigt schon deutlich den Stellenwert der Methode. Als limitierende Faktoren haben sich folgende Punkte herausgestellt:

1. Inkomplette Analgesie.
2. Fehlende Muskelentspannung.
3. Notwendige Auswahl der Patienten und Auswahl der Operationsart.

4. Sublime chirurgische Technik.
5. Keine Noteingriffe möglich.
6. Eine Reproduzierbarkeit bei strenger Schmerzskalierung von 65 %, obgleich nur bei 2 % der Operationen intraoperativ auf Vollnarkose gewechselt werden mußte.

Somit scheint klar zu sein, daß der Akupunktur nur eine Bedeutung in ihrer therapeutischen Form zukommt. Obgleich diese Methode seit über einem Jahrzehnt auch im Westen bestens eingeführt ist, gibt es derzeit noch wenig statistisch abgesichertes Material über ihre Erfolge. Es sei jedoch eine retrospektive Untersuchung aus dem Ludwig Boltzmann-Institut für Akupunktur (7) aus jüngster Zeit zitiert. Anhand dieser Untersuchung wurden aus einem dreijährigen Ambulanzbetrieb 1.079 "behandelte Diagnosen" auf ihren Erfolg dargestellt. Mit Hilfe einer vierstufigen Skala konnte, wie in der Abb. 6 ersichtlich, gezeigt werden, daß für verschiedene Indikationen die Akupunktur eine hohe Erfolgsrate aufweist.

Zusammenfassend können wir sagen:

1. Die Akupunktur ist in der Hand eines ausgebildeten Arztes eine wertvolle Ergänzung des therapeutischen Spektrums, wobei die Voraussetzung die gesicherte Diagnose ist. Bis auf wenige Ausnahmen, wo die Akupunktur als Therapie der ersten Wahl gelten kann, sollten allerdings herkömmliche medizinische Verfahren weitestgehend ausgeschöpft sein.

2. Die Akupunkturanalgesie als Methode im Operationssaal hat in der westlichen Welt faktisch keine Bedeutung. Dies gilt sowohl für die klassische Akupunkturanalgesie, also beim wachen, nichtbeatmeten Patienten, wie auch für die Kombinationsverfahren, bei welchen intubierte Patienten Subdosen von Analgetika und/oder Inhalationsanästhetika zusätzlich zur Nadeltechnik erhalten.

3. Die Grundlagenforschung über die Mechanismen der Akupunkturanalgesie hat in den letzten Jahren jedoch viel zum Verständnis der neurophysiologischen und neuropharmakologischen Zusammenhänge der Nozizeption beigetragen.

Literatur

1. BISCHKO, J.: Einführung in die Akupunktur. Haug 1973

2. DICKHAUS, H., PAUSER, G., ZIMMERMANN, M.: Convergence of nocous and non-nocous afferents onto spinal neurons: intensity coding and supraspinal control. Pflügers Arch. 365, R 52 (1976)

3. HUGHES, J., SMITH, T. W., KOSTERLITZ, H. W., FOTHERGILL, L. A., MARGAN, B. A., MORRIS, H. R.: Identification of two related pentapeptides from the brain with potent opiate agonist activity. Nature 258, 577 (1975)

4. MELZACK, R., STILLWELL, M. D., FOX, E. J.: Trigger points and acupuncture points for pain: Correlations and implications. Pain 3, 3 (1977)

5. PAUSER, G.: Neurophysiologische und neuropharmakologische Untersuchungen über (mögliche) Mechanismen der peripheren Stimulationsanalgesie. Wien. klin. Wschr., Heft 14, Suppl. 92 (1980)

6. PAUSER, G., BENZER, H., BISCHKO, J., GANGLBERGER, J., HAIDER, M., MAYRHOFER, O., SCHMIDT, H., SEMSROTH, M., THOMA, H.: Klinische und experimentelle Ergebnisse mit der Akupunktur-Analgesie. Anaesthesist 25, 215 (1976)

7. PAUSER, G., KUBIENA, G.: Akupunktur zur Behandlung von Schmerzen bei peripheren Nervenläsionen. 10. Jahrestagung der Gesellschaft zum Studium des Schmerzes für Deutschland, Österreich und die Schweiz. Freiburg i. Br., 26. - 28.9.1985. Anaesthesist, S 12 - 13 (Vorabdruck aus 34. Band)

8. POMERANZ, B., CHENG, R.: Suppression of noxious response in single neurons of cat spinal cord by electro acupuncture and its reversal by the opiate antagonist naloxon. In: The endorphins (eds. E. COSTA, M. TARBUCCHI). Advances in biochemical psychopharmacology, vol. 18, p. 351. New York: Raven Press 1978

9. REXED, B.: The cytoarchitectonic organisation of the spinal cord in cats. J. comp. Neurol. 96, 415 (1952)

Schmerzbehandlung im Rahmen der Physikalischen Medizin
Von Th. Bochdansky

Die Frage: "Haben Sie Schmerzen?" ist in der Medizin sicher eine der am häufigsten gestellten Fragen und schließt an die Frage: "Wie geht es Ihnen?" an. Schmerzen beeinträchtigen nicht nur das "Wohlergehen", sondern auch das "Gehen" und "Bewegen" - womit bereits die enge Verknüpfung zwischen Bewegungs- und Schmerzsystem aufgezeigt ist.

Einer gezielten Therapie hat eine klinische und - falls erforderlich - apparative Diagnostik voranzugehen.

Die Physikalische Medizin bedient sich mechanischer, elektrischer und thermischer Möglichkeiten nicht nur zur Therapie, sondern auch zur Diagnostik, wodurch eine gewisse quantifizierte Beurteilung erfolgen kann. So kann z. B. im Rahmen der dynamometrischen Kraftmessung festgestellt werden, wie groß die schmerzhafte Hemmung der Muskulatur ist und in welchem Winkelbereich des Gelenkes sie erfolgt (13). Im Bereich der Elektrodiagnostik können als Beispiel sensible Chronaxiemetrien Aufschluß über Hyper- oder Hypästhesien geben (17), oder die Temperaturmessung zur Beurteilung von vegetativen Situationen dienen (5).

Es ist von entscheidender Bedeutung für den Erfolg physikalischtherapeutischer Maßnahmen, ein umfassendes Bild vom jeweiligen Krankheitsgeschehen zu bekommen.

Zu unterscheiden ist grundsätzlich zwischen einer
a) Funktionskrankheit und
b) Substratkrankheit.

Handelt es sich um eine Funktionskrankheit, so hat die Therapie nicht nur am angegebenen Ort des Schmerzmaximums anzusetzen. Es muß vielmehr die gesamte funktionelle Einheit des Bewegungsapparates und seines Nervensystems berücksichtigt werden. Eine Heilgymnastik, die nur auf das schmerzhafte Schultergelenk konzentriert wird, muß auch bei bester Technik insuffizient bleiben, wenn sie ohne persönlichen Kontakt zwischen Therapeuten und Patienten durchgeführt wird und so beispielsweise keine Entspannung im Segment C 4 erfolgen kann.

Eine umfassende Therapie hat auch über zentrale Mechanismen auf die Schmerzperzeption einzuwirken und durch Inhibition des retikulären Systems und anderer tiefer liegender Systeme den peripheren Tonus zu beeinflussen.

Physikalische Therapie kann beispielsweise auch im Rahmen der Sportmedizin nur dann erfolgreich sein, wenn das primär pathoplastische Substrat erfaßt wird und z. B. lokale Überlastungen durch entsprechendes muskuläres Kräftigungs- bzw. Stretching-Training beseitigt werden (21).

Etwas einfacher gestaltet sich die Therapie bei einer Substratkrankheit. Durch mechanische, thermische, chemische oder elektrische Reize kann die lokale Entzündungsreaktion, die Durchblutung, die Rezeptoraktivität und die nervale Weiterleitung primär peripher - aber auch sekundär zentral - beeinflußt werden.

Für den Einsatz physikalisch-therapeutischer Mittel zur Schmerzbekämpfung ist es von großer Bedeutung, die Auswirkungen zu kennen, die ein peripher gesetzter Reiz bewirkt.

Je nach Art des Reizes, nach Einwirkungsort, Dauer und Intensität sowie der Applikationsfrequenz treten unterschiedliche Reaktionen auf.

Wird ein peripherer Reiz gesetzt, so kann es primär zur Erregung von Nozizeptoren und zur Reizweiterleitung in dünnen myelinisierten oder marklosen Fasern kommen (18). Je nach Reizcharakter und Aktivitätslage von Thalamus und retikulären Strukturen kann es bekannterweise zur Freisetzung von Betaendorphinen und Enkephalinen und damit sekundär zu einer Schmerzhemmung kommen (20).

Diese kann aber auch schon primär erfolgen durch eine selektive Reizleitungsblockierung, vor allem durch elektrische Felder (24). Werden durch entsprechende Reize A-Beta- und A-Delta-Fasern erregt, so kann dies im Sinne der "Gate control theory" zur Schmerzhemmung führen (14).

Durch gewisse physikalische Reize, wie z. B. der Kryokurzzeittherapie oder der Wärmeapplikation, kann es zu einer lokalen Durchblutungszunahme kommen, die über eine vermehrte Ausschwemmung algotropher Substanzen zur Schmerzlinderung beitragen kann (1, 22). Mit physikalischen Reizen kann aber auch eine Schmerzzunahme induziert werden und über den nozizeptiven somatomotorischen Blockierungseffekt zu einer Verstärkung von arthrotendomyotischen Zuständen führen (2).

So kann eine tiefe Friktionsmassage oder eine Wärmebehandlung im akuten Stadium eines Schmerzgeschehens zu algodystrophen Erscheinungen und - bei entsprechender Persönlichkeitsstruktur - bis hin zum Morbus Sudeck führen. Ebenso können entzündliche Geschehen aktiviert werden.

Von diesen Reaktionen ist jedoch eine mögliche stärkere Reaktion am Beginn einer physikalischen Therapie, die sich nach ca. fünf Behandlungen wieder normalisiert, zu unterscheiden. Sie sollte nicht zu einem sofortigen Absetzen der Therapie führen.

Im Rahmen der Physikalischen Medizin unterscheiden wir zwischen
a) Prävention-Interventionstherapie,
b) Physikotherapie,
c) Ergotherapie.

Im folgenden werden jedoch nur die wesentlichsten physikotherapeutischen Maßnahmen behandelt.

Thermotherapie

Je nachdem, ob dem Körper Wärme zugeführt oder entzogen wird, sprechen wir von "Wärmetherapie" oder "Kältetherapie", die unterschiedliche physiologische Reaktionen auslösen.

Die Temperaturübertragung erfolgt mittels Konvektion, Konduktion oder Strahlung bzw. aus Kombinationen davon, wobei vor allem Aggregatszustandsänderungen - hier vor allem von Eis zu Wasser und Dampf - von großer Bedeutung sind. Die Dichte der Kälterezeptoren übersteigt die der Wärmerezeptoren je nach Körperregion um das Vier- bis Achtfache (19). Für die Wirkung eines thermischen Reizes sind neben der Dauer und Intensität vor allem die Fläche der Anwendung, die Wärmeleitfähigkeit und Wärmekapazität des Stoffes sowie der Anpreßdruck für die jeweilige Reaktion verantwortlich. So kann ein schmerzhafter Wärmereiz initial auch zu einer Vasokonstriktion führen und erst nach Abklingen der ersten Reaktion zur Vasodilatation. Ausgangslage ist die Behaglichkeitstemperatur, die wiederum vom umgebenden Medium abhängt (2, 9).

Wird Wärme dem Körper zugeführt, so kommt es zuerst zu Wirkungen in der Haut. Nach einer Vasodilatation der Hautgefäße kommt es durch den Wärmestau auch in tiefer gelegenen Schichten zu Reaktionen, die jedoch durch den Wärmeabtransport durch das Blut verzögert wirksam werden, wie bereits erwähnt abhängig von der Umgebungstemperatur. Durch eine Vermehrung der Schweißproduktion kann es bei einer generalisierten Wärmeanwendung zu Elektrolytverschiebungen kommen, die eventuell Muskelschmerzen auslösen können.

Der Muskelruhetonus wird gesenkt durch Reduzierung der Gammamotoneuronenaktivität, obwohl die Muskel- und Sehnenspindel mit einer Zunahme der Impulsaktivität reagieren (15).

Das Muskelbindegewebe wird bei höheren Temperaturen elastischer. Durch die gleichzeitige Durchblutungsvermehrung und Muskeltonussenkung kann es zu Ödembildungen kommen, wodurch womöglich der Abtransport algogener Stoffe reduziert wird.

Indirekt reflektorisch können auch spastische Zustände der glatten Muskulatur gedämpft werden und auf viszerale Schmerzen Einfluß genommen werden (6). Da die Nervenleitgeschwindigkeit mit zunehmender Temperatur ansteigt, wäre ein schmerzlindernder Effekt auch durch eine Reizkonkurrenzierung vorstellbar. Von untergeordneter therapeutischer Relevanz sollte die irreversible Blockierung eines Nerven sein, wenn dieser auf über 50 °C erwärmt wird (27).

Allgemein gilt, daß Wärme um so eher dem Körper zugeführt werden soll, je chronischer das Krankheitsgeschehen ist.

Dies kann sowohl durch sogenannte "feuchte" Wärme in Form von
Wickeln, Bädern oder Packungen oder durch "trockene" Wärme
durch verschiedene Strahlung, wie Kurzwellen, Infrarot oder
auch Heißluftbehandlungen erfolgen. Als umfassende Therapie
kann in diesem Rahmen die Saunaanwendung angesehen werden.

Auch die Kryotherapie wirkt in erster Linie über die Haut mit
ihren Rezeptoren. Je nach Anwendungsdauer unterscheiden wir
Kurzzeittherapie (10 - 60 s) und Langzeittherapie (15 - 30 min)
sowie als Sonderform die intermittierende Kryotherapie in Kombination mit Bewegungstherapie.

Kälterezeptoren sprechen vermehrt in einem Temperaturbereich
von über 45 °C und unter 25 °C an, wobei zwischen statischen
und dynamischen Rezeptoren unterschieden wird (8).

Wirkungsmöglichkeiten zur Schmerzbekämpfung finden sich in der
erwähnten Schmerzkonkurrenzierung durch Aktivierung der Kälterezeptoren, in einer Reduzierung der Nervenleitgeschwindigkeit,
verringerten Ansprechbarkeit und Produktion von Transmittersubstanzen und durch eine Herabsetzung der Muskelspindelakti-
vität bei erhöhter Ausgangslage. Bei kurzzeitiger Anwendung
kommt es zu einer reflektorischen Durchblutungsvermehrung, bei
längerem Wärmeentzug dagegen zur Vasokonstriktion (25).

Dieser Entzug kann in verschiedenen Formen erfolgen. Am wirk-
samsten erscheint uns der Eisbeutel in den unterschiedlichsten
Ausführungen, das Eisbad und die Eismassage, die sich der Schmelz-
wärme des Eises bedienen. Weiters gibt es die verschiedensten
Kältepackungen sowie die in der Sportmedizin eher populären
Eissprays, die jedoch nur zur gezielten Schmerzverdeckung eingesetzt werden sollten.

Elektrotherapie

Bereits im 2. Jahrhundert v. Chr. propagierte GALEN den Einsatz
von Zitterrochen zur Schmerzbehandlung unter dem Begriff "Ano-
dynos" (schmerzstillendes Mittel). Neuere Untersuchungen zeigen übrigens, daß die Impulse mit etwa 45 V und 200 Hz erfolgen, eine in der Niederfrequenz oft eingesetzte Stromform. Mit
der technischen Entwicklung der Elektrizität ging auch eine me-
dizinisch-elektrophysiologische einher, in erster Linie zur
Schmerzbekämpfung. Auch der Begriff "Elektropunktur" wurde bereits 1825 von SARLANDIERE entwickelt. Mitte des 19. Jahrhunderts gab es dann bereits zahlreiche Apparaturen (10, 16).

Heute unterteilen wir die Elektrotherapie in
a) Niederfrequenz von 0 - 1.000 Hz,
b) Mittelfrequenz von 1.000 - 100.000 Hz,
c) Hochfrequenz über 100.000 Hz.

In einer groben Verallgemeinerung steht bei der Niederfrequenz
die Reizwirkung im Vordergrund, wirkt die Mittelfrequenz auf
die Muskulatur und die Hochfrequenz im Sinne einer Wärmetherapie. Je nach Indikation können alle Bereiche zur "Elektrik-Pain-

control" herangezogen werden, wozu die verschiedensten Geräte mit diversen Besonderheiten zur Verfügung stehen. Der Begriff "Nervenstimulation" erscheint uns im Zusammenhang mit der Schmerzbehandlung teilweise irreführend.

Im Bereich der Niederfrequenz verwenden wir neben unterschiedlich gepulsten Stromformen die konstante Galvanisation mit der postulierten Wirkung des "Anodenblocks" (11) sowie die Iontophorese. Dabei kommt neben Procain vor allem die Salizylsäure zum Einsatz, die unter anderem die Prostaglandinsynthese hemmen soll (3). Durch gezielte Anlage und Größe der Elektroden können Schmerzen entweder lokal behandelt werden oder durch segmentale Reizung ausstrahlende Schmerzen beeinflußt werden.

Wählt man wenige Quadratzentimeter große Elektroden, so können auch Schmerzpunkte oder Reflexpunkte im Rahmen der Akupunktur miterfaßt werden.

Werden zwei oder mehrere mittelfrequente Sinuswechselströme übereinander gelagert, so kommt es zu Interferenzerscheinungen, die in bestimmten Frequenzen moduliert werden können, wobei für gewisse Modulationsfrequenzen eine schmerzlindernde Wirkung postuliert wird. Durch gewisse Elektroden, wie z. B. die Saugglockenelektroden, kann eine Kombination mit mechanotherapeutischen Methoden erzielt werden. Die Hochfrequenztherapie ermöglicht die Entstehung von Wärme im Körperinneren, wobei die Wirkung je nach Frequenz und Elektrodenwahl unterschiedlich lokalisiert werden kann. Aufgrund internationaler Vereinbarungen über Frequenzbereiche gibt es die Kurzwelle mit 27,12 MHz, die Dezimeterwelle mit 433,92 MHz und die Mikrowelle mit 2.400 MHz. Hauptindikationen stellen chronische Schmerzzustände dar. Der Wirkungsmechanismus dürfte am ehesten analog zur Wärmetherapie sein (4).

Mechanotherapie

Die Heilgymnastik bedient sich nicht nur rein mechanischer Prinzipien, sondern komplexer fazilitierender und inhibitierender Reflexsysteme und wirkt nicht zuletzt auch über zentrale Einflüsse auf das "Wohlergehen" des Patienten. Je nach Methode wird die Betonung auf einzelne Gelenke und Muskelgruppen oder auf Komplexbewegungen in bestimmten Bewegungsmustern gelegt. Auf jeden Fall sollte gerade die Heilgymnastik als umfassende Therapie eingesetzt werden.

Die Ultraschalltherapie wird vielfach in den Kapiteln Elektrotherapie oder Wärmetherapie abgehandelt, sie stellt jedoch eine Art Mikromassage des Gewebes dar und dient in erster Linie zur Behandlung lokaler umschriebener schmerzhafter Verspannungen. Über reflektorische Mechanismen kann es jedoch auch zu generalisierten Wirkungen kommen (4).

Bei der Massage unterteilen wir ebenfalls zwischen lokaler mechanischer und generalisierter reflektorischer Wirkung. So können mit gezielten Grifftechniken beispielsweise lokale schmerzhafte Verklebungen gelöst oder der lymphatische und venöse Abtransport beschleunigt werden. Auch für die allgemein sedierende Wirkung im Sinne der Schmerzbehandlung ist der Einfluß auf zentrale retikuläre Areale von großer Bedeutung (12).

Nur eine gezielt indizierte Physikalische Therapie, die sich aller Möglichkeiten bedient, kann im Rahmen einer engen interdisziplinären Zusammenarbeit zum gewünschten Effekt führen. Letztlich ist aber die Motivation und aktive Mitarbeit des Patienten von entscheidender Bedeutung, da alle Maßnahmen darauf zielen, die körpereigene Heilung zu fördern und zu unterstützen.

Literatur

1. BOCHDANSKY, Th., TRNAVSKY, G., LECHNER, H.: Über die Durchblutungswirkung von Kryokurzzeittherapie im Sport. Öst. J. Sportmed. 14, 3, 14 (1984)

2. BRÜGGER, A.: Die Erkrankungen des Bewegungsapparates und seines Nervensystems. Stuttgart, New York: Fischer 1980

3. BRUNE, K.: Peripher wirkende Analgetika. In: Schmerz (eds. M. ZIMMERMANN, H. HANDWERKER). Berlin, Heidelberg, New York, Tokyo: Springer 1984

4. EDEL, H.: Fibel der Elektrodiagnostik und Elektrotherapie, 5. Aufl. Berlin: VEB Verlag Volk und Gesundheit 1983

5. ENGEL, J. M.: Thermographische Diagnostik von Erkrankungen des Bewegungsapparates. In: Funktionelle Diagnostik in der Orthopädie (ed. E. MORSCHER). Stuttgart: Enke 1979

6. FISCHER, E., SOLOMON, S.: Physiological responses to heat and cold. In: Therapeutic heat and cold (ed. S. LICHT). Baltimore/Maryland: Waverly Press 1972

7. GÜNTHER, R., JANTSCH, H.: Physikalische Medizin. Heidelberg, New York: Springer 1982

8. HENSEL, H.: Allgemeine Sinnesphysiologie. Berlin, Heidelberg, New York: Springer 1966

9. HILDEBRANDT, G., EGEL, P., ATTIA, M.: Temperaturregulation und thermischer Komfort. Z. f. Phys. Med. 10, 49 (1981)

10. JANTSCH, H.: Schmerzbekämpfung durch Elektrotherapie: Niederfrequenz. Z. f. Phys. Med. 10, 21 (1981)

11. JENKNER, F.: Transdermale Elektrostimulation. Z. f. Phys. Med. 10, 25 (1981)

12. KOHLRAUSCH, A.: Schmerzbekämpfung durch Massage. Z. f. Phys. Med. 10, 9 (1981)

13. LECHNER, H., BOCHDANSKY, Th., KERN, H.: Kraftmessung und Kniestreckung. Öst. J. Sportmed. 13, 4, 11 (1983)

14. MELZACK, R., WALL, P. D.: Pain mechanisms: A new theory. Science 150, 971 (1975)

15. MENSE, S.: Effects of temperature on the discharges of muscle spindels and tendon organs. Pflügers Arch. 374, 159 (1978)

16. ROWBOTTOM, M., SUSSKIND, C.: Electricity and medicine. History of their interaction. San Francisco: Press Inc. 1984

17. SCHEID, W.: Lehrbuch der Neurologie. Stuttgart, New York: Thieme 1980

18. SCHMIDT, R. F.: Schmerz. In: Physiologie des Menschen (eds. O. GAUER, K. KRAMER, R. JUNG), Bd. 11. München, Berlin, Wien: Urban & Schwarzenberg 1972

19. SCHMIDT, R. F.: Temperatursinne. In: Physiologie des Menschen (eds. O. GAUER, K. KRAMER, R. JUNG), Bd. 11. München, Berlin, Wien: Urban & Schwarzenberg 1972

20. SJÖLUND, B., TERENIUS, L., ERIKSSON, M.: Increased cerebrospinal fluid levels of endorphines after electroacupuncture. Acta physiol. scand. 100, 383 (1977)

21. SÖLVEBORN, S.: Das Buch vom Stretching. München: Mosaik 1983

22. STILLWELL, G. K.: General principles of thermotherapy. In: Therapeutic heat and cold (ed. S. LICHT). Baltimore/Maryland: Waverly Press 1972

23. SZEHI, E., DAVID, E.: Der stereodynamische Interferenzstrom. Elektromedica 48, 13 (1980)

24. TAUB, A., CAMPBELL, J. H.: Percutaneous local electric analgesia; peripheral mechanisms. Advanc. Neurol. 4, 733 (1974)

25. TRNAVSKY, G.: Kryotherapie. München: Pflaum 1979

26. WIEDEMANN, E.: Thermotherapie. In: Handbuch der Physikalischen Therapie (eds. J. GROBER, F. STIEVE). Stuttgart: Fischer 1971

27. ZIMMERMANN, M.: Irreversible selective blocking of cutaneous myelinated fibers by local heating. In: Advances in pain research and therapy (eds. J. BONICA, D. ALBE-FESSARD), vol. 1. New York 1976

Nicht-medikamentöse Entspannungsverfahren in der Schmerztherapie

Von W. Oder und G. S. Barolin

Einleitung

Wenn man im allgemeinen (auch wissenschaftlichen) Sprachgebrauch von "Entspannung" spricht, bezieht sich das auf folgende drei Systeme:
- Entspannung der quergestreiften (willkürlichen) Muskulatur,
- Entspannung über das Vegetativum (insbesondere glatte Muskulatur, auch den Eingeweide- und Gefäßbereich betreffend) und
- psychische Entspannung (wie schwer dieser Begriff auch faßbar sein mag).

Neurophysiologischerseits hat HESS 1954 die Entspannung als einen wesentlichen Teilaspekt der trophotropen Reaktion ausgewiesen.

Die trophotrope Reaktion wird als Ausdruck einer generalisierten Aktivitätsabnahme des sympathischen Nervensystems interpretiert und enthält: Abnahme von Blutdruck, Herzfrequenz, Atemfrequenz, Sauerstoffverbrauch, arteriellem Blutlaktat, Tonus der quergestreiften Muskulatur; weiters Ansteigen des Hautwiderstandes, Pupillenverengung und eine Reihe anderer Kriterien.

Diese trophotrope Reaktion stellt im Sinne einer vegetativen Umschaltung zusammen mit der darin enthaltenen Entspannung auch einen Hauptanteil dessen dar, was als Hypnoid bezeichnet wird. Darauf wird im folgenden näher eingegangen.

Schließlich sei noch der psychoanalytische Aspekt der Entspannungsverfahren erwähnt: "Eine geschickte Kombination von regressiver Entlastung mit einer Ich-Stärkung auf dem Weg narzißtischer Zufuhren der Selbstbemeisterung (16)".

Wenn wir uns nun der Frage zur Wirksamkeit der Entspannung auf den Schmerz zuwenden, so muß auch "der Schmerz" etwas näher besprochen werden.

LANGEN (10) spricht diesbezüglich von einem "Empfindungserlebnis". In Abb. 1 sind schematisch die drei Hauptkomponenten dargestellt, welche in diesem Schmerzerlebnis zusammenwirken, nämlich der organische Reizreaktionsablauf, das Vegetativum und das, was wir "Persönlichkeit" nennen (wiederum ein relativ komplizierter Komplex, welcher weiterer Betrachtung und Analyse bedarf). Diese drei Hauptkomponenten sind in mehrfacher Weise miteinander verbunden, vor allem auch im Sinne verschiedener Rückkopplungsmechanismen, welche zu sich selbst unterhaltenden Schmerzkreisprozessen führen können (3). Es scheint nun möglich, mittels Entspannungsverfahren an allen drei Polen des dargestellten "Schmerzdreiecks" anzugreifen.

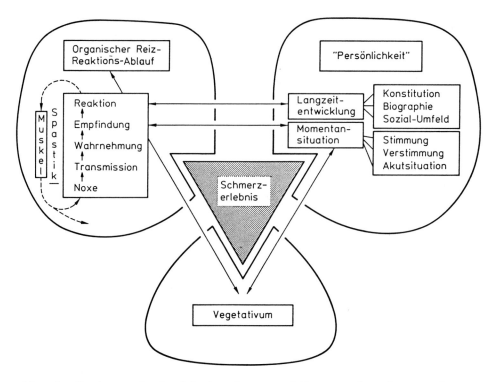

Abb. 1. "Schmerzdreieck" (Nach BAROLIN): Das komplexe Schmerzerlebnis wird von den drei wesentlichen Komponenten: Organischer Reizreaktionsablauf, Vegetativum, Persönlichkeit bestimmt. Darüber hinaus besteht eine Reihe von Rückkopplungsprozessen im Sinne wechselseitiger Verstärkerwirkung. Entspannungsverfahren können von allen drei Polen dieses Schmerzdreiecks her ansetzen

1. Im Bereich des organischen Reizreaktionsablaufes kann durch Herabsetzung des Muskeltonus die sich selbst unterhaltende Schmerzspirale Schmerz → Verspannung → Schmerz unterbrochen werden.

2. Die Entspannung im vegetativen Bereich kann neben der direkten Entkrampfung im Bereich der glatten Muskulatur auch der schmerzbedingten Streßreaktion mit Überaktivierung bzw. Labilisierung des vegetativ motorischen Nervensystems (9) entgegenwirken. Die sympathische Desaktivierung kann in der Folge zu einer Stabilisierung im Sinne einer Eutonisierung führen.

3. Im kognitiv-emotionalen Bereich kommt vor allem das, was wir "psychische Entspannung" genannt haben, zum Tragen, wohl überwiegend im Rahmen des Hypnoids (worauf noch eingegangen wird).

Erwähnt sei hier noch die Möglichkeit der medikamentösen Entspannung, welche sich in allen drei eingangs aufgezeigten Dimensionen der Entspannung auswirken kann (quergestreifte Muskulatur, glatte Muskulatur, psychische Entspannung). Entsprechend unserem Thema soll hier darauf nicht näher eingegangen werden. Die wesentlichen Unterschiede zwischen medikamentöser und nicht-medikamentöser Entspannung werden im Diskussionsabschnitt noch besprochen.

Entspannung auf psychotherapeutischem Wege

Besonders über das autogene Training nach J. H. SCHULTZ (14) haben Entspannungsmaßnahmen ein großes Gewicht im psychotherapeutischen Register erhalten. Es muß aber klargestellt werden, daß das autogene Training (ebenso wie die noch besprochene Heterohypnose) keineswegs aus Muskelentspannung alleine besteht, sondern diese dabei einen Teilaspekt darstellt, der zwar einerseits selbständig wirkt, zusätzlich jedoch andererseits einen Induktionsmechanismus zur Erreichung der organismischen Umschaltung ins Hypnoid darstellt. Der Zustand, den wir im autogenen Training erreichen, ist somit unter dem großen Begriff der eingangs definierten trophotropen Reaktion nach HESS zu subsumieren. Er beinhaltet Veränderung des Herz- und Atemrhythmus, Veränderung von Hauttemperatur, Hautwiderstand und Kortisolausscheidung, hirnelektrische Veränderungen etc. (1). Gleiches ist von einer Reihe anderer psychotherapeutisch verwendeter Entspannungsmethoden auszusagen, insbesondere von der "progressiven Relaxation nach JACOBSON" (8), weiters auch von diversen Entspannungstechniken, welche primär Einstieg über das Atemsystem erreichen (Atemschulen sowie verschiedene Yogatechniken). Häufig wird dabei die Entspannung als Hauptwirkungskomponente respektive als hauptsächlich anzustrebendes Ziel hingestellt. Das dabei sozusagen "nebenbei" auftretende Hypnoid wird weniger beachtet. Je nach Technik kann die Proportion der Komponenten "reine Entspannung" zu "Hypnoid" dabei unterschiedlich sein.

Wir glauben (in Übereinstimmung mit dem Begründer und sehr gründlichem Durchforscher des autogenen Trainings J. H. SCHULTZ und einer Reihe seiner Nachuntersucher), daß die komplexe hypnoide Umschaltung bei den genannten Verfahren eine Hauptwirkungskomponente darstellt und man den Teilaspekt der Entspannung dabei nicht zu sehr in den Vordergrund rücken respektive isoliert betrachten sollte. Andererseits ist jedoch das Hypnoid ohne Entspannung kaum erreichbar (außer in Ausnahmefällen bei gezielten hypnotischen Teilumschaltungen) und sicherlich stellt die Entspannung im großen Komplex der "Therapie über das Hypnoid" (wie wir obige Verfahren lieber nennen wollen als "Entspannungsverfahren") ebenfalls eine wesentliche Komponente dar.

Praktisch kann man mit hypnotischen Maßnahmen bei Schmerzkrankheiten sehr viel erreichen, dies nicht etwa (wie der mit Hypnose wenig Vertraute denken mag) bei "eingebildeten" Schmerzen. Vielmehr kommen gerade derartige hypnotische Maßnahmen durchaus bei klar somatogenen Schmerzen (etwa Karzinomschmerzen) in Frage.

So konnte einer von uns mehrfach Karzinompatienten über mehrstündige Intervalle auf hypnotischem Weg schmerzfrei respektive wesentlich schmerzärmer machen. Dazu ist zusätzlich anzuführen, daß die Hypnose eine vom Patienten als angenehm empfundene Maßnahme ist und auch deswegen auf allgemein gute Akzeptanz stößt, weil sie mit einer verstärkten menschlichen Zuwendung zum Patienten verbunden ist. Wir wissen, daß gerade diese in unserer heutigen technisierten Medizin vielfach schmerzlich vermißt wird.

Damit erklärt sich jedoch auch, warum die hypnotische Therapie unheilbarer Schmerzen nicht längst viel verwendetes Allgemeingut geworden ist: Sie bedarf eines hohen Aufwandes an ärztlichem Engagement plus ärztlicher Zeit plus entsprechender psychotherapeutischer Schulung. Leider gehört gerade das weitgehend zur "Mangelware", um so mehr scheint es berechtigt, hier einmal mehr darauf hinzuweisen. Vielleicht wird die im Anrollen befindliche "Ärzteschwemme" darin auch ein Gutes haben, daß wieder mehr Zeit für den Patienten zur Verfügung steht.

Allgemeiner praktikabel als die gezielte Heterohypnose ist die Selbsthypnose des autogenen Trainings. Wir führen dieses üblicherweise in Gruppen durch, welche zusätzlich im Anschluß an das autogene Training die Möglichkeit der analytischen Gruppenaussprache bieten.

Es kann dann gemeinsam eine "formelhafte Vorsatzbildung" gefunden werden, welche aus dem Unbewußten aufsteigend im Alltagsleben zur Wirkung kommt.

Bei Schmerzpatienten sind vor allem Gleichgültigkeitsformeln gegenüber dem Schmerzerlebnis wirksam, also ein "Abgleitenlassen des Schmerzes" oder ein "völlig Unwichtigwerden des Schmerzes". Es entspricht der Erfahrung der Hypnotherapie (sowohl Heterohypnose wie Selbsthypnose), daß direkte Negierungsformeln, wie etwa "Ich habe keine Schmerzen", nicht zur Wirkung kommen.

Hypnotherapie des massiven Schmerzes (etwa inkurabler Karzinomschmerz) kann direkt auf das Schmerzerlebnis gerichtet werden und hat im Hinblick auf die große Motivation des Patienten recht gute Chancen auf Erfolg, natürlich nur temporär (wie oben schon näher ausgeführt). Hingegen ist der chronifizierte Schmerz mit zusätzlicher starker vegetativer Beteiligung, wie wir es etwa beim chronischen Kopfschmerz oder bei chronischen Gelenkschmerzen sehen, besser mit Formeln zu behandeln, welche den Schmerz eher als Nebensache darstellen und zusätzlich auf gewisse Persönlichkeitskomponenten einwirken.

Entspannung mit Hilfe des Biofeedback

Unter Biofeedback versteht man ein Verfahren, welches körpereigene neurovegetative Funktionen "rückmeldet", sie durch Sichtbar- und/oder Hörbarmachung der Wahrnehmung zugänglich macht. Dadurch soll sekundär eine willentliche Kontrolle jener sonst weitgehend unbewußten und auch willentlich unbeeinflußbaren Körperfunktionen ermöglicht werden.

Ausgehend von Forschungen über bestimmte Reflexe entwickelte SKINNER (15) die Technik der operanten Konditionierung. Es werden so Lernvorgänge bezeichnet, die dadurch gebahnt werden, daß unmittelbar nach Vollzug derselben ein verstärkender und damit belohnender Reiz eintritt. Es handelt sich also um ein "Lernen am Erfolg".

Das Verfahren ist in seinem theoretischen Ansatz der Verhaltenstherapie verwandt (u. a. 4, 7), wird jedoch bereits 1974 von Autoren wie BLANCHARD und YOUNG als eine "ausgefeilte" aufwendige Form einer Entspannungstherapie gesehen (5).

Gegenüber den klassischen Entspannungsmethoden, wie dem autogenen Training nach SCHULTZ und der progressiven Relaxation nach JACOBSEN, besteht beim Biofeedback die raschere und leichtere Erlernbarkeit und dadurch ein primärer Zeitgewinn. Schon geringe Veränderungen neurovegetativer Funktionen können mittels elektronischer Verstärkung der Signale dem Patienten evident gemacht werden. Es fehlt hingegen der komplexe psychotherapeutische Ansatz.

Nach einer anfänglichen Euphorie mit Erprobung verschiedener vegetativer Funktionen als Signalgeber (so elektrischer Hautwiderstand, Alpharhythmus des Elektroenzephalogramms, Herzfrequenz, Blutdruck, die sich in breiter Anwendung als nicht sehr ertragreich erwiesen) kristallisieren sich in letzter Zeit vor allem zwei Wege für eine klinisch breitere Anwendung in der Schmerzbehandlung heraus, nämlich das Muskelbiofeedback mit Rückmeldung der Muskelspannung und das respiratorische Biofeedback mit Rückmeldung des Atemrhythmus.

Beim Muskelbiofeedback wird der Spannungszustand der Muskulatur mittels EMG-Oberflächenelektroden abgeleitet, verstärkt und gefiltert und mittels Umwandlung in ein optisches Signal dem Patienten rückgemeldet. Am häufigsten wird die Ableitung vom M. frontalis gewählt, jedoch wird auch von der Nackenmuskulatur, so z. B. bei vertebragenen Syndromen im Zervikalbereich, und von der paraspinalen LWS-Muskulatur bei lumbalen Schmerzsyndromen abgeleitet.

Das respiratorische Biofeedback wurde in den 70er Jahren von Hans-Carl LEUNER, ausgehend vom autogenen Training, entwickelt (11). Der Atemrhythmus wird mit Hilfe eines Brustgürtels mit eingebautem Sensor erfaßt, verstärkt und über Umwandlung in ein optisches und akustisches Signal dem Patienten rückgemeldet.

In zehn bis 15 Trainingssitzungen mit anschließenden Übungen im häuslichen Milieu lernt der Patient Verspannungs- und Entspannungszustände zu diskriminieren und dementsprechend über die Parameter Muskelspannung respektive Atmung eine Relaxation zu erlernen.

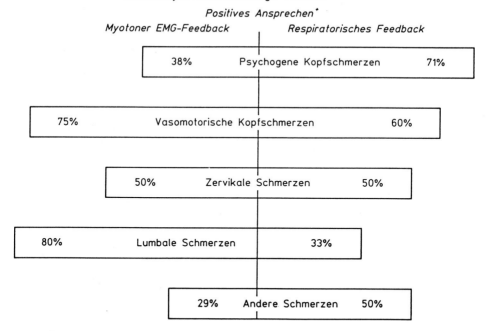

Abb. 2. In unserem Arbeitskreis konnte erstmalig bei systematischem Vergleich zweier unterschiedlicher Biofeedbackmethoden eine klare Differentialindikation herausgearbeitet werden. Das respiratorische Biofeedback wirkt nämlich deutlich besser bei den überwiegend psychogen mitbedingten Schmerzzuständen. Hingegen wirkt das Muskelbiofeedback besser bei den überwiegend organisch bedingten Schmerzzuständen

Nach mehrjähriger Arbeit mit diesen beiden Biofeedbackmethoden mit Indikationsstellung und Beurteilung des Therapieerfolges durch den individuellen klinischen Eindruck wurde in den Jahren 1982/83 an 103 Patienten eines unausgelesenen Krankengutes mit chronifizierten neurologischen Schmerzsyndromen eine randomisierte Vergleichsuntersuchung dieser beiden hauptsächlich in Gebrauch befindlichen Biofeedbackmethoden hinsichtlich ihrer klinischen Immediatwirksamkeit und der Herausarbeitung einer etwaigen Differentialindikation durchgeführt (12). Dabei ergab sich:

1. Das Atemfeedback wird von den Patienten leichter und lieber angenommen, führt zu einer geringen Anzahl von Therapieabbrüchen.

2. Das Atembiofeedback scheint sich bei der Patientengruppe günstiger auszuwirken, bei welcher psychogene Faktoren stark vordergründig im Beschwerdebild sind.

3. Das Muskelbiofeedback scheint sich hingegen bei der konträren Patientengruppe als überlegen zu erweisen, bei welcher nämlich die organischen Faktoren vordergründige Ursachenfunktion haben.

Eine längerfristige Katamnese zur Absicherung des Immediaterfolges und Erfassung der Langzeitergebnisse ist derzeit im Laufen, da wir uns darüber im klaren sind, daß die Langzeiterfolge keineswegs konkordant mit den Immediaterfolgen sein müssen.

An Nebenwirkungen sind, außer in seltenen Fällen Blutdrucksenkung mit Kollapsgefahr bei Patienten mit ausgeprägter orthostatischer Dysregulation, keine anzuführen. Patienten mit Psychosen und präpsychotischen Bildern sind von einer Behandlung mit Entspannungsverfahren auszuschließen.

Diskussion

Wenn wir somit also gezeigt haben, daß die Entspannung an sich eine wichtige Komponente in der Schmerztherapie darstellt, so muß andererseits betont sein, daß im Rahmen der Komplexität des Schmerzerlebnisses die Verspannung (und dagegen gerichtet therapeutisch die Entspannung) nur eine Komponente darstellt und nur in sinnvoller Kombination mit anderen, an Zielsymptomen orientierten Maßnahmen optimal zum Tragen kommen kann. Andererseits kann jedoch unter Umständen in Fällen, wo die Verspannung etwa der Muskulatur einen hohen Grad erreicht hat, die gesamte andere Therapie versagen, wenn man nicht zusätzlich die Komponente der Entspannung in eine komplexe Therapie aufnimmt.

Es soll damit nochmals unterstrichen werden, daß wir in der Therapie des Schmerzes einer von uns sogenannten "gezielten Polypragmasie" das Wort reden, d. h. einer gleichzeitigen Mehrfachanwendung unterschiedlicher Maßnahmen, jedoch aber nicht wahllos, sondern jede Maßnahme an einem primär im Einzelfall angesprochenen Zielsymptom orientiert.

In dieser "gezielten Polypragmasie" haben die Entspannungsmaßnahmen einen wesentlichen Platz, ohne daß wir sie isoliert oder sektiererisch überbewerten.

Darüber hinaus konnten wir jedoch zeigen, daß die Entspannung, wie sie in unterschiedlichen Therapieformen enthalten ist, vor allem von dem Begriff "Umschaltung ins Hypnoid" kaum zu trennen ist. Beides sind neurophysiologisch vorgegebene Grundmuster des Organismus, welche sich in weiten Bereichen überlappen. Zwar gibt es einerseits (etwa rein medikamentöse) Entspannung auch ohne Induktion des Hypnoids. Es gibt aber andererseits praktisch keine Induktion des Hypnoids ohne gleichzeitige Entspannung. Daraus ergibt sich allerdings auch, daß die therapeutischen Effekte der üblichen Entspannungstechniken nicht sicher trennbar sind, dahingehend, ob sie nun tatsächlich überwiegend durch die Entspannung oder überwiegend durch das damit in Verbindung stehende Hypnoid erreicht werden. Unsere Ansicht dazu ist, daß das Hypnoid jedenfalls eine maßgebliche zusätzliche

Rolle in der Wirksamkeit der klassischen Entspannungstechniken spielt. Wir glauben dies um so mehr, als einer von uns nachweisen konnte, daß das Hypnoid auch eine wesentliche psychotherapeutische Rolle in den meisten nicht ex definitione mit Entspannung einhergehenden psychotherapeutischen Techniken darstellt.

Zur Einordnung des Biofeedback möchten wir es in den Zwischenbereich zwischen Psychotherapie und Physiotherapie postieren. Um es klarzustellen, wir definieren Psychotherapie nach J. H. SCHULTZ als "Therapie mit psychischen Mitteln". Demgegenüber steht Physiotherapie als Therapie mit physikalischen Mitteln (respektive Mechanotherapie mit Pharmakotherapie analog mit den betreffenden Medien). Dementsprechend erscheint es richtig, dem Biofeedback eine Mittelstellung respektive Eigenstellung einzuräumen, da sowohl physiotherapeutische, mechanotherapeutische als auch psychotherapeutische Mechanismen darin vereinigt sind.

Das Wesentliche der hier besprochenen, vom Patienten selbst induzierten Entspannungsmaßnahmen gegenüber den medikamentösen scheint uns in zweierlei Punkten zu liegen.

a) Die Möglichkeiten des Abusus bis zur süchtigen Organschädigung sind bei den hier besprochenen Entspannungsmaßnahmen gegenüber der Medikation nicht gegeben. Andererseits kann allerdings in bestimmten Fällen die medikamentöse Entspannung rascher und gezielter in einer Akutsituation zur Anwendung kommen. Das Medikament sollte also der Akutsituation vorbehalten bleiben. Für Langzeitanwendung ist hingegen den hier besprochenen nicht-medikamentösen Maßnahmen der Vorzug zu geben.

b) Durch die Induktion des Entspannungszustandes trägt der Patient eine eigene Leistung zur Lösung seiner Schmerzproblematik bei. Daraus resultiert ein vorteilhafter Gegensatz zu dem heute in unserem Kulturkreis verbreiteten übersozialen Gießkannenprinzip des automatischen sozialen Heilsempfangens ohne eigene Leistung. SACHSE und KRÖNER (13) haben das so formuliert: "Mit der Anwendung von Entspannungsverfahren erlebt sich der Patient im Schmerzgeschehen nicht mehr als passiv Leidender, sondern im Sinne einer Bewältigungsstrategie als ein Handelnder, der sein eigenes Verhalten bis zu einem gewissen Grad selbst bestimmen kann."

Zusammenfassung

Im komplexen psychophysischen Schmerzerlebnis haben muskuläre, vegetative und psychische Spannungskomponenten eine begleitende, unterhaltende und verstärkende Funktion, wie dies anhand des Schmerzdreieckes nach BAROLIN und Mitarbeitern dargestellt wurde.

Im Rahmen einer mehrdimensionalen Schmerztherapie kann, je nach individueller Gewichtung, über die Entspannung einer oder mehrerer dieser Faktoren angegangen werden. Wir plädieren für eine gezielte (jedoch nicht isolierte) multifaktorielle Anwendung von Therapiemaßnahmen, sprechen einer "gezielten Polypragmasie" das Wort, unter Beachtung möglichst aller erfaßbaren Faktoren.

Die hier besprochenen nicht-medikamentösen Techniken haben den Vorteil, daß der Patient selbst etwas zur Bewältigung seiner Problematik beiträgt und daß es keine Abususentwicklung gibt. Wir verwenden vor allem Biofeedback und das autogene Training, fallweise auch die klassische Hypnose. Es ergeben sich dabei einerseits durch den Entspannungszustand direkte Beeinflussungen des Schmerzkreises, andererseits durch die damit verbundene erhöhte Suggestibilität sekundäre Behandlungsmöglichkeiten außerhalb der eigentlichen Entspannung.

Wir glauben, daß jene nicht-medikamentösen Möglichkeiten verstärkte Beachtung und verstärkten ärztlichen Einsatz verdienen.

Literatur

1. BAROLIN, G. S.: Hirnelektrische Korrelate in hypnoiden Zuständen. Fortschr. Neurol. Psychiat. 36, 227 (1968)

2. BAROLIN, G. S.: Rationelle Kopfschmerzerfassung. In: Kopfschmerz 1981/1 (ed. G. S. BAROLIN). Karlsruhe: Braun 1981

3. BAROLIN, G. S., KRÖSS, R., JANCIK, W.: Zur Pharmakotherapie in der Neurologie. In: Klinische Pharmakologie (eds. KÜMMERLE, HITZENBERGER). Ecomed 1984

4. BASLER, H. D., et al.: Verhaltenstherapie bei internistischen Erkrankungen. Therapiewoche 28, 8116 (1978)

5. BLANCHARD, E. B., YOUNG, C. D.: Clinical applications of biofeedback training: A review of evidence. Arch. gen. Psychiat. 30, 573 (1974)

6. HESS, W. R.: Das Zwischenhirn. Syndrome, Lokalisation und Funktionen. Schwabe 1954

7. HUME, W. I.: Biofeedback - Forschung und Therapie. Bern, Stuttgart, Wien: Huber 1979

8. JACOBSON, E.: Progressive Relaxation. University of Chicago Press, 1938

9. KRÖNER, B., HEISS, M.: Der Einsatz von Entspannungsverfahren bei chronischen Kopfschmerzen. In: Migräne (ed. HUBER). Urban & Schwarzenberg 1982

10. LANGEN, D.: Zitiert bei GROSS, D.: Der schmerzkranke Mensch. Therapiewoche 10, 1760 (1977)

11. LEUNER, H.: Selbstkontrolle vegetativer Funktionen durch Biofeedbackmethoden (Rückkopplungsverstärkung). Therapiewoche 27, 5512 (1977)

12. ODER, W., SCHEIDERBAUER, E., BAROLIN, G. S.: Vergleichende Untersuchungen des Immediaterfolges von zweierlei Biofeedback-Methoden. In: Kopfschmerz 1984/2 (ed. G. S. BAROLIN). Stuttgart: Enke 1984

13. SACHSE, R., KRÖNER, B.: Der Einfluß von Wahrnehmungstraining und der Vermittlung von Kognitionen auf das Erlernen von Entspannung mittels EMG-Feedback. Zeitschr. f. exp. angew. Psychol. $\underline{4}$, 613 (1979)

14. SCHULTZ, J. H.: Das autogene Training. Stuttgart: Thieme 1973

15. SKINNER, B. F.: Are theories of learning necessary? Psychol. Rev. $\underline{57}$, 193 (1950)

16. STROTZKA, H.: Übende Behandlungsmethoden. In: Psychotherapie: Grundlagen, Verfahren, Indikationen (ed. H. STROTZKA). Urban & Schwarzenberg 1978

Manuelle Therapie
Von H. Tilscher

1   Einleitung

Das Wort "Behandeln" entstand zweifellos aufgrund der Tatsache, daß seit alters her die Hand als wirksames Agens bei der Beeinflussung von Schmerzen und Krankheiten gilt.

Bei der Analyse, was die Hand des Therapeuten auf dem Körper des Schmerzgequälten macht, finden sich verschiedene Einwirkungsarten - vom Handauflegen zum Lindern von Backenschmerzen über das leichte Reiben einer soeben verletzten Stelle, dem Streichen von schmerzhaften Arealen bis zum selbst schmerzenden Kneten, tiefem Reiben und Drücken.

Der Erfolg des Behandelns hing und hängt vom Wissen des "Wann", "Wo" und "Wie" ab. Die Empirie ist einmal mehr eine unverzichtbare Voraussetzung für das erfolgreiche Tun des Therapeuten. Es ist dabei kein Spezifikum der manuellen Medizin, daß die Theorien für die Wirksamkeit ihrer diagnostischen oder therapeutischen Handlungen später erst geschaffen wurden und sich damit ihre wissenschaftliche Anerkennung verzögerte.

Theoretische Überlegungen sollen deshalb auch das analysieren, was bei der nicht-medikamentösen Schmerztherapie besonders bei den häufigsten Beschwerden des Menschen, nämlich bei den Schmerzen durch Störungen des Stütz- und Bewegungsapparates, eigentlich geschieht.

Es handelt sich offenbar um Aktivitäten, welche einerseits besonders bei akuten Beschwerden Schmerzreize abbauen (Tabelle 1). Eine wesentlich größere Anzahl von Behandlungsformen scheint aber bei chronischen Schmerzen Reize an den Körper zu bringen, die eine heilende oder schmerzlindernde Wirkung haben sollen. Neurophysiologisch können diese Handlungen dahingehend interpretiert werden, daß therapeutische Reize von Rezeptoren (Mechanorezeptoren, Schmerzrezeptoren, Thermorezeptoren etc.), die im allgemeinen über schnell leitende A-Delta-Fasern an das Hinterhorn leiten, chronische Schmerzreize, die über langsam leitende C-Fasern an das Rückenmark herangeführt werden, unterdrücken (Gate control theory).

Mit dieser Betrachtungsweise kann bereits die Frage nach dem "Wann" dahingehend beantwortet werden, daß bei akuten Beschwerden der Reizabbau bzw. die Reizverminderung berücksichtigt werden sollte. Bei chronischen Schmerzen ist das Setzen von Reizen ein therapeutisches Prinzip.

Bei der Beantwortung der Frage "Wo" sind gewisse Mechanismen der Schmerzentstehung, besonders aber der Schmerzverarbeitung

Tabelle 1. Nicht-medikamentöse Schmerztherapie

Akut:	Reizabbau	Ruhigstellen Therapeutische Lokalanästhesie Medikamentös
Chronisch:	Reize setzen	Mechanorezeptoren Nozizeptoren Thermorezeptoren etc.

zu berücksichtigen. Es führen nämlich Schmerzreize aus gestörten Strukturen, wie schmerzhaften Gelenken, Muskeln, deren Ansätzen, den Bändern, aber auch aus der Haut zu reflektorischen Schmerzbeantwortungen, die in ihren Erscheinungsformen die Schmerzsymptomatik beeinflussen, verstärken und eventuell dominieren können:

1. Schmerzreize können aus dem Bewegungsapparat, aber auch aus viszeralen Organen eine Hyperalgesie in dem zur gestörten Struktur gehörenden Dermatom verursachen.

2. Möglicherweise, um die beschwerdeverursachende Störung durch eine Ruhigstellung schmerzärmer werden zu lassen, verspannt besonders diejenige Muskulatur, die mit der Störstelle in einem funktionellen Zusammenhang steht. Der entstehende Hartspann läßt die betroffene Muskulatur schmerzhaft werden; durch die Miteinbeziehung größerer Muskelgruppen, besonders die der Extremitäten, entstehen Ausstrahlungsschmerzen (pseudoradikuläre Schmerzen).

3. Die in ihrer Intensität ebenfalls variierenden, aber fast immer zu beobachtenden vegetativen Aktivierungsvorgänge tragen durch das Senken der Schmerzschwelle und der erfolgenden Verquellung des Unterhautzellgewebes zur Verstärkung des Schmerzbildes bei.

4. Die ursächlich oder symptomatisch auftretenden Funktionsänderungen der Gelenksbeweglichkeit in ihrer Plus- (Hypermobilität) oder Minusvariante (Blockierung) runden in den meisten Fällen das Schmerzbild ab.

Letzteres kann im Auftreten von Einzelsymptomen derartig variieren, daß es die Aufgabe des Behandlers ist, nicht nur die gestörte Struktur zu analysieren, sondern auch den Dominator der Syndromatik aufzudecken. Diese letztere, als Aktualitätsdiagnose bezeichnete Befunderhebung eruiert also das im Vordergrund stehende Störsymptom, sei es jetzt die Hyperalgesie, die muskuläre Verspannung, die Gelenksfunktionsstörung oder andere schmerzverursachende oder auslösende Faktoren.

Aus der Aktualitätsdiagnose erfolgt somit die Indikation, ob nun über Rezeptoren der Haut, der Muskulatur oder der Gelenke behandelt werden soll (Tabelle 2). Die Antwort auf die Frage

Tabelle 2. Techniken der manuellen Reiztherapie

Rezeptoren der	
1. Haut:	Reflexzonenmassage
2. Muskulatur:	Inhibition
	Friktion
	Massage
	Weichteiltechnik
	Postisometrische Relaxation
3. Gelenke	Mobilisation
	(Postisometrische Relaxation)
	Manipulation

"Wo" ist somit ein Anliegen an die vor jeder Behandlung notwendige Diagnostik.

Die Tatsache, daß die manuelle Therapie Reize setzt, welche, von entsprechenden Rezeptoren perzipiert, schmerzbeeinflussend wirken, bringt sie in die Gesellschaft von vielen anderen nichtmedikamentösen Behandlungsmöglichkeiten, welche in ihrer Gesamtheit als "Reflextherapie" bezeichnet werden.

Das "Wie" ist nunmehr eine Frage einzelner Techniken, die in ihrer Abhängigkeit von den Schulen, der Ausbildung, des Temperaments und des Könnens beantwortet wird.

2 Die Behandlung über die Rezeptoren der Haut

Viele Behandlungsmöglichkeiten wirken, um Schmerzen in tiefgelegenen Strukturen zu beeinflussen, über die Rezeptoren der Haut. Der Grund für diese vorhandene Vielfalt liegt zweifellos in der Tatsache, daß die Haut einerseits leicht erreichbar ist und daß sie andererseits eine Fülle von Rezeptoren besitzt.

In diese Gruppe der Behandlungsmöglichkeiten fällt alles, wie Einreibungen, Umschläge, Dunst, Kälte, Wärme, also Maßnahmen, die meistens vom Patienten selbst eingeleitet worden waren. Der Arzt bedient sich der Rezeptoren der Haut zur Behandlung tiefergelegener Beschwerden, vor allem mittels der Quaddeltherapie und mittels der Akupunktur.

Die manuellen Möglichkeiten umfassen hier Formen der Massage, die zwar vom Arzt verordnet, aber meistens vom medizinischen Hilfspersonal durchgeführt werden. Erwähnt sei hier das Streichen der klassischen Massage sowie Formen spezieller Massagearten wie die "Massage reflektorischer Zonen im Bindegewebe", kurz "Bindegewebsmassage" von TEIRICH-LEUBE, die "Segmentmassage" von GLÄSER und DALICHO (Abb. 1) oder die Fußreflexzonenmassage, die eigentlich auch auf tiefere Strukturen des Fußes wirkt.

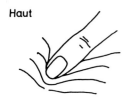

Abb. 1. Bindegewebsmassage

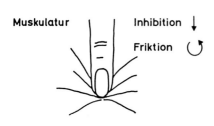

Abb. 2. Inhibition und Friktion

3 Die Behandlung über die Rezeptoren der Muskulatur

Die in Form der Tonusänderung gestörte Muskulatur ist besonders als Muskelverspannung eine der wichtigsten Schmerzdonatoren des Bewegungsapparates überhaupt.

3.1 Die Inhibition

Umschriebene Muskelhärten können durch eine einminütige digitale Kompression (der Druck soll die erste halbe Minute zunehmen und die zweite halbe Minute wieder abnehmen) zum Schwinden gebracht werden (Abb. 2).

Diese Form der Behandlung kann für die unbewehrte Hand des Arztes eine Möglichkeit zur ersten Hilfe darstellen.

3.2 Die Friktion (das tiefe Reiben)

Reibungen sind intensiv wirkende, kleinflächig geordnete, kreisförmig oder elliptische Bewegungen, die von den Fingerkuppen des Daumens oder denen des zweiten bzw. dritten Fingers ausgeführt werden. Die oberflächliche Reibung beeinflußt die Haut, es werden dabei Wärmeeffekte erzeugt.

Die Bewegungen bei tiefliegenden, muskulären Strukturen sind unabhängig vom Faserverlauf, schreiten nicht fort, sondern werden spiralig in die Tiefe geführt, wobei die Haut der bearbeiteten Partie am massierenden Finger haften soll. Als Indikation gelten besonders tiefe gelotische Veränderungen bzw. muskuläre Maximalpunkte, die durch diese Technik gewissermaßen zerrieben werden sollen. LANGE nennt diese Art der Beseitigung von Myogelosen "Gelotripsie", wobei das Auftreten von kleinen Blutungen in der Tiefe mit den entsprechenden Reaktionen manchmal obligatorisch werden kann (Abb. 2).

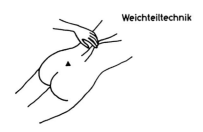

Abb. 3. Weichteiltechnik

3.3 Die Massage
Die klassische Massage beeinflußt die Körperdecke, zum anderen die Muskulatur, wobei eine Komplexität des Effektes (Haut und Muskulatur) nie zu vermeiden ist. Ziel der Massage ist beim Muskel die Beeinflussung seines gestörten Tonus, besonders des muskulären Hypertonus. Ihre Wirkung auf die Rezeptoren der Muskulatur üben dabei besonders das Kneten oder Walken, das Reiben, das Klopfen und das Erschüttern aus. Zweifellos kommt es bei der klassischen Massage zu einem Reizen besonders von Mechanorezeptoren und der Dehnungsrezeptoren. Die entsprechenden Techniken können in Handbüchern nachgelesen werden (6).

3.4 Weichteiltechniken der manuellen Medizin
Weichteiltechniken der manuellen Medizin ähneln sehr den Massagetechniken. Es handelt sich dabei um Behandlungsformen, die den Muskel quer zu seiner Faserrichtung dehnen. Die Hände des Therapeuten fixieren dabei Hautareale und nach einem Druck in die Tiefe erfolgt die Querbewegung mit Verschieben des Muskelbauches zur Seite. Am Ende dieser Bewegung schlüpft der Muskel unter den Fingern hindurch, ohne daß dabei auch die Haut mitrutscht. Man vermeidet somit einen Reibeffekt auf der Haut. Auch hier ist das Wissen um anatomische Gegebenheiten eine Voraussetzung für die gelungene Technik. Beispielsweise wird die Weichteilbehandlung im Bereich des Rückens bei den oberflächlich gelegenen Anteilen des M. erector trunci so durchgeführt, daß die Finger des Behandlers knapp neben den Dornfortsätzen der Wirbelsäule angesetzt werden und nun die Fasern des M. erector trunci nach lateral ziehen, um sie dann unter den Fingern zurückschlüpfen zu lassen (Abb. 3).

Die tiefgelegenen Muskelsysteme der Rückenmuskulatur haben eine zur Längsachse des Menschen quere Faserrichtung. Hier ist es notwendig, einen Kontakt in der Tiefe mit diesen Muskeln zu finden, wobei die reibenden Handbewegungen diesmal in kraniokaudaler Richtung erfolgen.

3.5 Die postisometrische Relaxation
Die postisometrische Relaxation, auch Isometrics (9), zielt auf die Entspannung von schmerzhaften Muskelverspannungen. Es handelt sich dabei um Techniken, bei welchen die Patienten gegen den Widerstand des Behandlers ihren verspannten Muskel aktiv, allerdings mit minimalen Kräften anspannen. Dieser ausgeübte Druck soll dabei im Mittel etwa 10 s aufrechterhalten werden (Abb. 4).

Postisometrische Relaxation

 Abb. 4. Postisometrische Relaxation

Die aktive Anspannung kann dabei auch durch Einatmen oder durch Blickwenden verstärkt werden. In der anschließenden Entspannungsphase des Patienten muß er locker lassen, in die Richtung der eingeschränkten Funktion blicken und dann ausatmen. Dabei wird das von dem verspannten Muskel bewegte Gelenk oder Bewegungssegment in die eingeschränkte Richtung soweit bewegt, bis Widerstand und/oder Schmerz auftritt.

Diese Entspannungsphase kann 10 - 20 s dauern. Von der nun erreichten Gelenksstellung aus muß der Patient wieder, wie oben angegeben, anspannen, und in der entsprechenden Entspannungsphase wird der Muskel weiter gedehnt. Dieser Vorgang wird so oft wiederholt, bis das Bewegungsausmaß des Gelenkes normalisiert ist (Abb. 5). Diese Behandlung wird in ihrem Wirkungsmechanismus als polysynaptischer Prozeß mit zentraler Integration interpretiert, wobei durch die Veränderung des Afferenzmusters reflektorisch eine Veränderung der Gammamotorik resultiert. Es kann aber auch die Schleusenkontrolltheorie (7) zur Anwendung gebracht werden. Die isometrische Anspannung bedingt eine intensive propriozeptive Stimulation dicker Alphafasern, wodurch vor allem nozizeptive C-Fasern gehemmt werden.

Die postisometrische Relaxation dient nicht nur der Behandlung von schmerzhaften Muskeln, sondern auch zur Beeinflussung der überaus häufigen und oft therapieresistenten Insertionstendopathien, wie etwa der Epicondylitis radialis, des schmerzhaften Ansatzes des Musculus levator scapulae, der mittleren Gesäßmuskulatur etc.

4 Die Behandlung über die Rezeptoren der Gelenke

Das Ziel der meisten Behandlungen der Gelenke ist die Normalisierung einer eingeschränkten Gelenksbeweglichkeit und andererseits die dabei erfolgende Reizung der Rezeptoren in den Gelenkskapseln. Orthopädischerseits soll das sogenannte Gelenksspiel wiederhergestellt werden. Das Gelenksspiel als Voraussetzung für die normale Gelenksbeweglichkeit umfaßt passive Gelenksfunktionen wie die Möglichkeit, ein Gelenk einer Distraktion, eines translatorischen Gleitens sowie des federnden pas-

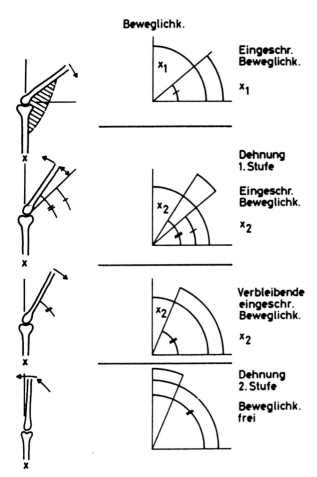

Abb. 5. Postisometrische Relaxation eines Gelenkes

Tabelle 3. Therapie über die Rezeptoren der Gelenke

Trauma	
	→ Beginn der Traumatisierung
Paraphysiologischer Raum	
Passive Beweglichkeit (Endgefühl)	
Aktive Beweglichkeit	
	→ Neutralstellung

siven Vermehrens einer aktiv erreichten Gelenkseinstellung zu unterziehen (Endgefühl) (Tabelle 3). Voraussetzung dazu ist die exakte Funktionsuntersuchung mit der Erfassung der aktiven und passiven Bewegungseinschränkung und des fehlenden Gelenksspieles.

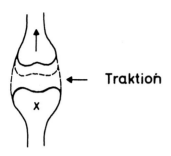 Traktion

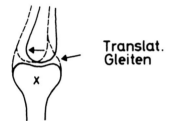 Translat. Gleiten

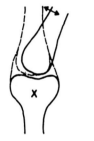 Vermehrung der Endbeweglkt.

Abb. 6. Mobilisation eines Gelenkes

4.1 Die Mobilisation
Bei der Mobilisation trachtet der Behandler nach manueller Fixation des einen Gelenkspartners durch das Bewegen des anderen, ähnlich der Untersuchungstechnik das Gelenksspiel wiederherzustellen und damit wieder eine freie Beweglichkeit des Gelenkes zu schaffen (Abb. 6). Voraussetzung dazu ist die entspannte Haltung des Patienten und das Wissen um Bau und Funktion der gelenkigen Strukturen.

Der hier häufigste Fehler ist die passive Bewegung in ohnehin freien Bewegungsräumen, statt mit dehnenden Impulsen in eingeschränkten Bewegungsfunktionen zu behandeln.

4.2 Die Manipulation
Bei der Manipulation handelt es sich um eine Mobilisation mit dem Überschreiten einer von der Natur aus vorgesehenen Gelenksbeweglichkeit in den sogenannten paraphysiologischen Raum, einem Bewegungsraum zwischen dem Ende der normalen Beweglichkeit und dem Beginn der Traumatisierbarkeit dieses Gelenkes:

Nach Fixation des einen Gelenkspartners wird nun der andere
Gelenkspartner durch den Therapeuten bis ans Ende der Gelenksbeweglichkeit gebracht und sodann durch einen in seiner Amplitude kurzen, aber sehr schnellen Stoß in den sogenannten paraphysiologischen Raum bewegt - eine Aktion, die mit einem Krach-
geräusch verbunden ist. Es scheint dabei ein besonders starker
Reiz auf die Kapselrezeptoren mit schnell leitenden Fasern aus-
geübt zu werden.

4.3 Die Fazilitationstechnik

Durch die Fazilitationstechnik wird ein pathologisch gestei-
gertes Bewegungsausmaß eines Gelenkes, welches die Ursache für
Schmerzen sein kann, durch die Kräftigung seiner Muskeln reduziert. Im Bereiche der Wirbelsäule handelt es sich dabei vorwiegend um die sogenannten autochthonen Muskeln, also einge-
lenkige und monosegmental innervierte Muskelsysteme, die bei
ihrer Tonusvermehrung imstande sind, das hypermobile Bewegungssegment in seiner Beweglichkeit einzuengen.

Durch den Fingerdruck des Behandlers auf das gestörte Gelenk
wird der Patient mittels seiner Tiefensensibilität über den
genauen Ort der Störung informiert. Durch die Aufforderung,
genau gegen diesen Finger im Sinne der Beugung, Streckung, Ro-
tation oder Seitneigung mit Minimalkraft und nur in diesem Segment zu drücken, kommt es zur isolierten Kontraktion dieser
Muskeln.

Voraussetzung für den weiteren Erfolg dieser Behandlung ist
das selbständige Üben des Patienten mit einer Art Autofazili-
tation. Das Gesetz des Übens gilt für alle hier genannten Behandlungsformen, besonders für die postisometrische Relaxation,
für die Mobilisation, Manipulation und Fazilitationstechniken.
Im Rahmen der Rehabilitation kann durch eine der erfolgten Behandlungen ähnlichen Selbstbehandlung das Rezidiv verhindert
werden.

Literatur

1. BRÜGGER, A., RHONHEIMER, Ch.: Pseudoradiculäre Syndrome des
   Stammes. Stuttgart: Huber 1965

2. EDER, M., TILSCHER, H.: Schmerzsyndrome der Wirbelsäule.
   Grundlagen, Diagnostik, Therapie, 2. und erweiterte Auflage.
   Stuttgart: Hippokrates 1982

3. EVJENTH, O., HAMBERG, J.: Muskeldehnung, warum und wie.
   Zug/Schweiz: Remed 1981

4. GLÄSER-DALICHO: Segmentmassage. Leipzig: Thieme 1955

5. LEWIT, K., GAYMANS, F.: Muskelfazilitations- und Inhibi-
   tionstechniken in der manuellen Medizin. Man. Med. $\underline{18}$, 102
   (1980)

6. LÜDKE, H. J.: Technik der Massage. Stuttgart: Enke 1973

7. MELCZACK, R., WALL, P. D.: Gate control theory of pain. In: Pain Proc. Int. Symp. Pain (ed. A. S. SOULAIRAC et al.). Acad. Press 1968

8. MENELL, J. M. M.: Joint play, manuelle Medizin und ihre wissenschaftlichen Grundlagen (ed. H. D. WOLFF). Heidelberg 1970

9. MITCHELL, F. L. jr., MORAN, P. S., PRUZZO, N. A.: Evaluation of osteopathic muscle energy procedures. Valey Park: Pruzzo 1979

10. STODDARD, A.: Lehrbuch der osteopathischen Technik. Stuttgart: Hippokrates 1961

11. TEIRICH-LEUBE, H.: Grundriß der Bindegewebsmassage. Stuttgart: Fischer 1970

12. TILSCHER, H.: Weichteil- und Artikulationstechniken der manuellen Medizin bei der Behandlung von Schmerzsyndromen des Bewegungsapparates. Zeitschrift für angewandte Bäder- und Klimaheilkunde $\underline{4}$ (1976)

13. TILSCHER, H., EDER, M.: Die Rehabilitation von Wirbelsäulengestörten, 2. völlig neu bearbeitete Auflage. Berlin, Heidelberg, New York, Tokyo: Springer 1983

14. TILSCHER, H., STEINBRÜCK, K.: Symptomatik und manualmedizinische Befunde bei der Hypermobilität. Orthop. Praxis $\underline{16}$, 100 (1980)

15. TILSCHER, H., STEINBRÜCK, K.: Die Behandlung vertebragener Störungen durch die manuelle Medizin. Orthop. Praxis $\underline{5}$, 370 (1979)

16. WOLFF, H. D.: Neurophysiologische Aspekte der manuellen Medizin, 2. überarbeitete und ergänzte Auflage. Berlin, Heidelberg, New York, Tokyo: Springer 1983

17. ZIMMERMANN, M.: Zentralnervöse Mechanismen von Schmerz und Schmerzhemmung. In: Sandorama (ed. SANDOZ AG). Basel 1983

Elektrische Stimulationsmethoden zur Schmerzbehandlung
Von D. Klingler und Th. Kreczi

Aus der reichhaltigen Palette der Stimulationsmethoden zur Schmerzlinderung hat in den letzten 20 Jahren vor allem die Elektrostimulation eine besondere Entwicklung erfahren. Diese wurde durch die Gate control theory von MELZACK und WALL (26) sowie der Transistorisierung und Miniaturisierung der Impulsgeber eingeleitet und dann von den klinischen Erfolgen in der Behandlung chronischer Schmerzsyndrome weitergetragen.

Gleichzeitig mit der transkutanen elektrischen Nervenstimulation wurde auch die Elektrotherapie mit teilweise oder vollimplantierten Stimulationssystemen entwickelt. Sie sind ausgerichtet auf die elektrische Reizung peripherer Nerven, des Rückenmarks oder tieferer Hirnstrukturen und setzen einen kleinen neurochirurgischen Eingriff voraus. Die letzteren werden, bis auf die epidurale spinale Elektrostimulation, im folgenden Beitrag nicht berücksichtigt.

Die transkutane elektrische Nervenstimulation (TENS)

a) Technik der Durchführung

Zur transkutanen elektrischen Nervenstimulation (TENS), abgekürzt häufig auch als transkutane Nervenstimulation (TNS) bezeichnet, werden seit Ende der 60er Jahre kleine handliche Impulsgeneratoren, die laufend verbessert wurden, verwendet (Abb. 1). Die neueren Geräte bieten wahlweise, neben der schon klassisch gewordenen Stimulationstechnik mit hohen Frequenzen und niederer Intensität, auch Einzelimpulse oder Impulsgruppen niederer Frequenzen mit hoher Intensität an. Die letztere wird auch als akupunkturähnliche Stimulation bezeichnet (8, 22, 34, 46).

Als Elektroden haben sich vor allem Gummi- und selbstklebende Elektroden durchgesetzt (Abb. 1). Beim Anlegen der Elektroden (Abb. 2) und bei der Auswahl der Reizparameter sind bei der häufiger angewandten Technik mit hohen Frequenzen und niederer Intensität zwei wesentliche Kriterien zu berücksichtigen:

1. Durch die Stimulation sollen angenehm prickelnde Parästhesien ausgelöst werden und
2. diese sollten die schmerzhaften Körperregionen bedecken.

Die akupunkturähnliche Stimulation erfordert dagegen eine Stromintensität, die bis an die Schmerzgrenze geht, sowie das Anlegen der Elektroden vorwiegend auf motorische Punkte der im

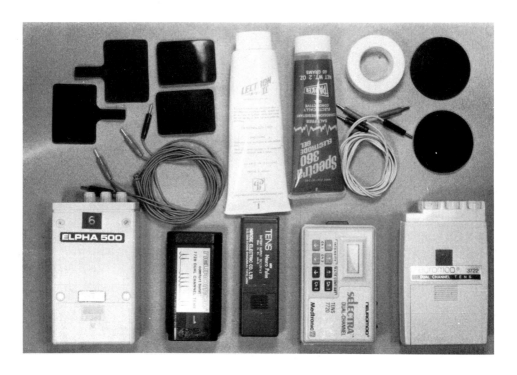

Abb. 1. Verschiedene TENS-Geräte mit Zubehör

Schmerzgebiet befindlichen Muskeln. Über diese Grundregeln hinaus wird man bemüht sein, für jeden Einzelfall unter Berücksichtigung veränderter Frequenzen und Amplituden und unter Austestung verschiedener Elektrodenlagen (8, 15, 18, 22, 40) eine optimale Schmerzreduktion zu erzielen. Eine genaue Analyse des Schmerzgeschehens unter Einschluß der vielfältigen, reflektorischen Beziehungen, wie dem viszerosomatischen Reflexgeschehen (Referred pain) und der Erfahrungswerte der Neuraltherapie und Akupunktur, ist eine weitere wesentliche Voraussetzung einer adäquaten Applikation der Elektrostimulation (16, 17, 18, 20). Die Dauer der Einzelbehandlung und die Häufigkeit, mit der die Behandlungen täglich wiederholt werden, ist ebenfalls individuell zu gestalten. Die Möglichkeit, beliebig oft am Tag und vom Patienten selber TENS anzuwenden, gehört zu den großen Vorteilen der Methode. Für die Selbstbehandlung mit TENS hat sich eine Anlernzeit in einer Schmerzambulanz oder bei erfahrenem Personal als notwendig erwiesen. So einfach die Methode auch ist, so wichtig ist es doch, den Patienten schrittweise an die Technik der Therapie und an sein besonderes Problem heranzuführen. Weiters muß die häusliche Therapie laufend kontrolliert und überprüft werden. Die Modulation der Schmerzschwelle und Reduktion der Depressivität mit einer antidepressiv-neuroleptischen Basistherapie schafft bei chronisch Schmerzkranken häufig erst die Voraussetzungen, um mit TENS erfolgreich zu sein. Die Ausgabe von Leihgeräten bis zur endgültigen Entscheidung für eine Langzeitbehandlung hat sich bewährt (16, 17, 18, 21, 22, 40).

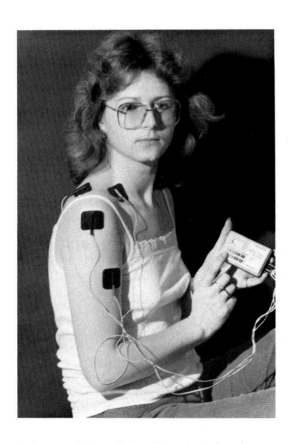

Abb. 2. Beispiel für die Plazierung von TENS-Elektroden

b) Wirkungsmechanismen

Ein einheitliches Wirkungsprinzip wurde bisher nicht gefunden und ist aufgrund der bisherigen experimentellen Ergebnisse und der Komplexität des Schmerzgeschehens, das durch TENS gebessert werden kann, nicht zu erwarten. Einige der möglichen Wirkungsmodelle, die sich aus den reichhaltigen experimentellen Arbeiten ableiten lassen, sollen ohne jeglichen Anspruch auf eine komplette Darstellung - nicht zuletzt wegen der darin enthaltenen Hinweise für die richtige Wahl der Reizparameter und dem gezielten Einsatz von TENS - vorgestellt werden:

1. Die mögliche Beeinflussung der Entladung von Hinterhornzellen direkt oder über deszendierende, hemmende Bahnen konnte demonstriert werden (28, 47).

2. Die Beobachtung, daß Schmerzen auch durch die Stimulation des kontralateralen Nerven und über die Stimulation von schmerzfernen Nerven vermindert werden können, war Anlaß auch Long-loop-Mechanismen in Erwägung zu ziehen (12).

3. Erhöhte Endorphinspiegel im Liquor begleiten vor allem die akupunkturähnliche Stimulation (23, 32, 34, 37, 38). Der

analgetische Effekt lediglich dieser Art der Stimulation
wird durch Naloxon aufgehoben (2, 25). Die Dualität der
Therapie, die sich mit der Auswahl der Reizparameter andeu-
tet, findet damit eine gewisse experimentelle Unterstützung.
Bei Patienten mit Stumpfschmerzen wurde auch eine Erhöhung
des Serotoningehaltes in Blutplättchen nach TENS gefunden
(31). Dies wird als möglicher Indikator für einen Serotonin-
anstieg auch in Nervenzellen des Zentralnervensystems gewertet.

4. Die Reizleitungsblockierung als möglicher Wirkfaktor stützt
   sich auf die Beobachtung, daß durch eine langsame Steigerung
   der Stromintensität die Leitungsfähigkeit jedes sensiblen
   Nerven blockiert werden kann. In dem von ihm versorgten Haut-
   areal und allein nur in diesem Gebiet tritt unter elektrischer Reizung eine Anästhesie ein. Die Blockierung der einzelnen Fasertypen ist frequenzabhängig. Mit niederen Frequenzen werden dünne Nervenfasern, mit höheren Frequenzen
   dicke Nervenfasern blockiert (4, 5, 13, 14, 27, 44). Die
   Ansammlung von Kalium im periaxonalen Raum würde die Na-
   triumkanäle blockieren und damit die Fortleitung des Ak-
   tionspotentials verhindern (3). Experimente am Flußkrebs
   lassen es für möglich erscheinen, daß diese frequenzabhän-
   gige Leitungsblockade vor allem in denjenigen Abschnitten
   der Nerven zustandekommt, die durch Bindegewebe ziehen (35).
   Der gute Erfolg der Elektrostimulation vor allem bei chronischen Kreuzschmerzen nach Bandscheibenoperationen mit
   leptomeningealen und periduralen Verwachsungen könnte darin
   eine Erklärung finden.

5. Die Erniedrigung der sympathischen Aktivität als ein weiterer möglicher Wirkmechanismus findet ebenfalls einige experimentelle und klinische Bestätigungen (1, 15).

6. Die mögliche Reduktion der Spontanaktivität von Nozizeptoren wurde an Experimenten mit Ratten belegt (45).

7. Die Möglichkeit der Patienten, sich jederzeit stimulieren
   zu können, hat sicherlich einen Einfluß auch auf die Erwar-
   tungsangst und andere Verhaltensmuster chronisch Schmerzkranker (16, 18).

8. Hat man früher bei TENS hauptsächlich von einem Plazebo-
   effekt gesprochen, so wird heute ihre eigenständige Wirkung
   nicht mehr bestritten (7, 39, 42, 43).

c) Indikationen und klinische Ergebnisse

Wird TENS als ein lokal wirksames "Analgetikum" verstanden oder
als ein Werkzeug, mit dem in bestimmte Regelkreise des Schmerzgeschehens eingegriffen werden kann, so wird sie im Therapieprogramm vieler Schmerzsyndrome eine Indikation finden. Als
Monotherapie wird sie allerdings nur selten eingesetzt werden
können. Mit gutem Erfolg wurde TENS für die Behandlung des postoperativen Wundschmerzes, vor allem nach Eingriffen am Thorax

und nach Rippenbrüchen (11), akuten Zervikalsyndromen, Wurzelkompressionssyndromen und anderen mehr, angewendet. Die Einsparung von analgetischen und antirheumatischen Mitteln ist insbesondere bei älteren Menschen von Bedeutung (18). Aber auch kleinere Operationen im Kieferbereich wurden unter TENS-Analgesie durchgeführt (30, 38), und ein verbesserter Heilungsverlauf bei Rippen- und anderen Knochenbrüchen sowie dem Sudeck-Syndrom wurde beschrieben (10, 11). Obwohl die Effizienz der Behandlung mit TENS bei chronischen Schmerzsyndromen im Laufe der Monate um 30 - 50 % abnimmt (8, 9, 16, 40), hat sie gerade in der Therapie dieser Krankheitsgruppe ihren festen Platz gefunden. Die Hauptindikation liegt somit nach wie vor bei chronischen Schmerzsyndromen, nach totalen oder partiellen Nervendurchtrennungen, also den Stumpf- und Phantomschmerzen, Kausalgien und schließlich bei Algodystrophien sowie der Zosterneuralgie. Die wesentlich größere Patientenzahl mit chronischen Schmerzen leidet an Funktions- oder Strukturschäden des Bewegungs- und Stützapparates. Der Prozentsatz der Patienten, die mit TENS erfolgreich behandelt werden können, ist in dieser Gruppe jedoch wesentlich geringer. Chronische Lumbalgien und Schmerzzustände nach Bandscheibenoperationen stellen hier eine Ausnahme dar und gehören in den engeren Indikationsbereich. Einige Patienten mit atypischen Gesichtsschmerzen, vasomotorischen Schmerzen oder Schmerzen nach Läsionen des Rückenmarks oder Gehirns, wie etwa Thalamusschmerzen, profitieren ebenfalls, wie auch einige Patienten mit Karzinomschmerzen, von der Therapie mit TENS. Klagen über Schmerzen, die vorwiegend ihre Erklärung in einer Depression finden oder im Rahmen einer Psychose auftreten, stellen keine Indikation für TENS dar (16, 17, 18, 21, 22, 23, 40).

Bis vor wenigen Jahren war das Augenmerk vieler Schmerztherapeuten besonders auf den Langzeiteffekt der TENS gerichtet (Tabelle 1) (Literatur bei 17). Gegenüber der Erfolgsrate der Therapie mit 30 - 80 % in den ersten Monaten wird die Erfolgsquote der TENS nach dem sechsten Behandlungsmonat, vor allem aber nach Therapiezeiten von zwei bis drei Jahren nur mehr mit 6 - 44 % angegeben. Die Verminderung des Langzeiteffektes hat noch keine Erklärung gefunden. Eine Umfrage der Arbeitsgruppe um THODEN (41) hat ergeben, daß 32 % der befragten Patienten im Laufe ihrer Selbstbehandlung die Stromstärke steigerten. Man schloß daraus auf einen Gewöhnungseffekt. Technische Fehler, Überempfindlichkeitsreaktionen der Haut, vor allem aber ein hoher Grad an Depressivität, eine nicht adäquate Indikation sowie eine falsch oder nicht konsequent durchgeführte Therapie waren bei unseren Nachuntersuchungen die Hauptursachen für das Aufgeben der Therapie (16, 17, 18, 21) oder für die Angabe der Patienten: "Sie bringt zu wenig". Die bessere Auswahl der Patienten und die Zunahme der Erfahrung im Umgang mit der Methode sowie ihr wesentlich gezielterer Einsatz hat in unserer Schmerzambulanz dazu geführt, daß in den letzten drei Jahren weniger Patienten mit TENS behandelt wurden, insgesamt nur 17 % aller Patienten der Schmerzambulanz, diese aber erfolgreich. Das Langzeitergebnis hat sich von 22 % der behandelten Patienten bis zum Jahre 1980 auf 33 % der behandelten Patienten der letzten drei Jahre verbessert. Die 33 %

Tabelle 1. Langzeitergebnisse der TENS bei Patienten mit Schmerzen unterschiedlicher Genese

Jahr	Autoren	Gute Ergebnisse	Beobachtungszeit in Monaten
1974	SHEALY, C. N.	25 - 35 %	
1975	LOESER, J. D., et al.	13 %	12 Monate
1975	LONG, D. M., HAGFORS, N.	38 %	Nach 12 Monaten
1977	PANHANS, Ch., MÜLLER-SUUR, N.	11 %	6 Monate
		6 %	24 Monate
1978	HACHEN, H. J.	28 %	Bis 35 Monate
1979	ERIKSSON, M. B., et al.	31 %	24 Monate
1979	THODEN, U., et al.	42,8 %	Bis 36 Monate
1980	KLINGLER, D., KEPPLINGER, B.	21,8 %	Bis 30 Monate
1983	LANGOHR, H. D., et al.	29 %	5 Monate
1984	FRIED, T., et al.	44,6 %	Bis 48 Monate
1984	KLINGLER, D., et al.	33,2 %	Bis 36 Monate

der Patienten beziehen sich lediglich auf diejenigen, die die Frage nach der Schmerzreduktion während der Behandlung mit TENS mit 75 - 100 % angaben. Eine weitere Gruppe von 32 % der Patienten berichtete über eine Besserung zwischen 25 und 50 %.

Nebenerscheinungen der Therapie gibt es praktisch nicht oder sie sind sehr harmloser Art. Relativ häufig wird eine Hautunverträglichkeit auf das Klebematerial und die Elektrodenpaste gesehen. Ein Wechsel des Klebematerials oder der Paste ermöglichte in jedem Fall die Fortsetzung der Therapie. Verbrennungen haben wir praktisch nicht gesehen. Vereinzelt sind punktförmige Rötungen der Haut beobachtet worden, wenn die Elektrodenpaste bis auf punktförmige Stellen eingetrocknet war.

Bringt TENS nicht den erwarteten Erfolg und haben auch alle anderen Therapiemöglichkeiten nicht die erwartete Schmerzreduktion gebracht, kann die Stimulation des Rückenmarks oder tiefer Hirnstrukturen erwogen werden.

Die epidurale spinale Elektrostimulation (ESES)

Die epidurale spinale Elektrostimulation ist die häufigst geübte Methode unter den elektrischen Stimulationsverfahren mit teilweise oder voll implantiertem Stimulationssystem. Sie hat bei benignen chronischen Schmerzen die destruktiven neurochirurgischen Maßnahmen praktisch vollkommen verdrängt.

a) Technik der Durchführung

Eine oder zwei Elektroden werden perkutan in den Epiduralraum eingeführt (Abb. 3) und so plaziert, daß die Stimulationspar-

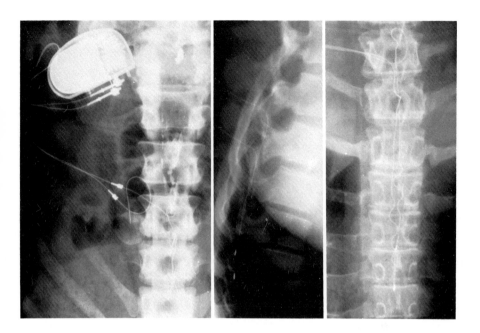

Abb. 3. Epidurale Stimulationselektroden. Links und Mitte bipolare Systeme, rechts unipolares System mit Impulsgenerator

ästhesien als angenehm prickelnd empfunden werden und die schmerzhafte Körperregion bedecken. Mit einem TENS-Gerät wird nunmehr einige Tage bis drei Wochen die Probestimulation durchgeführt. Tritt in dieser Zeit der erwünschte Erfolg ein, wird ein Radiofrequenzempfänger in eine subkutane Tasche verlegt und mit dem Kabel der Elektroden verbunden. Mittels eines Radiofrequenzsenders und einer Antenne kann von außen beliebig oft am Tag, auch 24 h kontinuierlich, stimuliert werden. Die Intensität, Frequenz und Impulsbreite können vom Patienten nach Wunsch verändert werden. Bei vollimplantierbaren Stimumulationssystemen werden Impulsfrequenz, Impulsbreite und Intensität vorgegeben, können allerdings bei Bedarf von außen verändert werden. Lediglich das Ein- und Ausschalten des Gerätes wird vom Patienten vorgenommen.

b) Wirkungsmechanismen

Als Wirkmechanismus wird unter anderem die Stimulation von deszendierenden, serotonergen, adrenergen und enkephalinergen hemmenden Bahnen, die Modulation spinaler Schaltneurone und Schaltkreise am spinalen Gate, Long-loop-Reflexmechanismen, die Stimulation der Hinterstränge, aber auch eine Reizleitungsblockade im Tractus spinothalamicus angenommen (6, 19, 33, 48). Durch die Lage der Elektrode im Epiduralraum ist es naheliegend, daß sowohl die Strukturen des gesamten Rückenmarks als auch spinale

Nervenwurzeln und lokale meningeale Rezeptoren gleichzeitig gereizt werden und somit alle genannten Strukturen am Stimulationseffekt beteiligt sind.

c) Indikationen und klinische Ergebnisse

Für den Erfolg dieser Stimulationsmethode kommt der Vorselektion der Patienten eine wesentliche Bedeutung zu. Als Selektionskriterien werden allgemein akzeptiert: Ein chronisches Schmerzsyndrom mit einer organischen Ursache, Fehlen einer psychischen Erkrankung oder eine Depressivität von einem Ausmaß, daß sie nur schwer mit Antidepressiva bzw. einer antidepressiv-neuroleptischen Basistherapie beherrscht werden kann, keine Medikamentenabhängigkeit, nach Möglichkeit auch kein Medikamentenabusus und ein Teilerfolg mit der transkutanen Elektrostimulation (19, 23, 24, 29). Diese Vorselektion soll, wenn möglich, von einer Schmerzambulanz durchgeführt werden, in der die Patienten auch adäquat vorbehandelt wurden (24). Die wichtigsten Indikationen für die ESES sind chronische Schmerzsyndrome, die auch für TENS eine bevorzugte Indikation darstellen, also Stumpf- und Phantomschmerzen nach totalen und partiellen Nervendurchtrennungen, Querschnittläsionen des Rückenmarks, die Zosterneuralgie und schließlich chronische Schmerzen und radikuläre sowie pseudoradikuläre Schmerzbilder nach Bandscheibenoperationen mit den entsprechenden leptomeningealen und periduralen Verwachsungen. Die letzteren haben sich als die häufigste Indikation für ESES erwiesen. Bei den genannten Indikationen liegt der positive Langzeiteffekt mit sehr guter bis zufriedenstellender Schmerzreduktion auch nach einer Beobachtungszeit von fünf bis zehn Jahren zwischen 33 und 73 % (19, 23, 24, 29, 33). In dieser Zeitspanne von fünf bis zehn Jahren ist mit einem Verlust der Effizienz von 30 - 50 % zu rechnen. Insofern liegen die Frühergebnisse um diesen Anteil höher. Dieser Effizienzverlust wird auch bei der ESES auf einen Gewöhnungseffekt zurückgeführt. Bei einer genauen Betrachtung unserer eigenen Fälle waren es jedoch auch hier in erster Linie wieder technische Gebrechen, wie eine veränderte Elektrodenlage, Elektroden- und Kabelbrüche, Isolationsfehler, Kontaktfehler, falsche Anwendungen und persönliche Fehlhaltungen, die den Wirkungsverlust oder das Aufgeben der Stimulation erklärten. Nebeneffekte treten nicht auf oder wenn, dann nur harmloser Art. Als Komplikationen werden in einem geringen Prozentsatz Materialunverträglichkeiten und Infektionen beobachtet (19, 24, 29, 33).

Wenn auch die Elektroanalgesie durch ESES in der Therapie chronischer Schmerzsyndrome unbestritten ist, so muß dennoch jeder chronisch Schmerzkranke mit einem implantierten Stimulationssystem in ein umfassendes Therapieprogramm eingebunden werden. Die treffenden Worte von Charles Ray: "Schmerz ist ein bewußter Prozeß, eine Interpretation der Signale, die von traumatischen Ereignissen stammen, also ist die Interpretation des schädigenden Ereignisses das Subjekt der klinischen Handlung" mögen dazu beitragen, unser Therapieziel besser zu verstehen.

Literatur

1. ABRAM, S. E., ASIDDAO, C. B., REYNOLDS, A. C.: Increased skin temperature during transcutaneous electrical stimulation. Anesth. Analg. 50, 22 (1980)

2. ABRAM, S. E., REYNOLDS, A. C., CUSICK, J. F.: Failure of naloxone to reverse analgesia from transcutaneous electrical stimulation in patients with chronic pain. Anesth. Analg. 60, 81 (1981)

3. ADELMAN, W. F., FITZHUGH, R.: Solutions of the Hodgkin-Huxley equations modified for potassium accumulation in a periaxonal space. Fed. Proc. 34, 1322 (1975)

4. ANDERSSON, S. A., HANSSON, G., HOLMGREN, E., RENBERG, O.: Evaluation of the pain suppressive effect of different frequencies of peripheral electrical stimulation in chronic pain conditions. Acta orthop. scand. 47, 149 (1976)

5. CAMPBELL, J. N., TAUB, A.: Local analgesia from percutaneous electrical stimulation. A peripheral mechanism. Arch. Neurol. (Chic.) 28, 347 (1975)

6. CAMPBELL, J. N.: Examination of possible mechanisms by which stimulation of the spinal cord in man relieves pain. Appl. Neurophysiol. 44, 181 (1981)

7. DOERR, M., THODEN, U., NEUGEBAUER, W.: Empfindungsschwellen kutaner Testreize unter transkutaner Nervenstimulation. In: Schmerzforschung, Schmerzmessung, Brustschmerz (eds. A. STRUPPLER, M. GESSLER), p. 127. Berlin, Heidelberg, New York: Springer 1981

8. ERIKSSON, M. B. E., SJÖLUND, B. H.: Transcutane Nervenstimulierung für Schmerzlinderung. Heidelberg: Fischer 1979

9. FRIED, T., JOHNSON, B., Mc CRACKEN, W.: Transcutaneous electrical nerve stimulation: its role in the control of chronic pain. Arch. phys. Med. 65, 228 (1984)

10. FRIEDENBERG, Z. B., BRIGHTON, C. T.: Bioelectricity and fracture healing. Plast. reconstr. Surg. 68, 435 (1981)

11. HERTZ, H., BOCHDANSKY, Th., SCHARF, W.: Elektrotherapie zur Schmerzbekämpfung unter Verwendung des Tenzcare-Stimulators. Wien. klin. Wschr. 15, 585 (1984)

12. HIEDL, P., STRUPPLER, A., GESSLER, M.: TNS-evoked long loop effects. Appl. Neurophysiol. 42, 153 (1979)

13. HIEDL, P., STRUPPLER, A., GESSLER, M.: Local analgesia by percutaneous electrical stimulation of sensory nerves. Pain 7, 129 (1979)

14. IGNELZI, R. J., NYQUIST, J.: Direct effect of electrical stimulation on peripheral nerve-evoked activity: implications in pain relief. J. Neurosurg. 45, 159 (1976)

15. JENKNER, F. K., SCHUHFRIED, F.: Transdermal transcutaneous electric nerve stimulation for pain: the search for an optimal waveform. Appl. Neurophysiol. 44, 330 (1981)

16. KLINGLER, D., KEPPLINGER, B.: Transcutaneous electrical nerve stimulation (TENS) in the treatment of chronic pain after peripheral nerve lesion. In: Phantom and stumps pain (eds. J. SIEGFRIED, M. ZIMMERMANN), p. 103. Berlin, Heidelberg, New York: Springer 1981

17. KLINGLER, D., KEPPLINGER, B.: Die transkutane Elektrostimulation (TENS) bei chronischen Schmerzen aus dem Bewegungsapparat. In: Schmerz und Bewegungssystem (eds. M. BERGER, F. GERSTENBRAND, K. LEWIT), p. 275. Stuttgart, New York: Fischer 1984

18. KLINGLER, D., KEPPLINGER, B.: Transkutane elektrische Nervenstimulation. Nervenarzt 52, 477 (1981)

19. KLINGLER, D., KEPPLINGER, B., GERSTENBRAND, F., HEINISCH, W.: Die epidurale spinale Elektrostimulation (ESES) bei chronischen Schmerzzuständen und zentralen motorischen Störungen. Wien. klin. Wschr. 22, 688 (1981)

20. KLINGLER, D., KEPPLINGER, B.: Schmerzkliniken, Schmerzambulanzen - Organisationsformen und Strukturen. In: Moderne Schmerzbehandlung (eds. H. BERGMANN, J. BISCHKO, F. GERSTENBRAND, D. KLINGLER, K. STEINBEREITHNER, H. TILSCHER). Beiträge zur Anaesthesiologie und Intensivmedizin (eds. K. STEINBEREITHNER, H. BERGMANN), Bd. 7, p. 44. Wien, München, Bern: Maudrich 1985

21. LANGOHR, H. D., GLÄSER, N., MAYER, K.: Ergebnisse einer Behandlung von schmerzhaften Mono- und Polyneuropathien mit psychotropen Medikamenten und transkutaner elektrischer Nervenstimulation. Schmerz 1, 12 (1983)

22. LAZORTHES, Y.: Klinische Anwendung der elektrischen Langzeit-Neurostimulation, Teil 1-2. Schmerz 2, 41 (1983)

23. LAZORTHES, Y.: Klinische Anwendung der elektrischen Langzeit-Neurostimulation, Teil 3-6. Schmerz 3, 87 (1983)

24. LONG, D. M., ERICKSON, D., CAMPBELL, J., NORTH, R.: Electrical stimulation of the spinal cord and peripheral nerves for pain control. A 10-Year Experience. Appl. Neurophysiol. 44, 207 (1981)

25. MAYER, D. J., PRICE, D. D., RAFII, A.: Antagonism of acupuncture analgesia in man by narcotic antagonist naloxone. Brain Res. 121, 368 (1977)

26. MELZACK, R., WALL, P. D.: Pain mechanisms: a new theory. Science 150, 971 (1965)

27. PERTOVAARA, A., HÄMÄLÄINEN, H.: Vibractile threshold elevation produced by high-frequency transcutaneous electrical nerve stimulation. Arch. phys. Med. 63, 597 (1982)

28. PAUSER, G.: Neurophysiologische und neuropharmakologische Untersuchungen über (mögliche) Mechanismen der peripheren Stimulationsanalgesie. Wien. klin. Wschr. 92, 113 (1980)

29. RAY, C. D.: Spinal epidural electrical stimulation for pain control. Practical details and results. Appl. Neurophysiol. 44, 194 (1981)

30. REUTER, E., KREKELER, G., KRAINICK, J. U., THODEN, U., DOERR, M.: Schmerzunterdrückung im Trigeminusbereich durch transcutane Nervenstimulation. Dtsch. zahnärztl. Z. 31, 274 (1976)

31. ROLF, L. H., ELGER, Ch., HEILMANN, M., HÜBNER, G., BRUNE, G. G.: Effect of transcutaneous nerve stimulation (TNS) on platelets of patients suffering from stump and phantom limb pain. In: Abstract Proceedings (eds. B. KEPPLINGER, H. SCHMID). Int. Symp. on advances in pain research & therapy. Lackenhof, March 5 - 11th, 1984

32. SALAR, G., JOB, I., MINGRINO, G., BOSIO, A., TRABUCCHI, M.: Effect of transcutaneous electrotherapy on CSF beta-endorphin content in patients without pain problems. Pain 10, 169 (1981)

33. SIEGFRIED, J., HOOD, T.: Current status of functional neurosurgery. In: Advances and technical standards in neurosurgery (ed. H. KRAYENBÜHL), vol. 10, p. 19. Wien, New York: Springer 1983

34. SJÖLUND, B., TERENIUS, L., ERIKSSON, M.: Increased cerebrospinal fluid levels of endorphines after electroacupuncture. Acta physiol. scand. 100, 383 (1977)

35. SMITH, D. D., HATT, H.: Axon conduction block in a region of dense connective tissue in crayfish. J. Neurophysiol. 39, 794 (1976)

36. SWETT, J. E., LAW, J. D.: Analgesia with peripheral nerve stimulation: Absence of a peripheral mechanism. Pain 15, 55 (1983)

37. SCHMIDT, R. F.: Schmerzauslösende Substanzen. Z. f. Phys. Med. 10, 73 (1981)

38. STRASSBURG, H. M., KRAINICK, J. U., THODEN, U.: Influence of transcutaneous nerve stimulation (TNS) in acute pain. J. Neurol. 217, 1 (1977)

39. STRIAN, F., SEVERIN, F.: Nachweis der analgetischen TNS-Wirkung mit Hilfe des experimentellen Hitzeschmerzes. Fortschr. Neurol. Psychiat. 52, 172 (1984)

40. THODEN, U., GRUBER, R. P., KRAINICK, J. U., HUBER-MÜCK, L.: Langzeitergebnisse transkutaner Nervenstimulation bei chronisch neurogenen Schmerzzuständen. Nervenarzt 50, 179 (1979)

41. THODEN, U.: Die transkutane Nervenstimulation. Eine Methode zur Behandlung neurogener chronischer Schmerzen. Schmerz 2, 76 (1982)

42. THORSTEINSSON, G., STONNINGTON, H. H., STILLWELL, G. K., ELVEBACK, L. R.: Transcutaneous electrical stimulation: a double blind trial of its efficacy for pain. Arch. phys. Med. 58, 8 (1977)

43. THORSTEINSSON, G., STONNINGTON, H. H., STILLWELL, G. K., ELVEBACK, L. R.: The placebo effect of transcutaneous electrical stimulation. Pain 5, 31 (1978)

44. TOREBJÖRK, H. E., HOLLIN, R. G.: Responses in human A and C fibers to repeated electrical intradermal stimulation. J. Neurosurg. Psychiat. 37, 653 (1974)

45. WALL, P. D., GUTNICK, M.: Ongoing activity in peripheral nerves: the physiology and pharmacology of impulses originating from a neuroma. Exp. Neurol. 43, 580 (1974)

46. WILLER, J. C., ROBY, A., BOULU, P., BOUREAU, F.: Comparative effects of acupuncture and transcutaneous nerve stimulation on the human blink reflex. Pain 14, 267 (1982)

47. WOOLF, C. J., MICHELL, D., MEYERS, R. A., BARRETT, G. D.: Failure of naloxone to reverse peripheral transcutaneous electro-analgesia in patients suffering from acute trauma. S. Afr. med. J. 53, 179 (1978)

48. WOOLF, C. J.: Transcutaneous electrical nerve stimulation and the reaction to experimental pain in human subjects. Pain 7, 115 (1979)

49. ZIMMERMANN, M.: Physiologie von Nozizeption und Schmerz. In: Schmerz, Konzepte und ärztliches Handeln (eds. M. ZIMMERMANN, H. O. HANDWERKER), p. 1. Berlin, Heidelberg, New York, Tokyo: Springer 1984

Neurochirurgische Schmerzbehandlung
Von W. Winkelmüller

Die neurochirurgische Schmerzbehandlung ist eine invasive Maßnahme, die das morphologische Substrat der Schmerzleitung unterbricht oder die nozizeptiven Afferenzen durch neuroaugmentative Techniken moduliert. Galten neurochirurgische Schmerzeingriffe in früheren Jahren als Ultima ratio, so konnte in den letzten 15 Jahren durch Entwicklung neuer Operationstechniken, Verbesserung des Instrumentariums und gezieltere Patientenselektion das Risiko herabgesetzt werden.

Um den therapeutischen Erfolg sicherer zu machen, müssen folgende Kriterien zugrunde gelegt werden:

Der Schmerzzustand muß somatisch begründbar sein. Die Schmerzätiologie und Schmerzdiagnose müssen abgeklärt sein. Die Möglichkeiten einer kausalen oder medikamentös-konservativen Therapie sollten ausgeschöpft sein. Wichtig ist die Unterscheidung von Schmerzen benigner Ätiologie und Karzinomschmerzen. Infolge der herabgesetzten Lebenserwartung ist das Behandlungsziel bei Karzinomschmerzen eine akute und wirksame Schmerzlinderung, selbst unter Inkaufnahme eventueller Risiken. Bei benignen Schmerzen sollte der therapeutische Effekt langwirkend sein und die Lebensqualität nicht mindern.

Für die Behandlungsstrategie hat sich eine Klassifizierung der in der Praxis häufigsten Schmerzsyndrome nach ihrer Entstehungsursache bewährt (Tabelle 1).

Als neurogener Schmerz werden Zustände beschrieben, die durch Kompression oder inkomplette Läsion eines peripheren Nerven zu einer schädlichen Stimulation nichtmalignen Ursprungs führen. Alle Neuralgien einschließlich der Trigeminusneuralgie können dieser Kategorie zugeordnet werden.

Der Deafferenzierungsschmerz beinhaltet eine periphere komplette sensorische Denervierung. Pathophysiologisch liegt diesem Schmerz eine neuronale Enthemmung in zentralen Abschnitten des Rückenmarks und der Schmerzleitung zugrunde. Dieser Mechanismus macht klar, daß operative Eingriffe in der Peripherie zur Schmerzbekämpfung unwirksam sind.

Sympathische Reflexdystrophien sind - vom Patientengut her gesehen - in der neurochirurgischen Praxis selten anzutreffen.

Für ossäre und viszerale Schmerzen bei metastasierenden Malignomen gelten spezifische Therapieüberlegungen, da ihre Afferenzen über extraspinothalamische Bahnen verlaufen.

Als operative Techniken stehen dem Neurochirurgen zur Schmerzausschaltung oder -modulation zwei verschiedene Möglichkeiten zur Verfügung:

Tabelle 1. Schmerzätiologie

Neurogen	Deafferenzierung	Sympathische Reflexdystrophie	Viszeral Ossär
Periphere Nervenläsion	Phantom	Sudeck	Karzinom
Rhizopathie	Zervikaler Wurzelausriß	Kausalgie	Metastasen
Arachnopathie	Postherpetisch	Posttraumatisches Ödem	
	Traumatische Paraplegie		
	Anaesthesia dolorosa		
	Postchordotomiesyndrom		

Tabelle 2. Invasiv-ablative Techniken (peripher, Rückenmark)

1. Exhairese
2. Sympathektomie
3. Hintere Rhizotomie
4. Chemoneurolyse
5. Kommissurale Myelotomie
6. Chordotomie
   - offen
   - perkutan
7. DREZ-Läsion

Tabelle 3. Invasiv-ablative Techniken (intrakraniell, zentral)

1. Trigeminus-Eingriff
   (am Ganglion und retroganglionär)
   - offen (Spiller-Frazier, Dandy)
   - perkutane Thermokoagulation
   - vaskuläre Dekompression
2. Hypophysektomie
   - transnasal
   - Alkohol
3. Stereotaktische Eingriffe
   - Thalamotomie
   - Mesenzephalotomie
4. Psychochirurgie
   - Zingulotomie
   - frontale Leukotomie

Tabelle 4. Nicht-ablative Techniken

1. Transkutane Stimulation   (TENS)
2. Rückenmarksstimulation   (SCS)
3. Tiefe Hirnstimulation   (DBS)
4. Ganglion-Gasseri-Stimulation   (GGS)

1. die invasiv-ablative Unterbrechung spezifischer und unspezifischer Schmerzleitungssysteme (Tabellen 2 und 3),

2. die nicht-ablative Elektrostimulation peripherer und zentralnervöser Strukturen, über die neurophysiologische und biochemische Steuerungsvorgänge der Schmerzverarbeitung beeinflußt werden können (Tabelle 4).

Offene Eingriffe mit Durchschneidungen von Nerven und Nervenbahnen werden heute kaum noch durchgeführt. Unter den destruie-

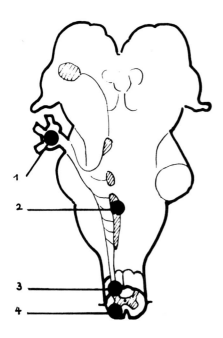

Abb. 1. Zielorte für die thermokontrollierte Hochfrequenzläsion:
1. Ganglion Gasseri
2. Sensibler Trigeminuskern
3. Hinterwurzeleintrittszone (DREZ)
4. Tractus spinothalamicus

renden Eingriffen wird die thermokontrollierte Hochfrequenzläsion bevorzugt, die von der Peripherie bis zu zentralen Schaltstellen der Schmerzleitung eingesetzt werden kann. Gegenüber allen chirurgischen und chemischen Nervenläsionen bietet diese Methode den Vorteil einer kontrollierten Läsion über einen Thermosensor an der Spitze der Koagulationselektrode. Dadurch ist es im optimalen Falle möglich, selektiv die schmerzleitenden C-Fasern zu zerstören und die für die zentrale Schmerzkontrolle wichtigen epikritischen, sensiblen Afferenzen zu erhalten. Auf diese Weise kann die gefürchtete, meistens iatrogen verursachte Anaesthesia dolorosa vermieden werden.

Die perkutane zervikale Chordotomie ist in ihrer Wirkung unübertroffen bei Karzinomschmerzen. Gegenüber der offenen Durchtrennung können bei dem am wachen Patienten durchgeführten Eingriff unerwünschte Nebenwirkungen, wie Paresen oder Blasenstörungen, auf ein Mindestmaß reduziert werden. Unter Bildwandlerkontrolle wird der Spinalkanal lateral zwischen C 1 und C 2 punktiert (3). Durch Injektion von Kontrastmittel markiert sich die vordere Rückenmarksbegrenzung und das Ligamentum denticulatum. Unter Messung der Impedanz wird eine Elektrode in das Rückenmark ventral vom Ligamentum denticulatum in den Vorderseitenstrang eingeführt (Abb. 1). Eine Teststimulation erzeugt bei korrekter Elektrodenlage Reizparästhesien bzw. ein Wärmegefühl in der kontralateralen Körperhälfte (Abb. 2). Da-

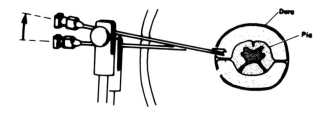

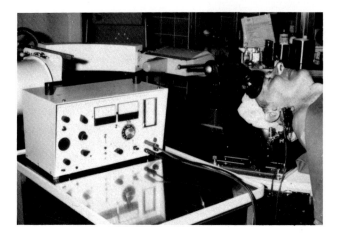

Abb. 2. Perkutane zervikale Chordotomie

nach schließt sich die Hochfrequenzläsion mit einer Temperatur von 60 - 70 °C an der Elektrodenspitze an, wobei während der Läsion die Motorik ständig überprüft werden kann. Der Effekt ist objektivierbar durch eine Aufhebung der Schmerz- und Temperaturempfindung, die mindestens zwei bis vier Segmente über dem Schmerzniveau liegen sollte. Berührungsempfinden und Lagesinn bleiben erhalten. Die Indikation zu diesem Eingriff ist dann gegeben, wenn es sich um inkurable Schmerzen einseitig oder doppelseitig in der unteren Rumpfhälfte und in den unteren Extremitäten bei Malignomen des Kolons, Uterus und der Blase handelt. In dem eigenen Krankengut von über 400 Patienten mit Malignomschmerzen war diese Methode in 85 % wirksam. Komplikationen, wie z. B. vorübergehende Schwäche der Extremitäten, Blasenstörungen, Ataxie oder respiratorische Schwierigkeiten, lagen insgesamt unter 6 %.

Hauptindikationen: Karzinomschmerzen, die sich unterhalb der Ebene von C 6 manifestieren. Bei bilateralen Schmerzen sollte bis zum Eingriff auf der Gegenseite ein Intervall von 14 Tagen eingeschoben werden.

Die Hochfrequenzläsion der Hinterwurzeleintrittszone des Rückenmarks (DREZ-Läsion) wurde 1976 von NASHOLD (2) als neues Therapiekonzept zur Behandlung von Deafferenzierungsschmerzen entwickelt. Der mikrochirurgische Eingriff am offenen Rückenmark zielt darauf ab, die durch periphere Denervierung enthemmten

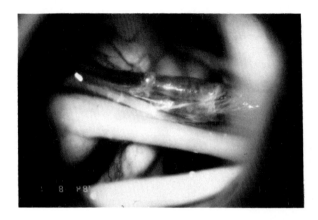

Abb. 3. Kompression des N. trigeminus durch eine gedoppelte Schlinge der A. cerebelli superior

Neurone im Hinterhorn des Rückenmarks mittels Radiofrequenz zu schädigen. Nach Laminektomie oder Hemilaminektomie - je nach Schmerzausbreitung - werden unter Kontrolle des Operationsmikroskops Hochfrequenzläsionen im Bereich der Hinterwurzeleintrittszone (Abb. 1) im Abstand von 2 - 3 mm in und oberhalb der Läsionsebene gesetzt. Gute bis exzellente Ergebnisse sind bei richtiger Indikation in etwa 70 % der Fälle zu erzielen.

Hauptindikation: Deafferenzierungsschmerzen bei zervikalem Wurzelausriß und Armplexusläsionen, traumatischer Paraplegie, Herpes zoster.

Die thermokontrollierte Hochfrequenzläsion des Ganglion Gasseri ist eine traditionelle und sehr wirksame Methode (6) zur Ausschaltung der typischen Trigeminusneuralgie. Voraussetzung ist allerdings, daß diese Technik nur auf triggerbare, attackenförmige Schmerzen im Sinne eines Tic douloureux beschränkt bleibt. In Kurznarkose wird die Elektrode unter Bildwandlerkontrolle perkutan durch das Foramen ovale an der Schädelbasis in das Ganglion Gasseri (Abb. 1) eingeführt. Teststimulationen, die in den verschiedenen Ästen des N. trigeminus Reizparästhesien erzeugen, dienen der Kontrolle der Elektrodenlage. Zur Ausschaltung der schmerzleitenden Fasern im Ganglion Gasseri sind Läsionstemperaturen um 70 °C erforderlich. Bei korrekter Operationsindikation sind 94 % der Patienten schmerzfrei, die Rezidivquote beträgt zwischen 12 und 18 %. Ähnlich günstig sind die Erfolge bei der Trigeminusneuralgie im Rahmen der MS, während der atypische und dauerhafte Gesichtsschmerz, auch der Brennschmerz beim Herpes zoster, kein Fall für die Thermokoagulation ist.

Hauptindikation: Tic douloureux bei der typischen Trigeminusneuralgie und bei der MS.

Als operative Alternative für den Tic douloureux hat sich in
den letzten Jahren die mikrochirurgische vaskuläre Dekompression des N. trigeminus (1, 4) in der hinteren Schädelgrube
durchgesetzt. Hier handelt es sich zwar um eine invasive Methode, bewahrt aber die funktionelle Intaktheit des Trigeminusnerven. In etwa 90 % der bisher operierten Fälle wurde als Ursache der Neuralgie eine Kompression im Bereich der Wurzeleintrittszone durch ein arterielles Looping oder venöse Strangulation gesehen (Abb. 3). Die Aufhebung der Pulsationswirkung
auf den Nerven durch mikrochirurgische Verlagerung der Gefäße
mit Interposition von Muskel oder Gelatineschwämmchen vermag
den Trigeminusschmerz sofort zu beseitigen. Dieser Eingriff
kann bei allen Patienten durchgeführt werden, die keine kardiopulmonalen Risiken aufweisen. Die Rezidivhäufigkeit während
des gleichen Beobachtungszeitraums ist in unserem Patientengut 10 % niedriger als bei der Thermokoagulation.

An dieser Stelle sollte hervorgehoben werden, daß eine typische Trigeminusneuralgie, die medikamentös mit Tegretal nicht
ausreichend gedämpft werden kann, primär in die Hand des Neurochirurgen gehört. Periphere Eingriffe an den Ästen, wie z. B.
Exhairesen oder chemische Blockaden, sind obsolet, da sie den
Schmerzcharakter verändern und in den meisten Fällen eine Dysaesthesia dolorosa zur Folge haben.

Zentrale Thalamotomien oder psychochirurgische Eingriffe sind
heute eher von historischem Interesse. Belebt hat sich dagegen
die Diskussion über den günstigen Effekt der Hypophysektomie
zur Bekämpfung von ossären Schmerzen bei metastasierenden, geschlechtsspezifischen Karzinomen. Die Wirkungsweise der hypophysären Ausschaltung durch Radionuklide, Alkohol oder mikrochirurgische Exstirpation ist bis heute weder neurophysiologisch noch biochemisch voll aufgeklärt.

Hauptindikation: diffuse Schmerzen durch metastasierende Seminome, Prostata- oder Mammakarzinome.

Eine Erweiterung der neurochirurgischen Behandlungspalette bedeutete die Einführung der risikoarmen Elektrostimulation des
Nervensystems. Im einzelnen kann diese peripher auf der Rezeptorseite transkutan (TENS), im zweiten Neuron über den Hintersträngen des Rückenmarks (SCS) oder zentral in den Relaiskernen des Thalamus bzw. im zentralen Höhlengrau (DBS) angewendet werden. Von neurochirurgischer Seite wird die chronische
Rückenmarksstimulation über implantierte peridurale Elektroden bevorzugt. Nachdem diese Methode bei einer Vielzahl von
Schmerzsyndromen ausgetestet wurde, hat sich nach inzwischen
12jähriger Erfahrung mit Langzeitkontrollen herausgestellt,
daß die Rückenmarksstimulation am erfolgreichsten bei Arachnopathien und Rhizopathien, meistens als Folge von mehrfachen
Bandscheibenoperationen, und bei Postamputationsschmerzen eingesetzt werden kann (7, 8). Deafferenzierungsschmerzen nach
zervikalem Wurzelausriß oder komplettem traumatischem Querschnitt sprechen nach unseren Erfahrungen überhaupt nicht auf
die Rückenmarksstimulation an. Versager während der Langzeitanwendung durch Elektrodendislokation im Spinalkanal und Ge-

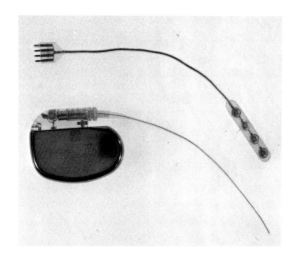

Abb. 4. Voll implantierbares System, bestehend aus einem multiprogrammierbaren Impulsgeber und einer vierpoligen Resume-Elektrode (Medtronic/Inc.)

wöhnung durch die Dauerstimulation konnten herabgesetzt werden durch die Entwicklung neuer vierpoliger Elektrodentypen (Resume/Medtronic) (Abb. 4) und durch total implantierbare Elektroden-Empfänger-Systeme, die von außen mit einem festen An-Aus-Zyklus programmiert werden können.

Hauptindikation: Postdiskotomiesyndrom mit radikulären Schmerzen, Rhizo- und Arachnopathie, Postamputationsschmerzen, ischämische Schmerzen bei der arteriellen Verschlußkrankheit.

Die tiefe Hirnstimulation (DBS) mit Zielpunkten in den spezifischen und unspezifischen Thalamuskernen sowie im zentralen Höhlengrau hat, verglichen mit der Rückenmarksstimulation, keine entscheidenden Vorteile gebracht. Diese Methode sollte auf Fälle beschränkt werden, die durch andere periphere Methoden nicht bekämpft werden können, wie z. B. diffuse Schmerzen bei Karzinompatienten oder inkurable Gesichtsschmerzen.

Die Elektrostimulation des Ganglion Gasseri ist eine von STEUDE (5) neu entwickelte Methode zur Behandlung der atypischen Trigeminusneuralgie, für die es von neurochirurgischer Seite kein Therapieangebot gab. Die Technik des Eingriffs ist einfach und ohne nennenswerte Risiken: Unter Bildwandlerkontrolle wird wie bei der Thermokoagulation das Ganglion Gasseri perkutan punktiert und durch die liegende Kanüle die Reizelektrode vorgeschoben. Während der einwöchigen Testphase wird die Elektrode aus der Haut neben dem Mundwinkel herausgeleitet. Falls durch die Stimulation eine reproduzierbare und signifikante Schmerzreduktion erreicht wird, kann die Elektrode subkutan mit einem Radiofrequenzempfänger für die Permanentstimulation konnektiert werden.

Hauptindikation: Atypische Trigeminusneuralgie, die durch mehrfache Kieferhöhlen- und Zahneingriffe verursacht wird. Gute Kandidaten sind Patienten mit einer Dysaesthesia dolorosa nach vorausgegangenen Eingriffen am N. trigeminus und seinen Ästen.

Bei den genannten operativen Methoden gilt es, die Wirksamkeit und das Risiko sorgfältig gegeneinander abzuwägen. Bei allem technischen Fortschritt wird der therapeutische Optimismus durch die Tatsache gedämpft, daß insbesondere benigne chronische Schmerzzustände nicht rein somatischer Natur sind, sondern in ihrer Entwicklung durch psychische und sozioökonomische Einflüsse sowie durch Medikamentenabhängigkeit kompliziert werden. Es ist daher keine Frage, daß die Probleme des Schmerzkranken nur durch einen interdisziplinären Therapieplan gelöst werden können.

Literatur

1. JANNETTA, P. J.: Observation on the etiology of trigeminal neuralgia, hemifacial spasm, acoustic nerve dysfunction and glossopharyngeal neuralgia. Definitive microsurgical treatment on results in 117 patients. Neurochirurgia 20, 145 (1977)

2. NASHOLD, B. S. jr., OSTDAHL, R. H.: Pain relief after dorsal root entry zone lesions. Acta neurochir. 30, 383 (1980)

3. ROSOMOFF, H. L., CARROLL, D., BROWN, J., SHEPRAK, P.: Percutaneous radiofrequence cervical chordotomy: technique. J. Neurosurg. 23, 639 (1965)

4. SEIDEL, B. U., WINKELMÜLLER, W.: Kausale Behandlung der Glossopharyngeus-Neuralgie. Akt. Neurol. 9, 71 (1982)

5. STEUDE, U.: Radiofrequency electrical stimulation of the Gasserian ganglion in patients with atypical trigeminal pain. Methods of percutaneous temporary test-stimulation and permanent implantation of stimulation devices. Acta neurochir. 33, 481 (1984)

6. SWEET, W. H., WEPSIC, J. G.: Controlled thermocoagulation of trigeminal ganglion and roots for differential destruction of pain fibers. Part I: Trigeminal neuralgia. J. Neurosurg. 39, 143 (1974)

7. WINKELMÜLLER, W., DIETZ, H., STOLKE, D.: The clinical value of dorsal column stimulation (DCS). Advanc. Neurosurg. 3, 225 (1975)

8. WINKELMÜLLER, W.: Indications for spinal cord stimulation. Proc. of a Symposium. München: Excerpta Medica 1981

Radiotherapie des Schmerzes (Bestrahlung – Radioisotope)
Von J. Kutzner

Nach der Entdeckung der Röntgenstrahlen wurden diese neuen Strahlen nicht nur für die Diagnostik, sondern auch erfolgreich für die Therapie tumoröser und nichttumoröser Erkrankungen eingesetzt. Besonders hervorzuheben ist hierbei der analgetische Effekt der Röntgenstrahlung.

Aus der historischen Entwicklung ergaben sich im Laufe der folgenden Jahrzehnte zwei Hauptindikationen zur Schmerzbestrahlung:
1. die sogenannte Entzündungsbestrahlung,
2. die Tumorschmerzbestrahlung.

Die Indikation zu einer Röntgenentzündungsbestrahlung ist in früheren Jahrzehnten wesentlich großzügiger als heute gestellt worden. Zu berücksichtigen ist dabei, daß zu dieser Zeit keine Antibiotika zur Verfügung standen. Die Auswirkung der Röntgenstrahlung auf verschiedene pathologische Prozesse mußte erst erprobt werden.

Die analgetische Wirkung der Röntgenbestrahlung beruht auf einer Änderung der Gewebssituation. Die nach der Absorption eintretende kurzfristige Azidose wandelt sich in eine bis zu mehreren Wochen anhaltende Alkalose um, die dem Azidoseschmerz entgegenwirkt.

Auch heute im Zeitalter potenter Pharmaka ergibt sich noch eine Reihe von Indikationen zum erfolgreichen, effektiven Einsatz der Röntgenentzündungsbestrahlung.

Obwohl die Strahlendosen relativ niedrig liegen, sollte aus Gründen der genetischen Gefährdung eine Bestrahlung Jugendlicher sowie Frauen während der Generationsphase nicht erfolgen.

Die degenerativen Veränderungen von Knochen und Gelenken können unabhängig von ihrem Ausmaß mit erheblichen Schmerzen und funktioneller Bewegungseinschränkung verbunden sein. Hierzu gehört die Chondrose und Osteochondrose mit reaktiver Randzackenbildung im Bereich der Wirbelsäule und die Cox- und Gonarthrose.

Die Bestrahlung mit geringer Einzeldosis von 0,5 - 1 Gy zwei- bis dreimal pro Woche mit einer GHD von 6 - 10 Gy führt überwiegend zu einer Schmerzreduktion oder Schmerzbeseitigung.

Besonders erfolgreich ist die Strahlentherapie bei der akut aufgetretenen Periarthritis humeroscapularis mit typisch im Röntgenbild nachzuweisender Sehnenansatzverkalkung am Tuberculum major. Der Fersensporn, meist ein Zufallsbefund bei einer Röntgenaufnahme, stellt nur eine Indikation zur Entzündungsbestrahlung bei klinischer Symptomatik dar.

Tabelle 1. Diagnostik zum Nachweis und zur Ausdehnungsbestimmung von Knochenmetastasen

1. Röntgenaufnahme, eventuell Tomographie
2. Computertomographie
3. Nuklearmedizinischer Knochenscan
4. Magnetresonanz

Tabelle 2. Häufigkeit von Knochenmetastasen bei verschiedenen Primärtumoren

Primärtumor	n = 183	%
Mammakarzinom	98	54
Bronchialkarzinom	17	9
Unbekannt	12	7
Hypernephrom	19	10
Kollumkarzinom	5	3
Prostatakarzinom	4	2
Malignes Lymphom	8	4
Andere	20	11

Der M. Bechterew, im Röntgenbild charakterisiert durch die Verknöcherungen der Längsbänder der Wirbelsäule sowie durch ankylosierende Umbauvorgänge der Iliosakralgelenke, stellt auch heute noch bei medikamentös therapieresistenten Formen eine Indikation zur Strahlentherapie dar (7). Bei starker Fraktionierung von ein bis zwei Feldern pro Woche zu je 1 Gy sollte eine Dosis von 10 - 15 Gy nicht überschritten werden. Die Gefahr einer Leukämiebildung als Bestrahlungsfolge ist unter Berücksichtigung der Fraktionierung und niedrigen Gesamtdosis nicht signifikant erhöht. Die Indikation zur Bestrahlung eines Hämangiomwirbels, meistens nur ein Zufallsbefund bei Röntgenaufnahmen, besteht nur beim Auftreten von Schmerzen, die Gesamtdosis von 30 Gy führt zur Schmerzbeseitigung und später zu einer auch im Röntgenbild nachweisbaren Sklerosierung.

Eine Röntgenentzündungsbestrahlung sollte in Einzeldosen von 0,5 - 1 Gy stets großvolumig erfolgen mit einer Gesamtdosis von 5 - 10 Gy, fraktioniert zwei- bis dreimal pro Woche. Die Strahlenqualität ist hierbei nicht kritisch, eine konventionelle Röntgenbestrahlung kann durchgeführt werden. Die Anwendung offener Radionuklide für die intraartikuläre Applikation ist Sonderfällen vorbehalten.

Die zweite Hauptgruppe der Strahlentherapie des Schmerzes stellen die Tumorpatienten mit ihren überwiegend sehr schmerzhaften Knochenmetastasen (Tabelle 1) dar. Vor Beginn einer Behandlung, auch einer Palliativbestrahlung, sollte eine eingehende Diagnostik zum Nachweis und zur Ausdehnungsbestimmung des Tumors erfolgen. Soweit durchführbar, sollte eine histologische Bestätigung des Malignoms erfolgen. Bei den bildgebenden Verfahren steht an erster Stelle die Röntgenaufnahme, gegebenenfalls die Tomographie zum Nachweis von osteolytischen oder osteoplastischen Metastasen.

Die Ganzkörper-Computertomographie bietet den zusätzlichen Vorteil des Nachweises von Weichteilreaktionen. Die computertomographischen Querschnittsbilder stellen gleichzeitig eine Grundlage für die heute in fast jeder Strahlentherapie durchgeführten computergestützten Dosisberechnung in der Bestrahlungsplanung dar.

Bekanntermaßen werden durch die nuklearmedizinische Knochenszintigraphie unter Verwendung von 99m-Technetium-Phosphat-Verbindungen metastatisch bedingte Knochenveränderungen weitaus früher als im Röntgenbild nachweisbar bildlich dargestellt.

Die Magnet-Resonanz-Untersuchung eröffnet neue Dimensionen, insbesondere im ZNS-Bereich. Die ersten Erfahrungen bei gezielter Indikation in Ergänzung der übrigen Untersuchungen, nicht als Screening-Methode, sind sehr erfolgversprechend.

Bei progredientem Tumorleiden werden starke Schmerzen ausgelöst überwiegend durch Knochenmetastasen oder aber Weichteiltumoren, die zu einer Infiltration oder Kompression von Nerven führen.

Als typisches Beispiel der Plexusinfiltration sei der Pancoast-Tumor beim peripheren Bronchialkarzinom genannt, im Beckenbereich das Rektumkarzinom mit Tumorausmauerung des kleinen Beckens und Infiltration der Ischiadikusregion.

Der überwiegende Teil der Knochenmetastasen ist in der Wirbelsäule lokalisiert, bevorzugt auftretend beim Mammakarzinom, Bronchialkarzinom sowie Hypernephrom (Tabelle 2).

Die Strahlentherapie mit einem Kobalt-60-Gerät oder einem Beschleuniger stellt die Therapie der Wahl dar, sowohl um die Schmerzen zu beseitigen als auch bei den Osteolysen eine Rekalzifizierung und damit Stabilisierung zu erreichen. Eine Schmerzrückbildung läßt sich bei ca. 80 % der Patienten erzielen, bei ca. 75 % tritt eine Rekalzifizierung ein.

Periphere Knochenmetastasen sind wesentlich seltener, hier können höhere Einzeldosen von bis zu 5 Gy pro Tag bei guter Verträglichkeit appliziert werden, ohne daß man, wie im Bereich der Wirbelsäule, Rücksicht auf die Strahlenempfindlichkeit des Rückenmarks nehmen muß mit einer Fraktionierung von 2 Gy pro Tag.

Bei der schmerzhaften progredienten Lymphödembildung des Armes nach operiertem und bestrahltem Mammakarzinom muß differentialdiagnostisch eine therapiebedingte Abflußstörung der Lymphe aus den Armen gegenüber einem Tumorrezidiv im Bereich der Supraklavikular-Axillar-Region abgegrenzt werden. Bei metastatischem Wirbelsäulenbefall kann auch ein Tumoreinbruch in den Spinalkanal erfolgen, begleitet von starken Schmerzen und der

Tabelle 3. Isotope zur internen Strahlentherapie von Skelettmetastasen

32-Phosphor	----
89-Strontium	---
90-Yttrium	----
131-Jod	----

Tabelle 4. 90-Yttrium-Zitrat-Therapie bei Knochenmetastasen

Prostatakarzinom	n = 31
Mammakarzinom	n = 10
Blasenkarzinom	n = 2
Bronchialkarzinom	n = 2
Andere	n = 6
Gesamt	n = 51

Tabelle 5. 90-Yttrium-Zitrat-Therapie bei Knochenmetastasen (1980 - 1984) (n = 51)

Therapieserien	n = 33
Injektionen	n = 157
Einzeldosis	mCi: 3,0 (0,8 - 15,0)
Dosis pro Patient	mCi: 9,5 (2,0 - 41,4)

Tabelle 6. Therapieeffekt bei 90-Yttriumtherapie (n = 68)

Sehr gut	n = 11	(15 %)
Gut	n = 42	(63 %)
Mäßig	n = 10	(15 %)
Kein Effekt	n = 5	(7 %)

Symptomatik einer beginnenden Querschnittslähmung. Eine rechtzeitig begonnene, eventuell hyperfraktionierte Strahlentherapie führt zur Schmerz- und Querschnittsbeseitigung.

Isotopentherapie

Bei progredientem Tumorleiden sind im Endstadium vielfach erhebliche Anteile des Gesamtskeletts metastatisch befallen, wobei neben der lytischen Form, wie beim Prostatakarzinom, auch die osteoplastische Metastasierung vorherrschen kann.

Im diagnostischen Knochenszintigramm bei Verwendung von 99m-Technetium-Phosphat-Komplex stellen sich die Metastasenbezirke als stark aktivitätsanreichernde Regionen dar. Aufgrund der Tumorinfiltration des Knochenmarks sowie vielfach vorangegangener ausgedehnter Zytostatikatherapie läßt sich eine perkutane Strahlentherapie der befallenen Knochenregionen nicht durchführen.

Unter Verwendung eines betastrahlenden Isotops wie 32-Phosphor, 89-Strontium, 90-Yttrium oder 131-Jod in knochenaffiner Form lassen sich analgetisch wirksame Strahlendosen am Tumor applizieren (Tabelle 3).

Wegen der langen Halbwertszeit ergeben sich bei Verwendung von 89-Strontium Strahlenschutzprobleme, wir verwenden daher das relativ kurzlebige 90-Yttrium. Von den bisher therapierten 51 Patienten hatten 31 ein Prostatakarzinom. Bei einer durchschnittlichen Dosis von 3 mCi wurde die Therapie meist mehrfach wiederholt, die erreichte Schmerzreduktion lag im Durchschnitt bei sieben Wochen. Bei über 50 % der durchgeführten Therapien war ein guter bis sehr guter Effekt zu verzeichnen, die Versagerquote betrug unter 10 % (Tabellen 4, 5, 6).

Literatur

1. EISENHUT, M., KIMMIG, B., WINKEL zum, K.: Eine ^{131}J markierte Benzylidendiphosphonsäure für die palliative Therapie von Knochenmetastasen. In: Radioaktive Isotope in Klinik und Forschung (eds. R. HÖFER, H. BERGMANN), Bd. 16, 1. Teil, p. 159. Wien: Egermann 1984

2. FERUSIAN, N.: Radionuclid-Behandlung von Skelettmetastasen. Der Nuklearmediziner 4, 314 (1979)

3. HAASE, W.: Strahlentherapeutische Behandlungmöglichkeiten des M. Bechterew. Therapiewoche 32, 4817 (1982)

4. HESS, F.: Die Strahlentherapie entzündlicher und degenerativer Erkrankungen. Therapiewoche 32, 4798 (1982)

5. KUTZNER, J., GRIMM, W., HAHN, K.: Palliative Strahlentherapie mit Strontium-89 bei ausgedehnter Skelettmetastasierung. Strahlentherapie 154, 317 (1978)

6. KUTZNER, J., DÄHNERT, W., SCHREYER, T., GRIMM, W., BROD, K. H., BECKER, M.: Yttrium-90-Schmerztherapie von Knochenmetastasen. Nucl.-Med. (Stuttg.) 22, 5 (1981)

7. SCHILLING: Persönliche Mitteilung

Die Komplexität der Schmerzbehandlung am Beispiel des Karzinoms

Von W. Schreml

Einleitung

Die bösartigen Erkrankungen stellen auf vielen Gebieten, wie der Diagnostik, Primärbehandlung, Nachsorge und Therapie fortgeschrittener Stadien, ein wichtiges Modell interdisziplinärer Zusammenarbeit dar. In all diesen Bereichen kommt die Tatsache zum Tragen, daß der Krebs keine Erkrankung eines einzelnen Organs, sondern des ganzen Körpers ist, und daß die psychosoziale Verarbeitung durch den Patienten eine besonders wichtige Rolle spielt. Die dabei wirksam werdenden komplexen Zusammenhänge, die den Einsatz vieler Fachdisziplinen in einem interdisziplinären Bemühen notwendig machen, gelten auch für die Behandlung des Tumorschmerzes.

Es ist heute allgemein anerkannt, daß chronische Schmerzen in der Endphase bösartiger Erkrankungen von entscheidender Bedeutung für die Lebensqualität in der verbliebenen Lebensphase sind. Die Häufigkeit von Schmerzen in fortgeschrittenen Stadien liegt nach einer Übersicht von WAGNER (13) in den meisten Berichten zwischen 50 und 80 %. Der Schmerz stellt somit ein sehr häufiges Symptom in der Endphase maligner Erkrankungen dar. Darüber hinaus ist es für viele vom Krebs betroffene Patienten eine der größten Sorgen, daß sie unter schweren Schmerzen sterben müssen. Eine wirkungsvolle Schmerzbekämpfung muß daher das zentrale Anliegen aller Bemühungen sein, die terminale Pflege von Krebspatienten zu verbessern, wie dies von den Vertretern der Hospice-Bewegung eindrucksvoll vertreten wird (7).

In Abb. 1 sind einzelne Faktoren aufgeführt, die in vielfältiger Verschränkung für die Therapie chronischer Karzinomschmerzen eine wichtige Rolle spielen. Sie alle gehen in unterschiedlicher Weise in die Interaktionen zwischen dem Schmerz leidenden Patienten und dem um Hilfe bemühten Arzt ein. Aus den vielfältigen Bezügen sollen drei Gesichtspunkte beispielhaft erörtert werden:
1. Der Zusammenhang zwischen Tumortherapie und Schmerzentstehung.
2. Die Betroffenheit des Arztes und ihre Auswirkungen auf die Schmerztherapie.
3. Die Notwendigkeit und Schwierigkeiten standardisierter Richtlinien zur Schmerzbehandlung.

Zusammenhang zwischen Tumortherapie und Schmerzentstehung

Die verschiedenen Auslösemechanismen für chronische Schmerzen bei Krebspatienten sind vielfältig analysiert und beschrieben worden (3, 4). Ihre genaue Abklärung ist eine wesentliche Vor-

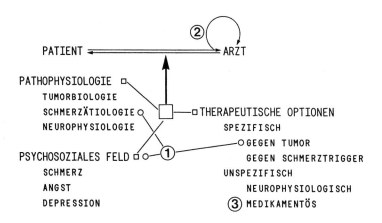

Abb. 1. Diagramm der komplexen Faktoren, die bei der Behandlung von Patienten mit Tumorschmerzen durch den Arzt zum Tragen kommen. Die besonders herausgenommenen Teilprobleme sind:
1. Schmerzen durch Tumortherapie und ihre Verarbeitung.
2. Rückwirkung der Patient-Arzt-Beziehung auf das Verhalten des Therapeuten.
3. Probleme bei der Festlegung und Kontrolle von therapeutischen Richtlinien am Beispiel der medikamentösen Schmerztherapie

Tabelle 1. Spektrum von Parametern für therapieabhängige Schmerzzustände bei Tumorpatienten

---

Zeitablauf

akut:	chronisch:
z. B. Venenschmerzen bei Zytostatikainfusion, wie DTIC	z. B. periphere Neuropathie nach Vinca-Alkaloiden

Pathophysiologie

direkt:	indirekt:
z. B. "Ara-C-Syndrom"	z. B. steroidinduzierte aseptische Hüftgelenksnekrose

Inzidenz

häufig, vorhersehbar, unvermeidbar:	selten, nicht vorhersehbar, vermeidbar:
z. B. Schleimhautläsionen nach Therapie mit Antimetaboliten	z. B. Nekrosen nach Paravasaten

Bedeutung für den Patienten

gering:	schwer:
z. B. kurzfristige postoperative Schmerzen	z. B. chronische, schmerzhafte Neurotoxizität mit Gehstörung

---

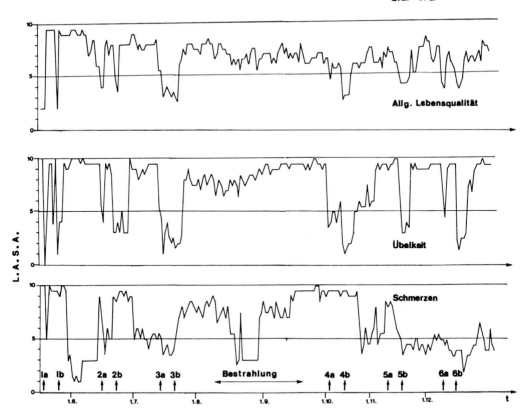

Abb. 2. Tägliche Selbsteinschätzung einer 51jährigen Patientin zu den Parametern "Allgemeine Lebensqualität", "Übelkeit" und "Schmerzen" anhand des Linear Analog Self Assessment Tests während adjuvierender Chemo-Strahlen-Therapie nach Operation eines Mammakarzinoms (Dissertation M. SCHOOF)

aussetzung für die Behandlung, da in vielen Fällen eine dem Auslösemechanismus entsprechende gezielte Therapie möglich ist.

Einen besonderen Aspekt der Schmerzverursachung stellt die Tatsache dar, daß die Behandlung maligner Erkrankungen von sich aus zu Schmerzsyndromen führen kann (8). Ein breites Spektrum solcher therapiebedingter Schmerzsyndrome kann aufgelistet werden (Tabelle 1), wobei der Zeitfaktor, die Pathophysiologie, die Häufigkeit und die Auswirkungen für den Patienten in einem breiten Rahmen variieren. Eindrucksvoll dokumentiert sich der Einfluß einer adjuvierenden Chemotherapie auf Schmerz und Lebensqualität beim primären Mammakarzinom in einer Untersuchung, die SCHOOF im Rahmen einer Dissertation durchführte. Dabei wurden die Patientinnen unter anderem mit dem Linear Analog Self Assessment Test (L.A.S.A.) nach PRIESTMAN und BAUM auf ihr Befinden untersucht. Die Patientinnen waren aufgefordert, täglich

Tabelle 2. Abhängigkeit der Schmerzauswirkung von der subjektiven Ursacheneinschätzung (Nach 2)

Subjektive Beurteilung der Schmerzursache	Einfluß auf	
	Aktivität	Lebensfreude
Schmerz bedingt durch		
- Tumor	+++	+++
- Tumortherapie	++	++
- andere Ursachen	+	+

zu sieben Parametern ihren Befindlichkeitszustand auf einer Linie festzulegen, so daß Veränderungen zwischen einem hypothetisch bestmöglichen und einem hypothetisch schlechtestmöglichen Zustand ausgemessen und rechnerisch verarbeitet werden konnten. Patientin E. E. (51 Jahre) füllte die Testbögen sorgfältig während der gesamten sechs Stöße CMF-Therapie und der dazwischengeschalteten Bestrahlung aus. In Abb. 2 sind die Verläufe für allgemeine Lebensqualität, Übelkeit und Schmerzen aufgetragen. Sie dokumentieren den erheblichen Einfluß von Schmerzen auf die allgemeine Lebensqualität in dieser Phase.

Von entscheidender Bedeutung für die Wertigkeit solcher therapiebedingter Schmerzen ist die Möglichkeit zur psychologischen Verarbeitung durch den Patienten. Diese ist entscheidend geprägt von dem subjektiv erfahrenen Krankheitsablauf. In einer Phase, in der die Heilung wahrscheinlich oder möglich ist, werden vorübergehende Schmerzen, z. B. im Rahmen einer Operation, ohne große Probleme verarbeitet. Dagegen stellen die Beschwerden einer Zytostatikatherapie in fortgeschrittenen Tumorstadien, wo Heilung oder Lebensverlängerung nicht mehr versprochen werden können, eine außerordentliche psychische Belastung dar. In einer Analyse der Schmerzsituation bei 667 Patienten der University of Wisconsin (2) konnten die Autoren zeigen, daß die Auswirkung des Schmerzes auf die Aktivität und auf die Lebensfreude davon abhängig war, wie die Betroffenen die Ursache der Schmerzen interpretierten (Tabelle 2). Bei gleicher Schmerzintensität waren Aktivität und Lebensfreude hochsignifikant stärker eingeschränkt, wenn der Patient die Schmerzursache im Krebsgeschehen selbst vermutete.

Berücksichtigt man, daß die Anwendung spezifischer, gegen den Tumor gerichteter Maßnahmen, soweit vorhanden, bei der Behandlung von tumorbedingten Schmerzen an erster Stelle steht, daß andererseits durch solche Therapien Schmerzen und andere Nebenwirkungen ausgelöst werden, wird die Komplexität des Problems augenfällig.

Betroffenheit des Arztes und ihre Auswirkungen auf die Schmerztherapie
---

Die Behandlung von Tumorpatienten in fortgeschrittenen Krankheitsstadien stellt die behandelnden Ärzte und das Pflegepersonal häufig vor schwere psychologische Probleme (5, 11). Diese

Tabelle 3. Grundsätze zum Einsatz medikamentös-analgetischer Behandlung bei tumorbedingten Schmerzen

---

Möglichst exakte Abklärung der Schmerzätiologie
Einsatz kausaler und spezifischer Therapiemaßnahmen
Schmerzprävention, nicht -behandlung
Auslöschen des Schmerzgedächtnisses
Erhaltung von Sensorium und affektivem Verhalten
Medikation nach pharmakologischen Gesichtspunkten
- ausreichende Dosierung
- regelmäßige Gabe nach Wirkdauer
- leichte Applizierbarkeit (oral)
- stufenweiser Aufbau der Therapie
- Einsatz von Narkotika nicht nur terminal, Abhängigkeit keine schwerwiegende Gefahr bei Karzinomschmerz-Patienten
- kein Plazebo

---

wirken sich auch auf die Behandlung des chronischen Krebsschmerzes aus, die erfahrungsgemäß häufig für Patient und Arzt unbefriedigend verläuft. Hierfür formuliert BONICA (1) eine Reihe von Begründungen:
- Nihilismus des Therapeuten gegenüber dem Patienten, der im Sinne der kurativ orientierten Medizin "ausbehandelt" ist;
- die deshalb geringe Aufmerksamkeit bei Anamnese und Untersuchung;
- die daraus folgende geringe Sorgfalt bei der Differentialdiagnose des Schmerzphänomens;
- die Anwendung von Routinemaßnahmen ohne Eingehen auf die individuellen Bedürfnisse des Patienten;
- die Verdrängung der psychologischen und emotionalen Dimensionen des Krebsschmerzes durch den Arzt.

Unter anderem haben MARKS und SACHAR (6) darauf hingewiesen, daß Patienten mit chronischen Krebsschmerzen häufig deshalb nicht hinreichend analgetisch behandelt sind, weil die betreuenden Ärzte die pharmakologischen Grundregeln der Analgetikaanwendung nicht hinreichend beachten. Diese allgemein anerkannten Grundregeln sind in Tabelle 3 zusammengefaßt.

In einer Untersuchung an Patienten der Abteilung III der Inneren Medizin im Tumorzentrum Ulm stellte sich heraus, daß die genannten Grundsätze der analgetischen Therapie vielfach nicht eingehalten waren (10). Der Grundsatz, durch eine feste Anordnung von Analgetika eine dauernde Schmerzfreiheit zu erzielen und nicht "bei Bedarf" zu medizieren, wurde bei den schwachen Analgetika nur in etwa zwei Drittel der Fälle, bei Fällen mit Narkotikabedarf fast nie beachtet (Tabelle 4). Die Dosierung und die Frequenz bei fester Anordnung lagen häufig unter dem pharmakologisch wirksamen Bereich. Aufschlußreich ist eine Auswertung der Sofort-Arztbriefe und der endgültigen Arztberichte bei Patienten in fortgeschrittenen Tumorstadien, die nach Hause entlassen werden konnten, in der Zeit vor der Ent-

Tabelle 4. Verhältnis der Einzelgaben von Analgetika nach fester Anordnung bzw. ohne feste Anordnung (Nach 10)

	Feste Anordnung	Ohne feste Anordnung
Schwache Analgetika	2.072 (67,4 %)	1.001 (32,6 %)
Starke Analgetika	970 (45,2 %)	1.175 (54,8 %)
Morphinderivate	26 (2,0 %)	1.307 (98,0 %)

Tabelle 5. Beschreibung der Schmerztherapie in den Arztbriefen solcher Patienten, die vor Entlassung starke Analgetika oder Morphinderivate gebraucht hatten (Nach 10)

	Sofortbriefe	Arztbriefe
Auswertbar	13	14
Kein Hinweis auf Analgetika	6	4
Pauschaler Hinweis	2	4
Nur schwache Analgetika detailliert	3	3
Medikament und Dosis spezifiziert	2	3

lassung jedoch einen regelmäßigen Bedarf an starken Analgetika oder Morphinderivaten hatten. Die in Tabelle 5 dargestellte Auswertung zeigt, daß nur in einem geringen Prozentsatz der nachbehandelnde Hausarzt vom tatsächlichen Bedarf an Schmerzmedikamenten informiert wurde. Dies kann nur so interpretiert werden, daß die behandelnden Ärzte offenbar Schwierigkeiten hatten, sich zu der Notwendigkeit einer effektiven Analgetikabehandlung zu bekennen. Dabei mag die Sorge, sich dem Vorwurf einer suchterzeugenden Therapie auszusetzen, eine wichtige Rolle gespielt haben.

Diese Daten beleuchten an einem Punkt die oben zitierten, allgemeinen Feststellungen von BONICA, daß die Situation eines Patienten im terminalen Krebsstadium, der unter chronischen Schmerzen leidet, für die behandelnden Ärzte besonders schwierig ist, und daß die Gefahr besteht, hier pauschal und ohne das nötige Eingehen auf die Einzelproblematik zu behandeln. Es muß daher gefordert werden, daß
- die Ärzte sich mit der Pathophysiologie des Krebsschmerzes vertraut machen;
- sie eine differenzierte Diagnostik des Symptoms Schmerz zur Grundlage ihrer Therapieplanung machen;
- die Therapieplanung aufgrund exakter und umfassender Kenntnisse der verfügbaren Behandlungstrategien, ihrer Wirkungsweise, Nebenwirkungen und Interaktionen erfolgt;

Tabelle 6. Methoden der interdisziplinären Therapie des Krebsschmerzes

1	Spezifische Methoden
1.1	Gegen den Tumor gerichtet (z. B. Chirurgie, Strahlentherapie, systemische Therapie)
1.2	Gegen den Pathomechanismus des Schmerzes gerichtet (z. B. palliative Chirurgie, orthopädische Chirurgie, antimikrobielle Chemotherapie)
2	Unspezifische Methoden
2.1	Anästhesiologische Methoden - Infiltration mit Lokalanästhetikum - Leitungsanästhesie
2.2	Neurochirurgische Methoden - Dorsale Rhizotomie - Kommissurale Myelotomie - Anterolaterale Chordotomie
2.3	Neurostimulation
2.4	Medikamentöse Schmerztherapie

- die Schmerzdiagnose und -therapie den Erfordernissen entspre- entsprechend interdisziplinär erfolgt.

Notwendigkeit und Schwierigkeiten standardisierter Richtlinien zur Schmerzbehandlung

Der Erkenntnis, daß die komplexen Probleme der Diagnostik, Therapie und Nachsorge bösartiger Erkrankungen im Felde interdisziplinärer Zusammenarbeit nur durch die gemeinsame Diskussion und Festlegung von Richtlinien wirksam bewältigt werden können, wird von allen Tumorzentren Rechnung getragen. In zunehmendem Maße wird auch anerkannt, daß für palliative Maßnahmen, insbesondere für die Schmerztherapie, feste Richtlinien formuliert werden sollten, da gerade auf diesem Gebiet, wie oben dargestellt, die Gefahr insuffizienten Handelns besonders groß ist.

Andererseits bestehen jedoch ganz besondere Schwierigkeiten, hier konkrete, über allgemeine Anweisungen hinausgehende Richtlinien zu formulieren. Schon die Vielzahl therapeutischer Optionen der interdisziplinären Schmerztherapie (Tabelle 6) macht es nahezu unmöglich, für die konkret auftretenden Probleme feste Handlungsanweisungen zu geben. In dieser Situation kann der Wert eines interdisziplinären Schmerzkonsils, in dem Anästhesisten, Neurochirurgen, pharmakologisch versierte Internisten und andere Fachdisziplinen zusammenarbeiten, nicht hoch genug eingeschätzt werden.

Immerhin erscheint es möglich und sinnvoll, zumindest für die medikamentöse analgetische Therapie beim chronischen Krebs-

Tabelle 7. Prospektive Studie zur Therapie des Krebsschmerzes am Klinikum der Universität Ulm; Prinzipien des Therapieplans (Nach 9)

Stufe I	Schwaches Analgetikum bei Bedarf (Azetylsalizylsäure, Paracetamol)
Stufe II	Regelmäßig schwache Analgetika
Stufe III	Basistherapie (Stufe II) plus regelmäßige starke, nichtnarkotische Analgetika (Pentazocin)
Stufe IV	Stufe III plus Psychopharmaka (Amitriptylin, Haloperidol)
Stufe V	Oraler Morphincocktail

schmerz einen konkreten Behandlungsplan aufzustellen, der die pharmakologisch sinnvollen Empfehlungen beinhaltet. Die Aufstellung solcher Stufenpläne analgetischer Therapie, die vielfältig publiziert sind, ist hierbei das geringere Problem. Außerordentlich schwierig dagegen ist eine prospektive, kontrollierte Auswertung der Ergebnisse. Dies hat verschiedene Gründe. Einmal erfordert die Behandlung chronischer Schmerzen eine entsprechend langfristige Behandlung; in dieser Zeit durchläuft der Patient in der Regel verschiedene Stufen der analgetischen Therapie. Viele Einflußfaktoren, wie spezifische, gegen den Tumor gerichtete Maßnahmen, Änderung der psychosozialen Anpassung und Verarbeitung, Fortschreiten der Krankheit, beeinflussen die Schmerzsymptomatik. Die für eine kritische Analyse notwendige, kontinuierliche Überprüfung des Erfolges wird dadurch besonders erschwert. Weiterhin ist es außerordentlich schwierig, über einen längeren Zeitraum die Schmerzsituation in einer hinreichend exakten und reproduzierbaren Weise zu messen, da sehr aufwendige kontinuierliche Verlaufsbeobachtungen nicht praktikabel sind.

In einer Studie am Tumorzentrum Ulm wurde versucht, einen solchen Stufenplan der medikamentösen analgetischen Therapie bei chronischen Krebsschmerzen prospektiv zu analysieren (9). Die Therapiestufen sind in Tabelle 7 dargestellt. Als Instrument der Wirksamkeit wurde eine visuelle Analogskala mit vier Parametern entwickelt (Abb. 3). Dabei sollte der Patient täglich am späten Vormittag die Situation der vorausgegangenen 24 h bewerten. Ein ähnlicher Verlaufsbogen für die gesamte Schmerzsituation war für den Stationsarzt vorgesehen.

Die Auswertung dieser prospektiven Studie (9) ergab, daß für eine Untergruppe von Patienten, die in Stufe V mit dem oralen Morphincocktail behandelt wurden, eine recht eindeutige Analyse

Abb. 3. Visuelle Analogskala (VAS) zur Beurteilung von vier Parametern durch den Patienten. Originallänge eines Skalenstriches: 6 cm. Die Eintragung sollte jeweils am späten Vormittag erfolgen und die vorausgegangenen 24 h bewerten (Nach 9)

Name: _____ Geb.-Datum: _____
Station: _____
Woche vom _____ bis _____

Bitte markieren Sie auf den untenstehenden Linien den Punkt, der Ihr gegenwärtiges Befinden jeweils beschreibt. Bitte führen Sie die Beurteilung am entsprechenden Wochentag, jeweils zwischen 10.00 und 12.00 Uhr vormittags, aus.

Wie stark ist der Schmerz?
Keine Schmerzen — Kaum auszuhalten

Wie häufig sind Ihre Schmerzen?
Nie — Die ganze Zeit

Wie ist Ihr Schlaf?
Gut — Kann überhaupt nicht schlafen

Wie ist der Appetit?
Gut — Habe überhaupt keinen Appetit

Montag
Dienstag
Mittwoch
Donnerstag
Freitag
Samstag
Sonntag

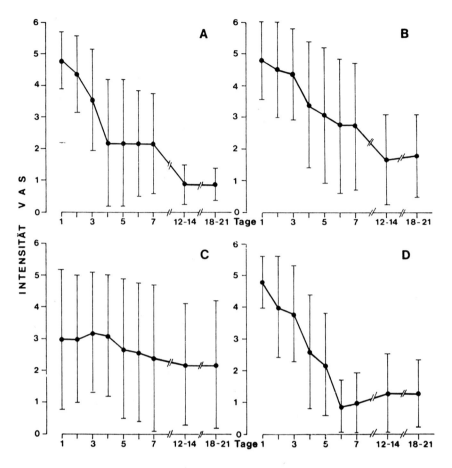

Abb. 4. Auswertung der VAS (Abb. 3) mit den Parametern Schmerzintensität (A), Schmerzdauer (B), Appetit (C) und Schlaf (D). Die Daten von 12 Patienten in Stufe V (oraler Morphincocktail) sind dargestellt (Mittelwert ± 1 SD) (Nach 9)

der Ergebnisse möglich war (Abb. 4). Die Auswertung der Gesamtergebnisse (Tabelle 8) zeigt jedoch die erheblichen Schwierigkeiten dieser Studie. Nur in Stufe II (regelmäßige Gabe peripher wirkender Analgetika) und in Stufe V (oraler Morphincocktail) wurde eine hinreichende Zahl von Behandlungen durchgeführt. Die dazwischen liegenden Stufen wurden von den behandelnden Ärzten kaum angewandt. Dies liegt, soweit aus einer späteren Befragung der beteiligten Ärzte erkennbar wurde, vor allem daran, daß das relativ starre Protokoll nicht akzeptiert wurde. Die behandelnden Ärzte wollten vor Einsatz des Morphiums noch weitere Behandlungsversuche machen. Immerhin konnte aus dieser Studie erkannt werden, daß sowohl die regelmäßige Gabe ausreichender Dosen peripher wirkender Analgetika als auch die regelmäßige orale Gabe von Morphium Methoden zur wirksamen Be-

Tabelle 8. Ergebnisse der prospektiven Studie zur analgetischen Therapie nach Stufenplan (Tabelle 7) (Nach 9)

Stufe	Tage[a]	%	Therapien[b]	Ergebnisse[d] +	0	−
II	236	39,6	24 18[c]	16 16	5 1	3 1
III	60	10,0	8 5[c]	3 2	4 2	1 1
IV	26	4,4	4 3[c]	2 1	− −	2 2
V	274	46,0	20	18	2	−

a) Patiententage in der jeweiligen Stufe
b) Patienten in Therapiestufe
c) Letzte Stufe vor Behandlungsende
d) Ergebnisse: + (gut), 0 (mäßig), − (unbefriedigend)

handlung chronischer Krebsschmerzen darstellen. Die an der Studie beteiligten Ärzte haben dabei die Erfahrung gesammelt, daß regelmäßige feste Anordnung und ausreichende Dosierung wichtige Bestandteile einer analgetischen Medikation darstellen, und daß eine orale Medikation mit Morphium tatsächlich effektiv und ohne unannehmbare Nebenwirkungen, insbesondere ohne die Problematik der Suchterzeugung, durchgeführt werden kann.

Schlußbemerkungen

Das Therapieziel bei chronischen Tumorschmerzen kann in folgenden Stufen beschrieben werden:
- Schmerzfreiheit bei Schlaf,
- Schmerzfreiheit im Sitzen,
- Schmerzfreiheit bei Bewegung.

TWYCROSS (12) postuliert, daß die ersten beiden Ziele stets, das letztere häufig erreicht werden können. Die Komplexität des chronischen Schmerzproblems erfordert eine interdisziplinäre Zusammenarbeit, bei der alle Partner umfassendes Fachwissen und persönliches Engagement einbringen müssen. Dadurch kann eine wesentliche Verbesserung der terminalen Lebensphase vieler Tumorpatienten erreicht werden.

Literatur

1. BONICA, J. J.: Management of cancer pain. In: Pain in the cancer patient (eds. M. ZIMMERMANN, P. DRINGS, G. WAGNER), p. 13. Berlin, Heidelberg, New York, Tokyo: Springer 1984

2. DAUT, R. L., CLEELAND, C. S.: The prevalence and severity of pain in cancer. Cancer 50, 1913 (1982)

3. FOLEY, K. M.: Pain syndromes in patients with cancer. In: Advances in pain research and therapy (eds. J. J. BONICA, V. VENTAFRIDDA), vol. 2, p. 59. New York: Raven Press 1979

4. HARTENSTEIN, R., WILMANNS, W.: Clinical pain syndromes in cancer patients and their causes. In: Pain in the cancer patient (eds. M. ZIMMERMANN, P. DRINGS, G. WAGNER), p. 72. Berlin, Heidelberg, New York, Tokyo: Springer 1984

5. KÖHLE, K., SIMONS, C., URBAN, H.: Zum Umgang mit unheilbar Kranken. In: Lehrbuch der Psychosomatischen Medizin, 2. Aufl. (ed. Th. von UEXKÜLL), p. 814. München, Wien, Baltimore: Urban & Schwarzenberg 1981

6. MARKS, R. M., SACHAR, E. J.: Undertreatment of medical inpatients with narcotic analgesics. Ann. intern. Med. 78, 173 (1973)

7. SAUNDERS, C.: The nature and management of terminal pain and the hospice concept. In: Advances in pain research and therapy (eds. J. J. BONICA, V. VENTAFRIDDA), vol. 2, p. 635. New York: Raven Press 1979

8. SCHREML, W.: Pain in the cancer patient as a consequence of the therapy (surgery, radiotherapy, chemotherapy). In: Pain in the cancer patient (eds. M. ZIMMERMANN, P. DRINGS, G. WAGNER), p. 85. Berlin, Heidelberg, New York, Tokyo: Springer 1984

9. SCHREML, W., HÜGL, W., KOSSMANN, B., HEIMPEL, H.: Stufenplan der medikamentösen analgetischen Therapie bei Tumorpatienten - eine prospektive Studie. Tumor Diagnostik & Therapie 4, 189 (1983)

10. SCHREML, W., MERKLE, W., HEIMPEL, H.: Medikamentöse Schmerztherapie bei Krebspatienten. Med. Klin. 76, 43 (1981)

11. SPORKEN, P.: Die Hilflosigkeit der Helfer. In: Hast du denn bejaht, daß ich sterben muß, p. 157. Düsseldorf: Patmos 1981

12. TWYCROSS, R. G.: The Brompton cocktail. In: Advances in pain research and therapy (eds. J. J. BONICA, V. VENTAFRIDDA), vol. 2, p. 291. New York: Raven Press 1979

13. WAGNER, R.: Frequency of pain in patients with cancer. In: Pain in the cancer patient (eds. M. ZIMMERMANN, P. DRINGS, G. WAGNER), p. 64. Berlin, Heidelberg, New York, Tokyo: Springer 1984

Zusammenfassung der Diskussion zum Thema: „Techniken zur Schmerzbehandlung"

Periphere Nervenblockaden

FRAGE:
Welchen Stellenwert haben periphere Nervenblockaden in der Behandlung chronischer Schmerzsyndrome?

ANTWORT:
Drei wesentliche Gründe können für den Einsatz von peripheren Nervenblockaden bei chronischen Schmerzen sprechen:

1. Die Durchführung peripherer Nervenblockaden dient der Diagnostik bzw. diagnostischen Eingrenzung von chronischen Schmerzen und kann wertvolle Hinweise zur Prognostik geben.

2. Durch wiederholte Anwendung peripherer Nervenblockaden kann ein Schmerz auf die Dauer ausgeschaltet werden.

3. Periphere Nervenblockaden können zu Beginn einer Therapie oder begleitend zu weiteren Therapiemaßnahmen eingesetzt werden. Bei der Komplexität der chronischen Schmerzen ist es häufig notwendig, mehrere Verfahren einzusetzen. Eine wertvolle Ergänzung stellen hierbei periphere Nervenblockaden dar.

FRAGE:
In welchem Umfang und bei welchen Krankheitsbildern können periphere Nervenblockaden zusätzlich diagnostische Hinweise geben?

ANTWORT:
GERBERSHAGEN vertritt die Auffassung, daß in über 90 % die peripheren Nervenblockaden ein rein diagnostisches Hilfsmittel sind. So werden im Schmerzzentrum Mainz neben den üblichen klinischen und neurophysiologischen Untersuchungen periphere Nervenblockaden mit der Frage durchgeführt, ob Nervenstimulatoren implantiert werden sollen. Zur Differenzierung, welche Strukturen an der Schmerzentstehung beteiligt sein können, ist die periphere Nervenblockade ein unverzichtbares Mittel. Bei Low back pain ("Kreuzschmerzen") dient z. B. die gezielte Paravertebralblockade mit Nervenstimulation zur rein segmentalen Diagnostik. Bei Schmerzen in der Leistenregion können Blockaden des Nervus inguinalis, der 3-in-1-Block oder eine Infiltration der Ileosakralgelenke zur Differenzierung der Leistenschmerzen beitragen. Insgesamt kann man sagen, daß auch in der Dia-

gnostik mehrere Methoden parallel angewendet werden sollten. Durch klinische und neurophysiologische Untersuchungen kann zunächst geklärt werden, ob eine Neuropathie vorliegt. Durch Ausschaltung peripherer Nerven kann überprüft werden, ob durch diese Neuropathie auch die Schmerzen bedingt sind. In diesem Zusammenhang wies SPROTTE darauf hin, daß die diagnostische Ausschaltung peripherer Nerven allein nicht ausreiche, um einen peripheren von einem zentralen Schmerz abzugrenzen.

FRAGE:
Kann ein Schmerzsyndrom durch wiederholte Nervenblockaden für längere Zeit geheilt werden?

ANTWORT:
Die klinische Erfahrung zeigt, daß dies im wesentlichen bei posttraumatischen Schmerzen möglich ist. Diese segmental oder peripher zuordenbaren neurogenen Schädigungen führen im wesentlichen zu Einschränkungen der Mobilisierung. Typische Beispiele sind Postthorakotomieschmerzen mit schmerzbedingter Schonhaltung der Schulter aufgrund bewegungsabhängiger Schmerzen oder Schädigungen, die im Zusammenhang mit Osteosynthesen auftreten, wie z. B. Schmerzen im Saphenusbereich, die dazu führen, daß die Patienten nicht mobilisiert werden können. Bei Tumorpatienten können Schmerzen im Interkostalbereich, z. B. bei Pleurainfiltrationen, auftreten. Hier kann auch, nach entsprechend durchgeführter diagnostischer und prognostischer Blockade, die Indikation für eine neurolytische Nervenausschaltung bestehen. (Zur Problematik neurolytischer Blockaden siehe spätere Diskussion.)

FRAGE:
Gibt es Langzeiteffekte der peripheren Nervenblockaden? Wie können diese Effekte erklärt werden?

ANTWORT:
Bei der diagnostischen Blockade bei Einklemmungsneuropathien beobachtet man häufig eine Wirkdauer der Blockade, die weit über die Wirkdauer des Lokalanästhetikums anhält. Dabei handelt es sich um einen rein antiödematösen Effekt. Einen verlängerten Therapieerfolg beobachtet man vor allem dann, wenn der blockierte periphere Nerv auch sympathische Nervenfasern enthält, wie dies z. B. bei dem Nervus ischiadicus oder bei einer Ausschaltung über eine axilläre Plexusblockade der Fall ist. Bei den myofaszialen Schmerzsyndromen kann die Schmerzlinderung oder Schmerzfreiheit durch Unterbrechung eines Circulus vitiosus erklärt werden: Durch die Blockade der Nerven fällt die schmerzbedingte Schonhaltung weg, die Mobilisierbarkeit nimmt zu und dies führt zur Schmerzfreiheit.

FRAGE:
Bei welchen Schmerzen können periphere Nervenblockaden als begleitende Therapie eingesetzt werden?

ANTWORT:
Ein typisches Beispiel dafür sind die Okzipitalisblockaden. Durch Ausschaltung der Nervi occipitales gelingt es, Patienten mit Kopfschmerzen und Medikamentenabusus schmerzfrei zu halten. Bei gleichzeitigem Medikamentenentzug werden diese Blockaden über zwei bis drei Tage eingesetzt, um daran anschließend die weitere Therapie einzuleiten.

FRAGE:
Welche Lokalanästhetika sollen für diagnostische Blockaden eingesetzt werden?

ANTWORT:
Nach Meinung von NIESEL sollte man in der Diagnostik immer mit mittellang wirkenden Lokalanästhetika beginnen. Für therapeutische Zwecke, besonders bei Blockaden des sympathischen Nervensystems, bieten sich hingegen langwirkende Lokalanästhetika an. Auf einen Vasokonstriktorenzusatz sollte man immer verzichten.

FRAGE:
Welche Kanülen sollten für periphere Nervenblockaden eingesetzt werden?

ANTWORT:
Zur Diskussion gestellt wurden hier vor allem dünne, aber spitze Kanülen, immobile stumpfe Kanülen, teflonbeschichtete Kanülen sowie die modifizierte Whittacre-Kanüle. NIESEL hält die dünne scharfe Kanüle für ausreichend. Er betont, daß man durch die Verwendung dünner Kanülen das Gewebe weniger traumatisiert. ZENZ weist darauf hin, daß er seit Einführung der stumpfen immobilen Nadel (45°-Schliff) keine Nervenschädigungen mehr beobachtet habe. Durch Verwendung einer immobilen Nadel sei außerdem das Risiko der versehentlichen intravasalen Injektion, besonders bei der axillären Plexusblockade, vermindert. KREUSCHER wies auf die Möglichkeit der Anwendung von Reizstromgeräten bei Verwendung teflonbeschichteter Nadeln hin. Das unmittelbare Auslösen von Parästhesien könne hiermit verringert werden. Die Trefferquote sei, vor allem bei Anfängern, höher. Bei den Diskussionsteilnehmern bestand eine gewisse Bevorzugung der stumpfen bzw. modifizierten Whittacre-Nadel, wobei betont wurde, daß alle drei Methoden nebeneinander angewendet werden können.

FRAGE:
Welche Bedingungen müssen bei der Durchführung peripherer Nervenblockaden in bezug auf Asepsis eingehalten werden?

ANTWORT:
Bei peripheren Blockaden kann sich die Asepsis auf eine lokale Hautdesinfektion und eine aseptische Handhabung von Spritze

und Kanüle beschränken. Je zentraler eine Blockade ist, desto strenger sind die aseptischen Bedingungen zu stellen. So sollten z. B. bei lumbalen Grenzstrangblockaden neben einer gründlichen Hautdesinfektion das sterile Abdecken, die chirurgische Händedesinfektion, das Tragen steriler Gummihandschuhe sowie von Mundschutz und Kopfbedeckung selbstverständlich sein. NIESEL verweist in diesem Zusammenhang auf die Publikation von HOELZL und RIEDLER (8), die bei weniger strengem Vorgehen eine Osteomyelitis nach Sympathikusblockaden beschreiben.

FRAGE:
In welchem Umfang sollten Patienten über die Nebenwirkungen peripherer Nervenblockaden aufgeklärt werden?

ANTWORT:
Für Triggerinfiltrationen oder Ausschaltung kleinerer Nervenäste wird eine mündliche Aufklärung für ausreichend erachtet. Bei größeren Blockaden ist vor allem die Aufklärung über die Möglichkeit der motorischen Blockade notwendig. Es sollte auf jeden Fall darauf hingewiesen werden, daß die Patienten 24 h nicht verkehrstüchtig sind, da durch die Ausschaltung der Gammamotoneurone die muskuläre Koordination nicht mehr gewährleistet ist und die Patienten stürzen können. Die Frage des Heimtransportes muß auf jeden Fall geklärt werden. KOSSMANN weist darauf hin, daß in Ulm für alle diagnostischen und therapeutischen Blockaden spezielle Aufklärungsformulare verwendet werden. Eine schriftlich fixierte Aufklärung wird bei allen Blockaden empfohlen.

Facettenblockaden

FRAGE:
Gibt es sichere klinische Abgrenzungen eines Facettensyndroms gegenüber anderen Lumbalgieformen?

ANTWORT:
Sichere klinische Symptome, die für ein Facettensyndrom charakteristisch sind, können nicht angegeben werden. Einzelne Autoren stellen Symptome wie Reklinationsschmerz in den Vordergrund, ebenso wie lokale Schmerzprovokationsmethoden. Wer sich mit der Differentialdiagnose chronischer Rückenschmerzen beschäftigt, weiß jedoch, daß es eine eindeutige klinische Zuordnung nicht gibt. Man sollte aber immer an ein Facettensyndrom denken. Facettensyndrome machen in der Regel keine neurologischen Ausfälle. Es handelt sich um reflektorische Störungen und pseudoradikuläre Schmerzen durch Verspannung der ischiolumbalen Muskulatur. Bei den Facettenarthropathien können selbstverständlich auch spinale Nervenkanaleinengungen auftreten, die sich aber in radikulären Ausfällen bemerkbar machen und ein neurochirurgisches Vorgehen erfordern.

FRAGE:
Wie sind die Erfolge der Facettendenervation?

ANTWORT:
Kontrollierte Studien liegen bisher nicht vor. Die anfänglich berichteten sehr guten Erfolge konnten durch Nachuntersuchungen nicht bestätigt werden. Nach einem Jahr geben nur noch 15 - 30 % der Patienten deutliche Schmerzminderung an (2, 15, 17, 19).

FRAGE:
Wie sind die Erfolge von sklerosierenden Substanzen bzw. von Phenolinjektionen an die Gelenksfacetten?

ANTWORT:
Wahrscheinlich handelt es sich bei den Erfolgen nach Injektion von sklerosierenden Substanzen um unspezifische Effekte. Keinesfalls führen sie zur Bändersklerosierung. Auch Phenolinjektionen, die an den Facetten durchgeführt wurden, brachten nur kurze und schlechte Erfolge. Deshalb sollte besser eine Thermokoagulation durchgeführt werden, wobei auch hier die Langzeiterfolge eher schlecht sind. Ein besserer Erfolg ist zu erzielen, wenn die Elektrode ins Foramen intervertebrale eingeführt und der Paravertebralnerv mit koaguliert wird.

WINKELMÜLLER weist darauf hin, daß in Zukunft mehr Facettensyndrome auftreten werden. Dieses Syndrom wird man nach Chemonukleolysen wesentlich häufiger als nach Bandscheibenoperationen beobachten.

FRAGE:
Welchen Stellenwert hat die Facettenblockade bei chronischen Rückenschmerzen?

ANTWORT:
Nach GERBERSHAGEN handelt es sich um eine der wichtigsten Blockaden in der Behandlung chronischer Rückenschmerzen. Diese Blockade kann bei den Patienten mit der Schrotschußtechnik ohne Röntgenkontrolle durchgeführt werden. Anschließend an die Infiltration mit Lokalanästhetika ist der Patient schmerzfrei und kann einer intensiven physiotherapeutischen Behandlung zugeführt werden. Nach einer Anzahl von Blockaden gelingt es, den Patienten in ein entsprechendes Trainingsprogramm aufzunehmen. Durch dieses Vorgehen kann vielen Patienten geholfen werden. Nervenzerstörende Blockaden bringen eher schlechte Ergebnisse.

FRAGE:
Wer darf Facettenblockaden durchführen? Bei wem können diese Techniken erlernt werden?

ANTWORT:
Die gezielte Technik der Facettenblockade sollte nur von geübten Ärzten nach entsprechender Einweisung durchgeführt werden. Sie ist mit Gefahren verbunden, wie z. B. die Punktion des Foramen intervertebrale mit nachfolgender Spinalanästhesie. Von jedem durchgeführt werden kann hingegen die sogenannte Schrotschußtechnik. Dabei geht man folgendermaßen vor: Einführung der Kanüle ca. 1 - 1,5 cm lateral der Mittellinie. Bei senkrechtem Einstechen trifft man auf den Processus articularis superior oder bekommt Knochenkontakt mit der Lamina des Wirbelbogens. Nach Aspiration werden 5 - 10 ml Lokalanästhetika injiziert. Das Lokalanästhetikum umspült das Facettengelenk sowie alle anderen schmerzhaften Strukturen dieser Gegend.

Sympathikusblockaden

FRAGE:
Bei welchen Schmerzsyndromen sollten bevorzugt Sympathikusblockaden eingesetzt werden?

ANTWORT:
Bei allen Schmerzen, die durch Oberbauchtumoren verursacht werden, ist die Sympathikusblockade in Form der Plexus-coeliacus-Blockade die Methode der Wahl. Bei Angioorganopathien berichtet GERBERSHAGEN von exzellenten Ergebnissen nach vorheriger chirurgischer Grenzstrangresektion. Hier seien Langzeiterfolge von mehreren Jahren möglich. Im Gegensatz dazu berichtet KREUSCHER, daß sie anstelle chirurgischer Resektionen die chemische Sympathektomie bevorzugen. GERBERSHAGEN hält neurolytische Blockaden im zervikalen Bereich für nicht gerechtfertigt. Bei allen diesen Schmerzsyndromen seien gezielte thorakale Sympathikusausschaltungen nach der Kuckschen Methode besser. Die thorakale Sympathektomie könne sinnvoll sein bei einem therapeutisch ausgereizten Morbus Raynaud oder bei Tumoren im Brustraum.

FRAGE:
Welche Techniken sollen bevorzugt werden?

ANTWORT:
KREUSCHER verwendet bei der lumbalen Sympathikusblockade die Einnadeltechnik. Er plaziert die Nadel in Höhe L 2 und injiziert 15 ml 96%igen Alkohol. GERBERSHAGEN benutzt 50%igen Alkohol oder 6%iges wäßriges Phenol. Die lumbale Sympathikusblockade als sogenannter Psoas-compartment-Block wird allgemein abgelehnt. Bei dem Psoas-compartment-Block handelt es sich um eine Plexus- und Sympathikusblockade. Angeblich sollen dabei nie Nebenwirkungen aufgetreten sein; dies ist bei einer neurolytischen Blockade eines Nervenplexus schwer vorstellbar.

Von GERBERSHAGEN wird darauf hingewiesen, daß die im Lehrbuch von E. ERIKSSON "Atlas der Lokalanästhesie" angegebene Technik der lumbalen Sympathikusblockade falsch dargestellt sei. Bei einem Einstich 8 - 10 cm lateral von der Wirbelsäule und einem Einstichwinkel von 45° bestehe die Möglichkeit des Eindringens der Spinalkanüle durch das Foramen intervertebrale mit der Gefahr einer rückenmarksnahen Anästhesie. Alle Teilnehmer waren sich darin einig, daß eine neurolytische Blockade immer unter Röntgendurchleuchtung und anschließender Dokumentation mittels Röntgenaufnahme durchzuführen sei. Ein Computertomogramm wird nicht unbedingt für notwendig erachtet.

Von ZENZ wird darauf hingewiesen, daß heute ultraschallgesteuerte Feinnadeltechniken möglich seien, KUTZNER ergänzt dies durch die Information, daß die Nadel durch den Schallkopf hindurch vorgeführt werden könne. Jeder, der eine solche Technik anwendet, muß aber ausreichende Erfahrung in der Beurteilung von Ultraschallbildern besitzen, um diese Methode nebenwirkungsfrei anwenden zu können. Bei der Blockade des Plexus coeliacus wird betont, daß der Plexus coeliacus gut nur von einer Seite ausgeschaltet werden kann. Dabei sollen 30 - 40 ml 50%iger Alkohol langsam injiziert werden.

FRAGE:
Welchen Stellenwert besitzt die Coeliacus-Blockade bei der Behandlung von Karzinomschmerzen im Oberbauch?

ANTWORT:
Die Erfolge der Plexus-coeliacus-Blockade bei Malignomen im oberen Gastrointestinaltrakt sind so gut, daß diese Blockade vor allen anderen Methoden eingesetzt werden sollte. Gute Schmerzlinderungen werden über einen Zeitraum von wenigstens sechs bis acht Monaten berichtet. Die fehlenden Nebenwirkungen bei korrekter Durchführung sowie die Möglichkeit, diese Blockade jederzeit wiederholen zu können, sollten zu einer großzügigen Indikationsstellung führen. Jeder neurolytischen Blockade sollte eine diagnostische Blockade mit Lokalanästhetika vorausgehen.

FRAGE:
Können neurolytische Plexus-coeliacus-Blockaden auch bei chronischer Pankreatitis eingesetzt werden?

ANTWORT:
Die Schmerzen bei chronischer Pankreatitis sprechen gut auf Plexus-solaris-Blockaden an. Häufig genügt eine Serie von Blockaden mit Lokalanästhetika zur Schmerzreduktion. Ist sie erfolglos, scheint hier die Indikation zur neurolytischen Alkoholblockade auch bei jüngeren Patienten gegeben zu sein. Bei Patienten, die von zentral wirksamen Analgetika abhängig sind, muß selbst nach Entzug mit einem Rückfall in das Abhängigkeitsverhalten gerechnet werden. GERBERSHAGEN empfiehlt deshalb, bei diesen Patienten von Blockadetechniken abzusehen.

FRAGE:
Die Schmerzlinderung nach Sympathikusblockaden wird im wesentlichen auf die Blockade afferenter Fasern zurückgeführt, die mit dem Sympathikus ziehen. Bei Schmerzen im Bereich von Thorax und Abdomen ist eine solche Blockade schmerzleitender Strukturen gut vorstellbar, kaum jedoch bei den Extremitäten. Wie kann man sich hier die Schmerzreduktion nach Sympathikusblockaden erklären?

ANTWORT:
Die Wirkung der Sympathikusblockaden beruht hauptsächlich auf einer Blockade afferenter Fasern. Bei Blockade des Plexus solaris sind sicher auch Vagusfasern mit betroffen. Auch im Bereich der Extremitäten scheinen Schmerzfasern gemeinsam mit den sympathischen Fasern zu verlaufen. Nur auf diese Art können sogenannte bizarre Schmerzphänomene an den Extremitäten erklärt werden. Als Beispiel eines solchen bizarren Schmerzphänomens wird eine Operation in Spinalanästhesie mit einer segmentalen Ausbreitung bis Th 12 geschildert. Gelegentlich führt die Blutleere-Manschette am Oberschenkel nach 45 - 60 min zu stark brennenden Schmerzen. GERBERSHAGEN berichtet, daß er diese Brennschmerzen durch Sympathikusblockaden beseitigen konnte. Er schließt daraus, daß afferente Schmerzfasern auch aus den Extremitäten gemeinsam mit dem Sympathikus verlaufen.

Neurolytische Nervenblockaden

FRAGE:
Bei der Durchführung neurolytischer Blockaden am peripheren Nerven taucht immer wieder das Problem der Deafferenzierungsschmerzen auf. Wie häufig sind sie zu beobachten? Bei welchen Schmerzsyndromen sind periphere neurolytische Blockaden sinnvoll?

ANTWORT:
In der Literatur wird über Deafferenzierungsschmerzen nach neurolytischen Nervenblockaden in 7 - 8 % der Fälle berichtet. Bei Tumorpatienten haben diese Deafferenzierungsschmerzen eher eine geringe Bedeutung, weil diese Patienten keine Zeit haben, solche Deafferenzierungsschmerzen zu entwickeln. Nach neurolytischer Blockade des Ganglion Gasseri bei der Trigeminusneuralgie entwickeln ca. 20 % der Patienten eine Anaesthesia dolorosa, das Analogon zu Deafferenzierungsschmerzen. WINKELMÜLLER verweist auf die Arbeit von HARRIS (7), der eine hohe Morbidität nach solchen Injektionen gefunden hat (10 - 15 % Keratitis neuroparalytica und einen hohen, nicht spezifizierten Prozentsatz an Parästhesien und Schmerzen in der anästhetischen Zone). Bei der heutigen differenzierten Blockade liegt die Häufigkeit des Auftretens von Deafferenzierungsschmerzen unter 1 %. Untersuchungen von SPROTTE am Nervus ischiadicus des Kaninchens haben gezeigt, daß es nach Alkohol-

injektion an den Nerven zu Rückenmarksschädigungen kommt, die histologisch nachweisbar seien. Insgesamt bestand Einigkeit darüber, daß man wegen der Gefahr von Deafferenzierungsschmerzen mit peripheren neurolytischen Blockaden sehr zurückhaltend sein sollte. Nur in verzweifelten Fällen mit kurzer Lebenserwartung kann die periphere Nervenblockade mit Alkohol oder wäßrigem Phenol eine Hilfe sein. Als Beispiel wurden neurolytische Interkostalblockaden angeführt.

FRAGE:
Kann man durch peridurale Applikation von neurolytischen Substanzen eine gezielte Ausschaltung der hinteren Wurzeln erreichen?

ANTWORT:
Der Einsatz neurolytischer Substanzen in den Periduralraum ist wieder weitgehend aufgegeben worden, da Kontrollen mit Kontrastmitteln gezeigt haben, daß die Neurolytika sich gleichmäßig im Periduralraum verteilen. Es gibt nur eine einzige selektiv wirkende Methode, die subdurale Injektion, d. h. die Injektion zwischen die beiden Durablätter, wie sie von MEHTA (11) beschrieben wurde. Bei dieser Methode werden selektiv die Hinterwurzeln betroffen. Sie ist jedoch sehr aufwendig und diffizil und wird nur von wenigen Leuten propagiert.

FRAGE:
Bei dem intraspinalen neurolytischen Sattelblock werden unterschiedliche Mengen des Neurolytikums empfohlen. Welche Dosis sollte man maximal injizieren?

ANTWORT:
DWYER und GIBB (5) empfehlen 2 ml Phenol in Glyzerin zur intraspinalen neurolytischen Blockade als Sattelblock bei Schmerzen im anogenitalen Bereich bei Tumoren. GERBERSHAGEN wendet sich entschieden gegen die Blockade mit so großen Volumina. Er berichtet, daß alle diese Patienten komplette Paresen und Störungen der Miktion hatten. Für die Durchführung intraspinaler neurolytischer Blockaden sollte man sich sehr viel Zeit lassen. Es sollte maximal 0,1 ml injiziert, anschließend der Effekt der Injektion abgewartet werden, um so langsam die Dosis schmerzbezogen zu titrieren. Maximal sollten pro Sitzung 0,7 - 0,8 ml des Neurolytikums appliziert werden. Die Patienten sollen darauf hingewiesen werden, daß ein bis drei intraspinale Blockaden notwendig sind, bis der gewünschte Effekt eintritt. Durch Titration nach Schmerzen und Verwendung geringer Volumina an Neurolytika können die Nebenwirkungen gering gehalten werden.

FRAGE:
In welchem Ausmaß kommt es nach intraspinaler Neurolytikaapplikation zu histologischen Veränderungen? Entsprechen diese Veränderungen den Veränderungen, wie man sie bei der Dorsal-root-entry-zone-(DREZ)-Koagulation findet?

ANTWORT:
Es gibt eine Vielzahl von morphologischen Veränderungen. Sie hängen vom Grad der Verdünnung, der injizierten Menge sowie der Ausbreitung ab. Bei spastischen Patienten werden durch entsprechende Volumina komplette Paresen erreicht. D. h. daß es nicht nur zu einer Schädigung der Fasern der hinteren und vorderen Wurzel kommen kann, sondern daß die neurolytischen Substanzen bis zu einer Tiefe von mehreren Millimetern ins Rückenmark eindringen. KATZ berichtet in einer Übersichtsarbeit (9), daß kein Zusammenhang zwischen der morphologischen Schädigung bzw. Eindringtiefe und dem klinischen Effekt der Schmerzfreiheit besteht. So wurden von KATZ sowohl ausgeprägte morphologische Veränderungen bei anhaltender klinischer Symptomatik und völlige Beschwerdefreiheit bei nicht nachweisbaren Störungen gefunden. KREUSCHER berichtet von eigenen Untersuchungen (4), in denen nachgewiesen werden konnte, daß am peripheren Nerv mindestens eine Alkoholkonzentration von 40 % vorliegen muß, um eine komplette Schädigung zu erhalten.

FRAGE:
Wie lange dauert es, bis das Neurolytikum fixiert ist, d. h. wie lange muß der Patient in seiner gelagerten Position verharren?

ANTWORT:
GERBERSHAGEN berichtet von eigenen Untersuchungen, wonach das Phenol innerhalb von 3 min an die Nerven bzw. das Rückenmark fixiert war. Er berichtet, daß die Neurolytika bis 1,5 cm ins Rückenmark eindringen und dort auch Schädigungen verursachen. GERBERSHAGEN hält eine 20minütige Lagerung für ausreichend.

FRAGE:
Gibt es heute noch absolute Indikationen für die Durchführung neurolytischer Blockaden?

ANTWORT:
Eine der besten Indikationen für neurolytische Blockaden ist die Coeliacus-Blockade bei Karzinomen im Oberbauch, z. B. beim Pankreaskopfkarzinom. Hier ist sie Mittel der Wahl (siehe Diskussion Sympathikusblockaden).

Für die intraspinale neurolytische Blockade werden drei Möglichkeiten angeführt:

1. Gut lokalisierte einseitige Schmerzen im Bereich des Thorax. Hier sind intraspinale Blockaden mit Alkohol indiziert.

2. Schmerzen im Bereich des Beckens bei Patienten, die sowohl kolostomiert als auch Dauerkatheterträger sind.

3. Patienten, bei denen andere Verfahren ohne Erfolg angewandt wurden und die weiterhin unter starken Schmerzen leiden, als eine der letzten Behandlungsmöglichkeiten.

FRAGE:
Welche Neurolytika sollen zur intraspinalen Blockade eingesetzt werden?

ANTWORT:
Hier sind vor allem der hochprozentige Alkohol (GERBERSHAGEN bevorzugt das Alkoholkonzentrat der Firma Merck) sowie das 6%ige Phenol in Glyzerin zu nennen. Phenol in Glyzerin verhält sich hyperbar, ist eine ölige, zähe Flüssigkeit und wird von einzelnen Apotheken hergestellt (z. B. Universitätsapotheke in Mainz). Chlorocresol sollte nicht angewandt werden.

FRAGE:
In welchem Umfang soll vor neurolytischen Blockaden aufgeklärt werden?

ANTWORT:
Bei einer solch eingreifenden Maßnahme sollte der Patient auf die Möglichkeit der Blasenlähmung, der Sphinkterstörung des Rektums und motorischer Ausfälle hingewiesen werden. Die Aufklärung muß entsprechend dokumentiert und vom Patienten unterschrieben werden.

Einsatz von Periduralkathetern bei malignen Schmerzsyndromen

FRAGE:
Gibt es Schmerzsyndrome, die eine längerdauernde Periduralanästhesie mit Lokalanästhetika rechtfertigen?

ANTWORT:
Alle Patienten, die unter akuten radikulären Schmerzen mit Einklemmungserscheinungen leiden, sind für diese Methode sehr dankbar. Vor Anwendung der Periduralanästhesie müssen diese Patienten allerdings gründlich untersucht und neurologisch und orthopädisch abgeklärt sein.

KOSSMANN berichtet von guten Erfahrungen mit dieser Methode bei chronischen Rückenschmerzen. Die Patienten erhalten zum Medikamentenentzug und zur Durchführung von physiotherapeutischen Maßnahmen einen Periduralkatheter über mehrere Tage bis Wochen. Durch diese Maßnahme gelingt es, die Patienten zu entwöhnen und anderen Therapiemaßnahmen zuzuführen.

Peridurale Opiatanalgesie

FRAGE:
Welchen Stellenwert hat die peridurale Opiatanalgesie im Ver-

gleich zur oralen Medikamenteneinnahme bei ambulanten Patienten?

ANTWORT:
ZENZ betont, daß in Hannover die meisten Karzinompatienten gut mit oraler Therapie eingestellt werden können. KOSSMANN berichtet, daß auch in Ulm die orale Therapie im Vordergrund steht. In den letzten zwei Jahren seien nur etwa fünf bis zehn Patienten mit periduraler Opiatanalgesie behandelt worden. Problematisch sei die Behandlung von Patienten mit radikulären Schmerzen durch Nervenkompression der Wirbelsäulenmetastasen. Hier kommt man sowohl mit der oralen medikamentösen Behandlung als auch mit der periduralen Opiatanalgesie an die Grenzen der Behandelbarkeit.

FRAGE:
Sind bessere Erfolge durch den Einsatz von implantierbaren Infusionspumpen zu erwarten?

ANTWORT:
Für den Einsatz von Infusionspumpen scheinen zur Zeit zwei Indikationen diskutierenswert:

1. Patienten, deren Analgetikabedarf konstant ist. Nur bei diesen Patienten ist die nicht veränderbare Zufuhrrate der Infusionspumpen tolerierbar. Bei allen anderen Patienten wären Zusatzmedikationen oder frische Pumpenfüllungen notwendig, in denen die Konzentrationen des Medikamentes geändert werden.

2. Eine weitere Indikation kann bei jungen Patienten gegeben sein, bei denen ein Katheter äußerlich nicht sichtbar sein soll.

Bei diesen Überlegungen müssen auch die Kosten in Betracht gezogen werden. Voll implantierbare Pumpen kosten um DM 10.000,--. Außerdem läßt sich die Zufuhrrate bei den heutigen Pumpen von außen nicht verändern.

Behandlung mit Medikamenten

FRAGE:
Gibt es Kombinationspräparate, die eine sinnvolle Ergänzung von Einzelwirkungen erwarten lassen?

ANTWORT:
Im letzten Jahr ist eine Reihe von Kombinationspräparaten aus dem Handel gezogen worden, weil es sich um Kombinationen handelte, die entweder zur Sucht führten oder eine Potenzierung

der Nebenwirkungen mit sich brachten. Prinzipiell ist eine Monotherapie zu bevorzugen. Besonders bei nicht malignombedingten Schmerzen sollten zentral wirkende Analgetika zur Dauertherapie nicht gegeben werden. GERBERSHAGEN weist darauf hin, daß Kombinationspräparate erst dann eingesetzt werden sollten, wenn eine klinische Überlegenheit im Vergleich zu Monosubstanzen nachgewiesen werden konnte. Dies sei jedoch bisher noch für kein einziges Präparat gelungen. Bei allen diesen Präparaten, so z. B. auch bei der Kombination muskelrelaxierender Substanzen mit peripher wirkenden Analgetika, seien unliebsame Nebenwirkungen in der Langzeittherapie zu beobachten, z. B. eine Abhängigkeit. Grundsätzlich solle man deshalb bei allen benignen Schmerzen Monosubstanzen bevorzugen.

FRAGE:
Ist die Kombination von Haloperidol und Morphium sinnvoll?

ANTWORT:
KOSSMANN berichtet, daß Haloperidol in Ulm immer dann eingesetzt wird, wenn es unter der Morphiumtherapie zu Übelkeit oder Erbrechen kommt. Haldol besitzt eine ausgezeichnete antiemetische Wirkung. Der zusätzliche analgetikapotenzierende Effekt wird gerne in Kauf genommen. ZENZ stellt diese analgetikapotenzierende Wirkung von Haloperidol aufgrund von Untersuchungen von HANKS et al. (6) in Frage, die keinen Effekt bei Karzinomschmerzen beobachten konnten. Diesen Beobachtungen widersprechen die Untersuchungen von KOCHER (10), der auf die Möglichkeiten der Schmerzbeeinflussung durch psychotrope Substanzen hinweist.

Akupunktur

FRAGE:
Welchen Stellenwert hat die Akupunktur in der Schmerzbehandlung?

ANTWORT:
Man kann die Akupunktur keinesfalls als einzige Methode in der Schmerzbehandlung anwenden. Es gibt wenige Indikationen, bei denen die Akupunktur wirklich den anderen Methoden überlegen ist. Insgesamt kann man jedoch sagen, daß die Akupunktur das Spektrum des Schmerztherapeuten erweitert. Als klassische Indikation wird in der Literatur immer wieder die Behandlung der Migräne genannt.

FRAGE:
Wirkt die Akupunktur schlechter, wenn ein Patient vorher zentral wirkende Medikamente, z. B. Barbiturate, eingenommen hat?

ANTWORT:
Auch wenn dies zuträfe, sollen alle bisher verabreichten Medikamente, das gilt sowohl für Barbiturate, für Analgetika als auch für Kortison, nicht abrupt abgesetzt werden. Man soll unter der Akupunktur ein Ausschleichen der Medikamente versuchen.

FRAGE:
Sind die klassischen Nadeln oder der Softlaser für die Akupunktur zu bevorzugen?

ANTWORT:
PAUSER berichtet, daß sie mit den Softlasern keine besseren Ergebnisse erzielen konnten. Die Geräte seien schon nach wenigen Tagen nicht mehr eingesetzt worden.

Physikalische Therapie

FRAGE:
Wie lassen sich physikalische Therapieverfahren von Techniken der manuellen Medizin abgrenzen?

ANTWORT:
Soweit bei beiden Therapieformen die Reizwirkung im Vordergrund steht, können und sollen sich beide ergänzen. Bei den physikalischen Anwendungen ist zusätzlich die physikalisch-physiologische Wechselwirkung zu berücksichtigen. So wird z. B. bei längerer Wärmeeinwirkung unter anderem eine Veränderung der Elastizität des Bindegewebes erreicht, dagegen steht bei der kurzen Anwendung die Reizwirkung im Vordergrund. Ähnliches gilt für die Anwendung des elektrischen Stromes, der z. B. über den kutiviszeralen Reflex eine Reizwirkung auslösen kann - vor allem im Bereich der Niederfrequenz -, aber auch eine Elektrolytverschiebung im Gewebe bewirken kann, die z. B. bei der Iontophorese therapeutisch genutzt wird.

FRAGE:
Wie erklärt man sich die Wirkung von Laserstrahlen?

ANTWORT:
Die Wirkung der Lasertherapie beruht auf der Wirkung des monochromatischen Lichtes auf den zellulären Mechanismus. Es gibt Untersuchungen (3, 12, 14, 15), die Auswirkungen auf den Zellmetabolismus nachweisen. Wie weit dies tatsächlich therapeutisch relevant ist, kann zur Zeit noch nicht abschließend beurteilt werden. Wie in der Diskussion über die Akupunktur bereits dargelegt, konnten gute Effekte des Softlasers bei der Akupunktur nicht belegt werden.

FRAGE:
Können Schmerzsyndrome durch Magnetfeldtherapie beeinflußt werden?

ANTWORT:
Gut untersucht sind Auswirkungen auf die Knochenheilung und die Ausrichtung von kollagenem Gewebe unter der Magnetfeldtherapie. Zur Schmerzbehandlung erscheint sie jedoch nicht geeignet.

FRAGE:
Bei Störungen des Bewegungsapparates gibt es sowohl die Möglichkeiten der manuellen Medizin als auch die der therapeutischen Lokalanästhesie. Wann ergänzen sich die beiden Methoden, wann sind sie alternativ einzusetzen?

ANTWORT:
Bei Funktionsstörungen des Gelenkes erscheint die manuelle Therapie, da sie am Ort der Störung ansetzt, die vernünftigste Lösung. Bei einer eingeschränkten Beweglichkeit wird besonders in der Akutphase eine Therapie nur in Form einer lokalen Anwendung, d. h. einer therapeutischen Lokalanästhesie, überhaupt möglich sein. Ausschlaggebend bei der Hypomobilität sind daneben aber physikalische Maßnahmen und eine Beratung des Patienten. Bei Insertionstendopathien mit muskulären Verspannungen wird man zweifellos manuelle Medizin und therapeutische Lokalanästhesie miteinander kombinieren können, häufig sogar beide Verfahren kombinieren müssen.

FRAGE:
Bei welchen Schmerzsyndromen soll Kältetherapie, bei welchen Wärmetherapie eingesetzt werden?

ANTWORT:
In der Orthopädie und Physikalischen Medizin wird hier unterschieden zwischen der Akutphase und der chronischen Phase. In der Akutphase wird man bevorzugt Kältetherapie, in der chronischen Phase Wärmetherapie einsetzen. Welche Therapie sich am besten bewährt, entscheidet letztendlich der Patient.

Entspannungsverfahren

FRAGE:
Gibt es Schmerzsyndrome, bei denen die Verspannung im Vordergrund steht und die nur durch Entspannungsverfahren beeinflußt werden können?

ANTWORT:
Der Begriff "Verspannung" ist komplex und vieldeutig. Wenn man darunter praxisbezogen eine muskuläre Verspannung versteht, so stellt der Nachweis von Verspannungen im Stirn- oder Nackenbereich, wo sie am häufigsten anzutreffen sind, lediglich ein unspezifisches Symptom dar und erlaubt unseres Erachtens nicht eine ätiologische Zuordnung zum Begriff des sogenannten Spannungskopfschmerzes. Denn es konnte mittels elektromyographischen Ableitungen vom M. frontalis gezeigt werden, daß Migränepatienten genauso hohe oder zum Teil sogar deutlich höhere Muskelspannungswerte aufwiesen als Patienten mit sogenannten Spannungskopfschmerzen (1, 16).

Verspannung stellt mitunter nur einen Teilaspekt oder bloß ein Sekundärphänomen dar. Es gibt Patienten, wie wir aus eigener Erfahrung wissen, die sich mit Hilfe des Biofeedback wunderbar entspannen können, aber trotzdem weiterhin unter Schmerzen leiden.

Der Einsatz von Entspannungsverfahren erscheint unseres Erachtens bei allen Schmerzsyndromen sinnvoll, die mit einem allgemein erhöhten sympathischen Aktivierungsniveau einhergehen, welches in der Regel mit zunehmender Chronifizierung eines Schmerzes anzunehmen ist.

Entspannungsverfahren werden an unserer Abteilung nicht isoliert eingesetzt, sondern nur im Rahmen eines mehrdimensionalen Therapiekonzeptes im Sinne einer "gezielten Polypragmasie" mit Beeinflussung möglichst aller erfaßbaren Faktoren, wobei die Verspannung nur einen von mehreren möglichen, am Krankheitsgeschehen ursächlich beteiligten Aspekten darstellen kann.

FRAGE:
Gibt es unterschiedliche Anwendungsgebiete für autogenes Training und Biofeedback?

ANTWORT:
Dazu muß vor allem festgestellt werden, daß autogenes Training (AT) als eine Methode der Psychotherapie wesentlich mehr darstellt als nur eine Entspannungsmethode. Es bestehen dabei die Möglichkeiten der verbesserten Introspektion im analytischen Sinn, der meditativen Weiterentwicklung, der formelhaften Vorsatzbildung auf autohypnotischem Wege, der Kombination mit Hypnose etc. Demhingegen ist das Biofeedback eine lerntheoretisch orientierte Methode der isolierten Entspannung mittels technischer Hilfsmittel.

Nach unserer Vergleichsuntersuchung stellt das Muskel-Biofeedback eine sinnvolle Komplementärbehandlung von zervikalen und lumbalen Schmerzsyndromen mit organisch faßbaren Ursachen dar. VAITL und KNAPP meinen, daß mit dem Muskel-Feedback bei diesen Schmerzsyndromen eine direkte Kontrolle und Beeinflussung über das physiologische Subsystem ermöglicht wird, das unmittelbar mit dem Schmerzgeschehen zusammenhängt (20).

In einer Vergleichsarbeit von KRÖNER und HEISS wurde eine Überlegenheit der progressiven Relaxation nach JACOBSON gegenüber dem autogenen Training bei der Behandlung chronischer Kopfschmerzen nachgewiesen (11). Als mögliche Faktoren hierfür wurde von den Autoren einerseits die auf Kopf- und Nackenbereich, also dem eigentlichen "Symptomort", zentrierten Übungen, andererseits die muskulär orientierte Entspannung mit besserer Wahrnehmung von Ent- und Anspannung angegeben.

Bei Patienten mit überwiegend psychogenen Kopfschmerzen hat sich im Rahmen unserer Vergleichsuntersuchung das Atem-Feedback als überlegen erwiesen. Da LEUNER das respiratorische Biofeedback direkt aus dem autogenen Training entwickelt hat, könnte man ableiten, daß die unsererseits gefundene Differentialindikation auch für das autogene Training zuträfe; ein systematischer Nachweis steht aus.

Der entscheidende Mechanismus für einen längerdauernden Erfolg von Entspannungsmethoden scheint aber im Faktor Zuwendung in Form einer konsequenten Nachsorge des chronischen Schmerzpatienten zu liegen. Womit wir auch dabei somit die psychotherapeutische Dimension zusätzlich postulieren.

FRAGE:
Inzwischen werden von der Industrie tragbare Biofeedback-Geräte angeboten. Ist ihre Verordnung sinnvoll?

ANTWORT:
Bei den von der Industrie relativ preisgünstig angebotenen, tragbaren Biofeedback-Geräten handelt es sich um Geräte zur Rückmeldung der Hauttemperatur. Im Rahmen unserer Erfahrungen erwiesen sich diese jedoch so sehr von Außeneinflüssen, z. B. Raumtemperatur, Luftströmung im Raum, beeinflußbar, daß sie sich beim Einsatz an unserer Abteilung nicht bewährt haben.

FRAGE:
Inwieweit spielen psychische Komponenten bei chronischen Schmerzsyndromen eine Rolle? Inwieweit sollte ein Psychosomatiker grundsätzlich in die Behandlung chronischer Schmerzen eingeschaltet werden?

ANTWORT:
Es bestand allgemein Einigkeit darüber, daß psychische und soziale Faktoren eine große Rolle bei der Entstehung und Unterhaltung chronischer Schmerzen spielen. Im Team eines Schmerzzentrums sollte daher auf jeden Fall ein Vertreter dieser Fachrichtung mitwirken. Weiters sollten Bezugspersonen, die Bedeutung für den Patienten haben, mit in die Therapie einbezogen werden.

Transkutane elektrische Nervenstimulation

FRAGE:
Kann man sich auf eine Methode, deren Langzeiterfolge zwischen
6 und 42 % liegen, überhaupt verlassen?

ANTWORT:
Die einzelnen Studien sind sehr schlecht miteinander vergleichbar. Die unterschiedlichen Ergebnisse sind auf ein unterschiedliches Patientengut zurückzuführen. Zu Beginn dieser Therapie wurden alle chronischen Schmerzpatienten mit der transkutanen Nervenstimulation behandelt. Entsprechend schlecht fielen die Langzeitergebnisse aus. Bei gut ausgewähltem Patientengut, das genau abgeklärt und entsprechend in die Handhabung der Geräte eingewiesen worden war, sind die Ergebnisse befriedigend.

FRAGE:
Darf die elektrische Nervenstimulation bei Herzschrittmacherpatienten angewandt werden?

ANTWORT:
In der Beschreibung der Geräte zur transkutanen Nervenstimulation wird der Schrittmacherträger als Kontraindikation angeführt. Dabei scheint es sich jedoch lediglich um eine Vorsichtsmaßnahme zu handeln. Die Schrittmacher sind durch diese Geräte nicht beeinflußbar. ZENZ berichtet von einer Studie an mehreren Schrittmacherpatienten. Es habe sich gezeigt, daß durch keine der möglichen Einstellungen neue Herzschrittmacher zu beeinflussen waren.

Literatur

1. BAKAL, D. A., KAGANOV, I. A.: Muscle contraction and migraine headache: a psychophysiologic comparison. Headache 17, 208 (1977)

2. BOAS, R. A.: Facet joint injections. In: Chronic low back pain (eds. M. STANTON-HICKS, R. A. BOAS), p. 199. New York: Raven Press 1982

3. BRUNNER, R., LANDTHALER, M., HAINA, D., WAIDELICH, W., BRAUN-FALCO, O.: Experimentelle Untersuchung zum Einfluß von Laserlicht niedriger Leistungsdichte auf die Epidermisregeneration. In: Laser '83: Optoelektronik in der Medizin. Berlin, Heidelberg, New York, Tokyo: Springer 1984

4. BUSSMANN, H., KREUSCHER, H.: Investigations of the sensory blockade effect of perineurally injected ethanol on the tail nerve of the mouse. Brit. J. Anaesth. 48, 1053 (1976)

5. DWYER, GIBB: In: Neural blockade in clinical anesthesia and management of pain (eds. M. J. COUSINS, P. O. BRIDENBAUGH). Philadelphia, Toronto: Lippincott 1980

6. HANKS, G. W., THOMAS, P. J., TRUEMAN, T., WEEKS, E.: The myth of haloperidol potentiation. Lancet 1983 II, 523

7. HARRIS, W.: An analysis of 1.433 cases of paroxysmal trigeminal neuralgia (trigeminal tic) and the end-results of gasserian alcohol injection. Brain 63, 209 (1940)

8. HOELZL, H. R., RIEDLER, L.: Wirbelsäulenosteomyelitis nach lumbaler Grenzstrangblockade. Zbl. Chir. 101, 807 (1976)

9. KATZ, J., JOHN, W. J.: Neuropathology of neurolytic and semidestructive agents. In: Neural blockade in clinical anesthesia and management of pain (eds. M. J. COUSINS, P. O. BRIDENBAUGH). Philadelphia, Toronto: Lippincott 1980

10. KOCHER, R.: The use of psychotropic drugs in the treatment of cancer pain. In: Pain in the cancer patient (eds. M. ZIMMERMANN, P. DRINGS, G. WAGNER). Berlin, Heidelberg, New York, Tokyo: Springer 1984

11. KRÖNER, B., HEISS, M.: Der Einsatz von Entspannungsverfahren bei chronischen Kopfschmerzen. In: Migräne (ed. HUBER). Urban & Schwarzenberg 1982

12. LEDERER, H., STÜNKEL, K., DENK, R., WAIDELICH, W.: Influence of light on human immunocompetent cells in vitro. In: Laser '81 Optoelectronics in medicine (ed. W. WAIDELICH). Berlin, Heidelberg, New York: Springer 1982

13. MEHTA, M.: The extra-arachnoid subdural space. Anaesthesia 32, 760 (1977)

14. MESTER, E., NAGYLUCSKAY, S., TISZA, S., MESTER, A., TOTH, J., LACZY, I.: Neuere Untersuchungen über die Wirkung der Laserstrahlen auf die Wundheilung - Immunologische Effekte. Z. Exper. Chirurg. 10, 301 (1977)

15. MESTER, E., TÖRÖK, A., NIKOLITS, I., MESTER, A., SIMONCSICS, M., BÖRZSÖNYI, M., TOTH, J.: In: Laser '83 Optoelektronik in der Medizin. Berlin, Heidelberg, New York, Tokyo: Springer 1984

16. PHILIPS, C.: Tension headache: theoretical problems. Behav. Res. Ther. 16, 246 (1978)

17. RASHBAUM, R. F.: Radiofrequency facet denervation. A treatment alternative in refractory low back pain with or without leg pain. In: Evaluation and care of lumbar spine problems (ed. V. MOONEY). Orthop. Clin. N. Amer. 14, 569 (1983)

18. SCHÜRMANN, E., SCHÜRMANN, K.: Controlled and partial percutaneous electro-coagulation of the gasserian ganglion in facial pain. Advanc. Neurosurg. 3, 301 (1975)

19. THOMALSKE, G.: Facettendenervierung bei therapieresistentem Kreuzschmerz. In: Schmerz und Bewegungsschmerz (Schmerzstudien 6) (eds. M. BERGER, F. GERSTENBRAND, K. LEWIT), p. 321. Stuttgart, New York: Fischer 1984

20. VAITL, D., KNAPP, T. W.: Biofeedback in der Schmerzlinderung. Schmerz $\underline{3}$, 67 (1982)

21. WILKINSON, H. A.: The failed back syndrome, p. 199. Philadelphia: Harper & Row 1983

Sachverzeichnis

A-Delta-Faser 84, 159
Akupunktur 134f, 219
-, Triggerpunkte 135
-, Wirkungsmechanismus 134f
Algodystrophie 51, 143
Anabolika 129
Anaesthesia dolorosa 13, 188, 214
Analgetika
-, Opiate 3, 10, 15, 16, 111f
-, periphere Wirkung 3, 123
-, Therapieschema 199f
-, zentrale Wirkung 3, 15
Antidepressiva 126f
Autogenes Training 153, 222
Axonaler Transport 4
-, anterograd 4
-, Herpes zoster 5, 70
-, retrograd 5
-, Substanz P 29, 79
-, Tetanustoxin 5
Axonreflex 32, 78

Baclofen 128
Bestrahlungstherapie 190f
-, Knochenmetastasen 191
-, Lymphödem des Armes 192
-, M. Bechterew 191
-, Periarthritis humero-scapularis 190
Bindegewebsmassage 161
Biofeedback 152f, 156, 222
-, Muskel 153f
-, Respiration 153f
Bradykinin 2, 3, 78
Bupivacain 84, 86

Capsaicin 30, 79
Carbamazepin 52, 53, 127
Chlormezanon 128
Chordotomie 10
-, perkutan zervikal 184
Clonidin 80
C-Nervenfaser 75, 78, 84, 112, 159, 164
-, Substanz P 31
Common migraine 21, 222

Dantrolen 128
Deafferenzierungsschmerz 13, 46, 49, 127, 181, 185
-, neurolytische Blockade 214
Diazepam 128
Differentiale Leitungsblockade 68, 84, 86
-, Techniken 87f
Diffuse noxische inhibitorische Kontrolle 74, 75

Einklemmungsneuropathie 208
Elektrostimulation 169
-, epidural, spinal 174f, 187
-, Ganglion Gasseri 188
-, Hirnstamm 187f
-, transkutan 169f
Elektrotherapie 145f
Enkephalin 10, 143
Entspannungsverfahren 149f, 221f
-, Psyche 150f
-, quergestreifte Muskulatur 153f
-, Vegetativum 149f
Ephapse 2, 48

Facettenblockade 94f, 211
-, Ergebnisse 97, 211
-, Klinik 96
-, Komplikationen 95
-, Technik 95, 212
Facettensyndrom 94, 210
Fluor 130

Ganglion cervicale superior 53
Gate control theory 74, 143, 159, 164
Gelenkbewegungsverfahren 165
-, Fazilitation 167
-, Manipulation 166f
-, Mobilisation 166

Haloperidol 126, 219
Hartspann 8, 127, 160
Headsche Zonen 4, 11
Heilgymnastik 146
Histamin 33, 34, 79
5-Hydroxytryptamin 10, 14

Hypnoid 151f, 155
Hypnose 151f

Imipramin 126
Infusionspumpen, implantierbar 218
Inguinalbereichsblockade 91
Insertionstendopathie 8, 221
Interkostalblockade 90
Isotopentherapie 193

Kältetherapie 145
Kalzitonin 77, 129
Kalzium 130
Karpaltunnelsyndrom 4
Knochenmetastasen
-, Bestrahlung 191
Kortikosteroide 3, 127, 128

Lasertherapie 220
Lidocain 84, 86, 127
Lymphödem des Armes
-, Bestrahlung 192

Manuelle Reiztherapie 161f
Massage 146, 161, 163
Mechanotherapie 146
Mepivacain 84, 86
Migräne 20, 127
M. Bechterew
-, Bestrahlung 191
Morphin 79, 80, 219
-, Katecholamin 80
-, oral 124f, 202f
-, peridural 15, 111f
Multiple Sklerose 46, 51
Muskelrelaxanzien 127f
Muskelverspannung 162
-, Friktion 162f
-, Inhibition 162
Myogelose 8, 127, 162

Naloxon 114
N. cutaneus femoris lateralis 91
N. femoralis 91
N. infraorbitalis 87
N. mandibularis 87
N. obturatorius 91
N. occipitalis 88, 209
N. supraorbitalis 87
N. suprascapularis 89
N. trigeminus 87, 186

Neuralgie 4
-, Bandscheibenvorfall 4
-, Karpaltunnelsyndrom 4
-, postherpetisch 127
Neurochirurgische Schmerztherapie 181f
-, Hypophysektomie 187
-, Läsion der Hinterwurzeleintrittszone 185
-, Läsion des Ganglion Gasseri 186
-, perkutane zervikale Chordotomie 184
Neuroleptika 126
Neurolytische Blockade 101f, 215
-, Absoluter Alkohol 91, 102, 217
-, Ammoniumsulfat 91, 103, 106
-, Aufklärung 217
-, Chlorocresol 103, 106
-, Deafferenzierungsschmerz 214
-, hypertone Kochsalzlösung 103
-, Indikation 103, 106, 216
-, Komplikation 103, 107f
-, Kontraindikation 103
-, lumbaler Sympathikus 213
-, Phenolwasser 91, 102, 217
-, Plexus coeliacus 213
-, Technik 103f
Neuromschmerz 6
Nichtopiatanalgetika 122f
Noradrenalin 10, 14, 78, 126
Nozizeptor 1, 2
-, Afferenzen 1, 28, 46, 78
-, Erregung 1, 24, 45, 73
-, Suppression 45, 79
-, sympathische Fehlsteuerung 6, 76
-, viszeral 12, 75

Östrogene 128
Opiate
-, oral 124f, 218
-, peridural 111f, 116
-, -, intrathekal 114f
-, -, Kathetertechnik 116f, 218
-, Nebenwirkungen 113f, 115
-, Resorption 111
Opiatrezeptoren 15, 112
Opioidtherapie 51, 111f
-, Ganglion cervicale superior 53
Orphenadrin 128

Pankreaskopfkarzinom 216
Pankreatitis, chronisch 213
Paravertebralblockade 90

Periarthritis humero-
    scapularis
-, Bestrahlung 190
Periduralanästhesie 111f,
    217
-, Buprenorphin 50, 114,
    118
-, Differentialblockade 84
-, Morphin 112f, 117f
Periphere Nervenblockade
    84f, 207f
-, Aufklärung 210
-, Nadelmodelle 209
Phantomschmerz 46, 49
-, Therapie 50, 86, 127, 173
Plexus brachialis 89
-, axillär 89
-, interskalenärer Zugang 89
Plexus cervicalis 88
Plexus-coeliacus-Blockade
    212, 216
Polyneuropathie 4, 46, 86
-, Vinca-Alkaloide 5, 129
Postisometrische Relaxation
    163
Prilocain 84, 86
Progressive Relaxation 153,
    223
Prostaglandine 2, 3, 33, 78

Ruheschmerz 46

Schmerzadaptation 73
Schmerzentstehung
-, endogene Substanzen 2
-, exogene Substanzen 1
-, gestörte Motorik 7
-, Nervenkompression 4
-, regenerierende Nerven 6
-, sympathische Fehlsteue-
    rung 6, 76
Schmerzinformation 1
Schmerzintensität 80
-, Vergleichsmessung 82
Schmerzklinik 58, 83
Schmerzkomponenten,
    zentral 8, 68
Schmerzmodell
-, Autotomiemodell 69
-, Deafferenzierungs-
    modell 69
-, Neurommodell 69
-, Tourniquet 82
Schmerzreizverarbeitung
-, Hemmung 9
-, -, auf Rückenmarksebene
    10, 11, 49, 111f

-, -, durch Akupunktur 136
-, -, durch Hirnstimulation 13
-, -, im ZNS 10, 75, 78
Schmerzschwelle 45
Schmerzstoffe
-, endogen 1
-, exogen 2
-, neuroaktive Wirkung 2
-, vasoaktive Wirkung 3
Schmerztaxonomie 20, 72
Schmerztherapie
-, Elektrotherapie 169f
-, Kälteanwendung 77, 145
-, Lokalanästhetika 84
-, Medikamente 122f
-, Stufenschema 202
-, Wärmeanwendung 77, 144
Serotonin 2, 3, 126
Spannungskopfschmerz 21, 23, 222
Stellatumblockade 89
Stumpfschmerz 6, 127, 172, 173
Substanz P 3, 4, 5, 9, 10, 28, 79
-, Freisetzung 30, 79
-, Synthese 29
-, Vorkommen 29, 79
Sudecksche Atrophie 6, 143, 173
Sympathikusblockade 212
-, lubal 212f
Sympathische Reflexdystrophie 6,
    86, 182

Tetrazepam 128
Therapeutische Lokalanästhesie
    71, 84
Transkutane elektrische Nerven-
    stimulation 10, 74, 169f, 224
-, Indikation 172
-, Phantomschmerz 50
-, Technik 169
-, Wirkung 171
Trigeminusneuralgie 46, 51, 127,
    186, 187, 214
Tumorzentrum 63, 202

Ultraschalltherapie 146

Vinca-Alkaloide 5, 129
Visuelle Analogskala 80, 81
Vitamine 130

Wärmetherapie 144
Wedensky-Block 84
Weichteilbehandlung 163
Whittacre-Nadel 209

Zytostatika 129